国医大师

◎ 经方临证实录

主编 吴大真 李剑颖 杨建宇

U0207121

中国医药科技出版社

内容提要

国医大师运用经方各有其独到的见解和思辨特点，对我们学习和运用经方有着启迪作用和指导意义。国医大师运用经方有一方多用，也有多病一方。本书记录了国医大师运用经方治病的经典验案，以期向读者解读国医大师临证的思辨特点，对国医大师运用经方的学术经验进行了探索和总结。希望有助于中医药同仁学习和运用经方，从而对整个中医临床疗效的提高有所启迪和帮助。本书适合中医临床工作者和中医药院校学生及中医爱好者阅读。

图书在版编目（CIP）数据

国医大师经方临证实录/吴大真等主编．—北京：中国医药科技出版社，2014.5
ISBN 978 - 7 - 5067 - 6723 - 1

Ⅰ. ①国… Ⅱ. ①吴… Ⅲ. ①经方 - 临床应用 Ⅳ. ①R289. 2

中国版本图书馆 CIP 数据核字（2014）第 054379 号

美术编辑　陈君杞
版式设计　郭小平

出版　中国医药科技出版社
地址　北京市海淀区文慧园北路甲 22 号
邮编　100082
电话　发行：010-62227427　邮购：010-62236938
网址　www. cmstp. com
规格　710×1020mm 1/16
印张　18 1/4
字数　318 千字
版次　2014 年 5 月第 1 版
印次　2019年12月第3次印刷
印刷　三河市百盛印装有限公司
经销　全国各地新华书店
书号　ISBN 978 - 7 - 5067 - 6723 - 1
定价　36. 00 元
本社图书如存在印装质量问题请与本社联系调换

编委会

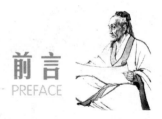

前言
PREFACE

　　经方是指中国汉朝张仲景所著《伤寒杂病论》（后世分为《伤寒论》及《金匮要略》二书）所记载之方剂，这是中医学界最为普遍的说法。经方是相对于宋、元以后出现的时方而言的。其中《伤寒论》载方113首，《金匮要略》载方262首，除去重复的，共计178方，用药151味。经方是"医方之祖"，后世中医学家称《伤寒杂病论》为"活人之书"、"方书之祖"，赞誉张仲景为"医圣"。古今中外的中医学家常以经方作为母方，依辨证论治的原则而化裁出一系列的方剂。经方的特点可概括为"普、简、廉、效"。学习和运用经方一直是中医药工作者所关注和探讨的问题。学习经方是在诸多问题之中思辨求知，而运用经方是在理论指导中科学验证，以此才能实现学以致用。

　　新中国成立后特别是改革开放以来，中医药事业涌现了一大批德高望重、医术精湛的名医大家。2009年6月19日，由人力资源和社会保障部、卫生部和国家中医药管理局在京联合举办首届"国医大师"表彰暨座谈会。获得首届"国医大师"称号的30名中医专家是：王玉川、王绵之、方和谦、邓铁涛、朱良春、任继学、苏荣扎布（蒙医）、李玉奇、李济仁、李振华、李辅仁、吴咸中、何任、张琪、张灿玾、张学文、张镜人、陆广莘、周仲瑛、贺普仁、班秀文、徐景藩、郭子光、唐由之、程莘农、强巴赤列（藏医）、裘沛然、路志正、颜正华、颜德馨。他们都为中医药事业奉献了自己的一生。他们行医几十年，如今都已年逾古稀，但是他们当中的很多人至今仍坚持在临床、教学、研究的第一线。

　　国医大师们运用经方都有其独到的见解和思辨特点，对我们学习和运用经方有着很大的指导意义。国医大师们运用经方有一方多用，也有多用一方。本书记录了国医大师们运用经方治病活人的经典验案，向读者们展示了国医大师们的思辨特点，从中我们学习国医大师们如何识病辨证、据证选方，达到灵活运用经方的目的，更好地提高临床疗效，希望对中医药同仁学习和运用经方有所启迪和帮助。需要说明的是，有些案例，为保持原貌，剂量单位未统一成现代剂量。由于经验不足，水平有限，希望广大读者和中医药界同仁对我们编写不当之处提出宝贵意见。

编者

2014年2月

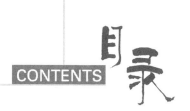
CONTENTS

第一章 桂枝汤类

桂枝汤是《伤寒论》第一方,原名阳旦汤,王晋三评之曰:"桂枝汤,和方之族,故列于首",柯琴则赞誉本方说:"此为仲景群方之魁,乃滋阴和阳,调和营卫,解肌发汗之总方也。"桂枝汤有解外和内之功,不论外感和内伤均有所宜,具有调和营卫、调和气血、调和脾胃、调和阴阳的作用,可用于多种疾病的施治。《伤寒论》中对其加减变化,极大地扩展了其治疗范围,足以垂范后世。历代名医名家对于桂枝汤及其化裁方的运用都颇有心得,各位国医大师在临证中应用桂枝汤及其化裁方也取得了很好的疗效。

第一节 桂枝汤

风寒伤人肌表,原应恶寒发热而无汗,今汗自出而发热,恶风不解,且有鼻鸣、干呕,是腠理不固、卫气外泄、营阴不得内守、肺胃失和之故,所以是表虚证。究其病机,是风寒外感,卫强营弱,即《伤寒论》第五十三条所说:"以卫气不共营气谐和故尔。"风寒在表,当用辛温发散以解表,但本方证属表虚,腠理不固,且卫强营弱,所以既用桂枝为君药,解肌发表,散外感风寒,又用芍药为臣,益阴敛营。桂、芍相合,一治卫强,一治营弱,合则调和营卫,是相须为用。生姜辛温,既助桂枝解肌,又能暖胃止呕。大枣甘平,既能益气补中,又能滋脾生津。姜、枣相合,还可以升腾脾胃生发之气而调和营卫,所以并为佐药。炙甘草之用有二:一为佐药,益气和中,合桂枝以解肌,合芍药以益阴;一为使药,调和诸药。所以本方虽只有五味药,但配伍严谨,散中有补,正如柯琴在《伤寒论附翼》中赞桂枝汤"为仲景群方之魁,乃滋阴和阳,调和营卫,解肌发汗之总方也。"在《伤寒论》中桂枝汤主治外感风寒表虚证,头痛发热,汗出恶风,鼻鸣干呕,苔白不渴,脉浮缓或浮弱者。《金匮要略》中对病后、产后、体弱而致营卫不和,症见时发热自汗出,兼有微恶风寒等,都可酌情使用。

【方药】桂枝(三两,去皮) 芍药(三两) 甘草(二两,炙) 生姜(三两) 大枣(十二枚,擘)

【用法】上五味,㕮咀三味,以水七升,微火煮取三升,去滓,适寒温,服一升。服已须臾，啜热稀粥一升余，以助药力。温覆令一时许，遍身漐漐微似有汗者益佳，不可令如水流漓，病必不除。若一服汗出病瘥，停后服，不必尽剂。若不汗，更服依前法，又不汗，后服小促其间，半日许，令三取尽。若病重者，一日一夜服，周时观之，服一剂尽。病证犹在者，更作服。若不汗出，乃服至二三剂。禁生冷、黏滑、肉面、五辛、酒酪、臭恶等物。（现代用法：水煎两次温服）。

【原文】太阳中风，阳浮而阴弱。阳浮者，热自发；阴弱者，汗自出。啬啬恶寒，淅淅恶风，翕翕发热，鼻鸣干呕者，桂枝汤主之。（12）

太阳病，头痛发热，汗出恶风，桂枝汤主之。（13）

太阳病，下之后，其气上冲者，可与桂枝汤，方用前法，若不上冲者，不得与之。（15）

太阳病，初服桂枝汤，反烦不解者，先刺风池、风府，却与桂枝汤则愈。（24）

取桂枝汤，大汗出，脉洪大者，与桂枝汤，如前法。（25）

病常自汗出者，此为荣气和。荣气和者，外不谐，以卫气不共荣气谐和故尔。以荣行脉中，卫行脉外，复发其汗，荣卫和则愈。宜桂枝汤。（53）

病人藏无他病，时发热、自汗出而不愈者，此卫气不和也，先其时发汗则愈，宜桂枝汤。（54）

伤寒发汗，已解。半日许复烦，脉浮数者，可更发汗，宜桂枝汤。（57）

太阳病，发热汗出者，此为荣弱卫强，故使汗出，欲救邪风者，宜桂枝汤。（95）

阳明病，脉迟，汗出多，极恶寒者，表未解也，可发汗，宜桂枝汤。（234）

太阴病，脉浮者，可发汗，宜桂枝汤。（276）

吐利止而身痛不休者，当消息和解其外，宜桂枝汤小和之。（386）

【临证运用】

一、邓铁涛验案

[案例1] 一老年女性，患者右侧脑梗死，左侧偏瘫，头晕头痛，半年多以来苦于失眠，服多种镇静剂、中药安神剂无效；邓老诊其舌淡嫩、脉细尺弱，除内服补气活血剂外，另予桂枝汤加川芎、桃仁、地龙以活血，桑寄生、川续断以益肾，煎成热汤泡脚，每晚8时始泡20分钟左右；患者连用3天后睡眠时间增加，半月后睡眠基本正常。

本案是邓铁涛教授拓展运用桂枝汤的典型案例，用桂枝汤加减煎汤泡脚，把经方活学活用于外治法泡脚，实属不多见，很有启迪意义。

桂枝汤调和阴阳，变方达21方之多，柯韵伯誉之为"众方之魁"。邓老亦颇推崇桂枝汤，认为不能把它局限于太阳中风证。桂枝汤在外感、内伤诸病中应用亦很广。此案邓老运用桂枝汤则别有妙用，其一，拓展了桂枝汤外用足疗之法；其二，体现了"上病下治"之妙。桂枝汤调和营卫、燮理阴阳，为辛甘温之剂，以本方加减煎水浸足，临卧前浸半小时许，有安神之功，对于心脾两虚或阳气虚弱的失眠有较好疗效。用于浴足，作用于身体下部，"上病下取"，使心火不亢，心神潜静，契合病机，巧治不寐证。《黄帝内经·灵枢》认为人的寤寐与营卫运行正常与否有关，卫气昼行于阳二十五度，夜行于阴二十五度，行于阳则寤，行于阴则寐。营卫出于中焦，中虚则营卫俱不足，营不足则卫气失于所附而悍疾；卫气虚则营失推动而运行失畅，故造成营卫运行失谐，卫气入夜不能正常入于阴，即造成"卫气不共营气谐和故尔"和"卫强营弱"的病理状态。

[杨利.邓铁涛和任继学教授应用经方举隅［J］.广州中医药大学学报.2004，21（1）：63]

[案例2] 李某，男，71岁，印尼华侨。1999年6月14日初诊。患者30年前无明显诱因出现下肢发冷，后逐渐发展至全身畏寒，怕风，每天早晚自觉从身体内部向外透寒气，饭后稍有缓解。曾在多个国家求医无效，病证未改善。实验室检查：抗链球菌溶血素"O"阴性，类风湿因子阴性。X线检查：腰椎退行性病变；主动脉硬化。B超示：左肾囊肿，胆囊较小，前列腺肥大。体温、血压均正常。诊见：面色暗红，流涕，头戴双层帽子，内为羊毛，外为太阳帽。时至六月却身着羊毛衣裤并带护膝，纳差，大便干，小便频，夜尿多。舌胖嫩、色暗痕、苔淡黄厚润，舌下络脉充盈，脉数、右寸浮滑、尺无力，左脉沉细尺弱。阳气素虚，症见流清涕而右寸浮滑，乃兼外感所致。治疗宜先治标，后治本。予桂枝汤加减。处方如下：

| 桂枝、白芍药各15g | 生姜3片 | 大枣（去核）4枚 |
| 五爪龙50g | 甘草6g | |

4剂，每天1剂，水煎服。

二诊：患者自述药后有一股股暖流从腹部向上涌动，畏寒怕风症状减轻。诊其脉已不浮滑，表邪已解，苔稍薄。证属脾肾阳虚，治以潜阳健脾法。处方：

桂枝	白术	白芍药各15g	甘草6g
生龙骨（先煎）	生牡蛎（先煎）	党参	茯苓各30g
五爪龙50g	神曲10g		

5剂，每日1剂，水煎服。

三诊：患者已除去羊毛帽和羊毛衣，身觉温暖，但下肢寒冷仍未减轻。舌嫩、色淡红、苔薄白，脉沉细、两尺弱，夜尿减少。续守前法，温补脾肾。处方：

| 茯苓 | 白术 | 桂枝 | 白芍各15g |

黄芪	党参	生龙骨（先煎）	生牡蛎（先煎）各30g
炙甘草10g	巴戟天12g	牛膝9g	干姜6g

7剂，每日1剂，水煎服

药后全身及下肢寒冷感已除，续服10剂，身体继续好转，已近正常。

 按语

　　本例30年之顽疾，缠绵不愈，根据中医辨证，其阳虚证候甚为明显。初诊兼感外邪，辨证既非麻黄汤证，亦非桑菊饮、银翘散证，故选用桂枝汤。桂枝汤本治太阳病，头痛，发热，汗出，恶风。现既无头痛发热与汗出，只有流涕、恶风寒，为何选用桂枝汤？据《伤寒论·太阳病篇》："太阳中风，阳浮而阴弱。阳浮者，热自发，阴弱者，汗自出。啬啬恶寒，淅淅恶风，翕翕发热，鼻鸣干呕者，桂枝汤主之。"此案之脉右寸浮滑而两尺弱，符合阳浮而阴弱之脉，并见流涕（弃鸣）。因外邪初得，桂枝汤证未全俱，加上其有30年之恶风寒病史，故选用桂枝汤。又因其体虚正不足以胜邪，故加五爪龙益气扶正祛邪。五爪龙为广东草药，素有南方黄芪之称，虚人外感之宜用桑菊饮、银翘散者邓老亦时加此味。桂枝汤加五爪龙，亦桂枝汤之变方也。外感病，往往症未现而脉先见，或两寸独浮或寸关俱浮，或三关均浮，凡寸脉独浮，应指如豆者，多为已感外邪，应注意暂勿用补益之剂以助外邪。本案之脉数者主虚而不主热，舌苔淡黄、厚而润者亦非热，因舌质胖嫩应是脾阳不运所致。所见大便干者，乃小便多所致也，若以脉数、苔黄、便干而诊为热证则差矣。用药4剂而外邪已净，则治其本病——脾肾阳虚。如按西医检查：腰椎退行性变、主动脉硬化、右肾囊肿、前列腺肥大等论治，舍去中医辨证，去治疗这些病，如何解决他那30年的痛苦？此时病人的这些检查，均可作参考耳。病人是一个有机整体，局部病变亦应用中医理论去分析研究。如肾主骨，腰为肾之府，腰椎退行性病变，可责之于肾虚，左肾囊肿亦病在肾，前列腺肥大亦与肾虚有关。主动脉硬化，病在心系，据我的经验与脾阳虚有关。

　　二诊时治肾阳虚为什么选用桂枝加龙骨牡蛎汤？仲景用本方治遗精，少腹弦急，阴头寒，目眩发落，脉濡、动、紧微之证，其机制为阳虚不能收摄精血。该方是在桂枝汤的基础上加龙、牡而成。患者数十年恶风寒，故用桂枝汤以和营卫；自觉从身体内部向外透寒气，则加龙骨、牡蛎以收敛阳气，再合四君子汤加五爪龙补脾气，脾肾双补，先后天并调；用神曲代生姜，取其既可解未净之外邪，又可疏导肠胃，反佐之意也。

　　三诊已无余邪未尽之虑，故加重双补脾肾之药，并以干姜易生姜。所以加牛膝者，乃下肢冷未减以之引药下行，未用大枣者则因已用参芪也。

[邓铁涛，雷立屏. 脾肾阳虚证. 新中医，2001，33（2）：18]

二、任继学验案

[案例] 吴某，女，63岁。1987年11月21日因晨起外出跑步锻炼，汗出去衣，至晚觉头痛头晕，鼻塞流涕，咳嗽喉痒，身酸楚，肢节不舒，动则身汗出而不达，颜面不红，口唇红润，舌淡红，咽不赤，苔薄白而润，尺肤微热，脉沉缓无力。病发于小雪前两日，为运气正值冬之气运，为顺化之季，候反温，其病温，治宜咸补，以甘泻之，以酸收之。

桂枝15g   芍药10g   甘草5g   生姜3片   大枣3枚。

服药后啜热粥以助药力，1剂而痊。

按语

本案是谨守经方病证的典范案例。本证乃风温初起之候，由正虚外感风热所致。《温病条辨》曰："太阳风温、温热、温疫、冬温，初起恶风寒者，桂枝汤主之。"盖温病初起，虽有风寒之状，亦不可"汗而发之"，但宜解肌祛邪，调和阴阳。正如吴瑭所说；"盖温病忌汗，最喜解肌，桂枝汤本为解肌，且桂枝芳香化浊，芍药收阴敛汗，甘草败毒和中，姜枣调和营卫。温病初起，原可用之。"据任氏经验，桂枝汤不但善治虚人外感风寒之病，而且善治虚人外感风热之恙，临床上常用于治疗冬春两季感冒（风寒或风热侵袭），每获佳效。

（李剑颖，崔艳静，杨建宇．国医大师验案良方·肺系卷．北京：学苑出版社，2010）

三、张灿玾医案

[案例] 王某某，男，中年。1个月前曾患感冒，经某医院治疗，发热恶寒等症均已解除，准每日吃饭或活动时，头身皆易汗，且汗后有畏风感，大小便及食欲均正常，舌红、苔薄白，脉浮缓。此感冒病时，因汗出过度，有伤卫气，表阳不固，营卫不和也。治宜调和营卫，扶阳固表。处方如下：

桂枝三钱   白芍药三钱   制附子二钱
黄芪五钱   甘草二钱   生姜三片
大枣三枚（去核）

每日1剂，水煎，温服。

二诊：上方服2剂后，已见效果，汗出恶风之证，俱已减轻，此卫阳已有所增强，表气渐固，可继服前方。

再诊：继服前方4剂后，已基本痊愈，嘱再服2剂以巩固之。

本案用药仅有7味，足见国医大师张灿玾教授对经方的领悟之深和用药之精。《伤寒论·太阳病上篇》20条云："太阳病发汗，遂漏不止，其人恶风，小便难，四肢微急，难以屈伸者，桂枝加附子汤主之。"详此条所论，与本案所治，就病机而论，基本相同。均因大汗伤及表阳，导致营卫不和，故以桂枝汤调其营卫，加附子以助表阳，本案特再加黄芪，以助补气固表之力。凡表证发汗，必应适度，不可太过，过则为灾。如《伤寒论》言桂枝汤，服后虽亦云："温覆令一时许，遍身漐漐，微似有汗者益佳，不可令如水流离。"言麻黄汤亦云："覆取微似汗。"此其所以然者，为防发汗太过，伤津亡阳，或表虚之人，卫气失调，漏汗不止也。

（张灿玾. 张灿玾医论医案纂要. 北京：科学出版社，2009）

四、周仲瑛医案

［案例］　王某，女，40岁，2004年12月9日初诊。有荨麻疹病史七八年，遇冷易发，发则周身皮肤起白色风团，瘙痒，服抗过敏西药量渐加大而效愈差。常感手足冰冷，冬季尤甚，咽喉干燥不舒，不欲饮水，二便正常。舌质偏红、苔薄黄腻，脉细。证属表虚卫弱，风寒外客。治拟调和营卫，祛风散寒。方药如下：

炙桂枝 10g	炒白芍药 10g	生黄芪 15g	防风 10g
生白术 10g	炙甘草 3g	紫苏叶 10g	党参 10g
苍耳草 15g	制何首乌 15g	当归 10g	白芷 10g
白残花 5g	锦灯笼 5g	生姜 3 片	大枣 4 枚

7 剂，日 1 剂，水煎服。

2004 年 12 月 16 日二诊：虽然气温下降，但风疹未发。下颌部小片瘙痒，怕冷不恶风，咽部仍然干燥不舒，无痰，不咳，腰酸，胃中不和，嗳气时作。舌质红、苔薄，脉细。原方加法半夏10g，肿节风15g，南沙参12g，桔梗4g，去锦灯笼、生姜、大枣。方药如下：

炙桂枝 10g	炒白芍药 10g	生黄芪 15g	防风 10g
生白术 10g	炙甘草 3g	紫苏叶 10g	党参 10g
苍耳草 15g	制何首乌 15g	当归 10g	白芷 10g
白残花 5g	法半夏 10g	肿节风 15g	南沙参 12g
桔梗 4g			

7 剂，日 1 剂，水煎服。

2004 年 12 月 27 日三诊：近日天气寒冷，风疹又有反复，受凉吹风加剧，畏风。舌质红、苔薄黄腻，脉细。方药如下：

炙桂枝10g	炒白芍10g	白 芷10g	生黄芪15g
生白术10g	防风10g	炒荆芥10g	苍耳草15g
紫苏叶10g	藿香10g	法半夏10g	当归10g
生姜3片	大枣4枚	炙甘草3g	

7剂，日1剂，水煎服。

2005年1月3日四诊：晨起有燥热感，临晚怕冷，风疹基本未发，咽干、口干，尿黄。舌质偏红、苔中部白厚腻，脉细滑。12月27日方去当归，加制何首乌10g，南沙参10g，北沙参10g。方药如下：

炙桂枝10g	炒白芍药10g	白芷10g	生黄芪15g
生白术10g	防风10g	炒荆芥10g	苍耳草15g
紫苏叶10g	藿香10g	法半夏10g	当归10g
生姜3片	大枣4枚	炙甘草3g	制何首乌10g
南沙参10g	北沙参10g		

21剂，日1剂，水煎服。

2005年1月24日五诊：风疹未发，偶见皮肤痒感。月经先期1周，血量不多，头时晕，寐差。舌质暗红、苔黄薄腻，脉细。12月27日方加制何首乌10g、沙苑子10g、蒺藜10g、枸杞子10g，去紫苏叶、荆芥以善后。方药如下：

炙桂枝10g	炒白芍药10g	白芷10g	生黄芪15g
生白术10g	防风10g	苍耳草15g	制何首乌10g
藿香10g	法半夏10g	当归10g	沙苑子10g
生姜3片	大枣4枚	炙甘草3g	蒺藜10g
枸杞子10g			

14剂，日1剂，水煎服

按语

荨麻疹属于中医"瘾疹"范畴，《诸病源候论·风瘙身体瘾疹候》曰："邪气客于皮肤，复逢风寒相折，则起风瘙瘾疹。"因此，周老认为气虚卫外不固，风邪乘虚外袭，郁于皮肤之间，致使营卫不和是慢性荨麻疹的病变机制之一，治疗此类证候类型的荨麻疹当以补气固卫，调和营卫，祛风止痒，标本同治之法。本案王某，荨麻疹每因寒冷而诱发，平素手足冰冷，脉细，为禀赋薄弱，气虚卫外不固之证。咽喉干燥不舒、舌质红，则提示风寒之邪屡袭，郁于皮肤腠理之间，有郁而化热、耗损营血之象。因此，周老以调和营卫的桂枝汤为主方加减化裁施治，取得满意疗效。

桂枝汤具有调和营卫，解肌发表功效。方中桂枝为君，助卫阳，通经络，解

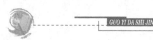
肌发表而祛在表之风邪。芍药为臣，可益阴敛营，敛固外泄之营阴。桂芍等量合用，一治卫强，一治营弱，散中有收，汗中寓补，使表邪得解，营卫调和。生姜辛温，既助桂枝辛散表邪，又兼和胃止呕；大枣甘平，意在益气补中，且可滋脾生津。姜枣相配，是为补脾和胃、调和营卫的常用组合，共为佐药。炙甘草调和药性，合桂枝辛甘化阳以实卫，合芍药酸甘化阴以和营，功兼佐使之用。全方药虽五味，但组合严谨，发中有补，散中有收，邪正兼顾，阴阳并调，故而柯琴在《伤寒附翼》中赞桂枝汤"为仲景群方之冠，乃滋阴和阳，调和营卫，解肌发汗之总方也"。桂枝汤不仅用于外感风寒表虚证，而且还运用于病后、产后体弱及慢性荨麻疹等因营卫不和所致的病证。这是因为桂枝汤本身具有调和营卫、阴阳、气血的作用，而许多慢性疾病的病变过程中，每可出现营卫、气血、阴阳失调的病理状态，正如徐彬所说："桂枝汤，外证得之，解肌和营；内证得之，化气调阴阳"（《金匮要略论注》），是对本方治病机制的高度概括。

"古方不能治今病也"。结合本案，周老加入了具有益气固表作用的玉屏风散（黄芪、白术、防风）以加强桂枝汤卫外之功，加入炒荆芥、苍耳草、紫苏叶、藿香以弥补桂枝汤祛风解表之单薄，加减得当，效果明显。

（陈四清. 周仲瑛医案赏析. 北京：人民军医出版社，2008）

五、班秀文医案

［案例1］ 韦某，女，40岁，工人。1900年11月6日因头晕、心悸、失眠4月余初诊。自诉1990年7月始因"头晕、心悸、耳鸣、视物模糊"住南宁市某医院治疗，诊为"眩晕症"。治疗月余症状缓解出院。嗣后诸症复作，夜难入寐，恶梦纷纭，每晚仅能合目养神约2h。曾经诊为"自主神经功能紊乱"、"左心室劳损"。刻下头晕欲仆，视力减退，心悸自汗，四肢麻木，倦怠乏力，形瘦面白，难以坚持工作。舌质淡、苔薄白，脉结代。证属气血亏损，清窍失养，心神不宁。遂投益气养血，养心宁神之剂治之。7剂后，头晕、自汗、肢麻诸症消失，心悸减轻，惟仍难入眠。此乃久病体虚，营卫阴阳失调，阳不交阴所致。转用调和营卫、燮理阴阳之法，方选桂枝加龙骨牡蛎汤：

龙骨20g（先煎）	牡蛎20g（先煎）	桂枝6g	白芍药15g
大枣10g	生姜6g	炙甘草6g	

3剂，每日1剂，水煎服。

药已中病，入寐甚佳，偶有心悸，守上方加黄芪20g、当归10g，以益气生血，巩固疗效。继服7剂后诸症消失，精神振作。1991年6月随访，患者已正常工作半年余，病未复发。

按语

本案眩晕失眠之证乃气血亏虚，血不养心，神不守舍所致。气为阳，血为阴，气虚则阳弱，血少则阴亏，阳虚不能交阴，阴虚不能涵阳，心神失养清阳外越，心悸、不寐诸症乃作。故首诊用益气养血，养心宁神之剂治之，俾心气充足，心血充盈，心神得安，清窍四肢得养则头晕、自汗、肢麻等症消失。然久病体虚，阴阳失调，不寐仍存。故再诊着重于调理营卫阴阳，镇敛潜阳。方用桂枝汤燮理阴阳，调和气血，佐以龙骨、牡蛎镇潜摄纳，使阳能交阴，阴能潜阳，心神内守。在此基础上，继用当归补血汤益气生血善后，从而使阴阳和谐，气血旺盛，不寐乃愈。

[案例2] 李某，女，25岁，干部。1991年1月18日因产后自汗23天就诊。自诉剖腹产术后出现涔涔汗出，不能自止，动则益甚，每日更衣数次，伴头痛，恶露量少、色黯，面色苍白，舌质淡、边有齿印，脉细缓。证属产后营血亏损，卫阳失固。治宜甘温扶阳，调和营卫，固表敛汗之法。方选桂枝汤加味：

桂枝6g	白芍药10g	当归10g	益母草10g
大枣10g	炙甘草10g	生姜6g	

每日1剂，水煎服。药3剂后自汗十减七八，恶露少，色淡。守原方加金樱子10g，麻黄根10g以固涩止汗。又8剂，自汗止，恶露净。

按语

班秀文教授指出，本案自汗症乃手术产后耗气伤血，卫阳失固，腠理疏松，阴津妄泄所致。血汗同源，汗出日久则亡血伤阴，阴虚不复，阳气虚弱，阴阳失调，故汗出益甚。治宜甘温扶阳，养血益阴，调理营卫为法。方中桂枝、甘草辛甘助阳，白芍药、甘草酸甘益阴；更佐当归，益母草补血化瘀，养血和血，生姜、大枣调和营卫。全方重在扶阳摄阴，调和营卫，使卫阳密固，营阴内守，而无自汗之虞。

(李莉. 班秀文教授运用桂枝汤经验. 广西中医药，1992 (4)：15～16)

[案例3] 黄某某，女，35岁，工人。一年来经行周期基本正常，色量一般，但每逢经行之时则感冒。现经行第一天，头晕痛，鼻塞，泛恶欲吐，肢节腰脊酸疼，苔薄白、舌质淡润，脉沉不浮。证属经行正虚，"荣弱卫强"，腠理不密，邪得乘虚而入。脉之所以沉而不浮，是血虚不充形，故可用桂枝汤治之。

当归身12g	川芎5g	桂枝5g	白芍药5g
生姜5g	炙甘草5g	大枣5g	

每日水煎服1剂，连服3剂，嘱经前服3剂，防病重于治病。坚持半年，病不再发。

桂枝汤本为太阳中风表虚证而设，本例取其解肌发汗，调和营卫而收功，所以加入归、芎者，妇女以血为主，治经不离血，归、芎温而辛窜，温则生血，辛则通血脉，桂枝汤得之，则其效益彰。

[案例4] 赵某某，女，28岁，卫生院护士。受孕2月余，恶闻食臭，每食入则吐，心烦，时吐液涎，质稀薄，脉细缓，苔薄白、舌质如平。证属胎气上逆，胃失和降。拟桂技汤调和阴阳，和其营卫为治：

桂枝5g　　白芍药5g　　生姜10g　　炙甘草5g　　大枣10g

每天水煎服1剂，连服3剂。

《金匮要略》有"妇人得平脉，阴脉小弱，其人渴（呕），不能食，无寒热，名妊娠，桂枝汤主之"。本例妊娠反应之吐逆、呕恶所见脉证，乃属胃气虚弱，胎气上逆，不能和降而导致的呕吐，故取桂枝汤之辛甘以化气而调营卫，和阴阳，胃气得降，则呕吐可止。

（班秀文．班秀文妇科医论医案选．北京：人民卫生出版社 1987）

六、郭子光医案

[案例] 黄某，女，47岁，干部。2002年10月17日初诊。自诉整天鼻涕长流不断，鼻痒、鼻塞、鼻鸣，喷嚏时作，诊断为"过敏性鼻炎"。近日加重，伴全身不适，左眼眶频频跳动，心烦，口和，舌苔白润，脉浮缓。辨治：本患为风邪外感、营卫失和之证，以祛风和营法治之。方药如下：

桂枝15g　　白芍药20g　　炙甘草8g　　生姜15g
大枣10g　　防风15g　　蝉蜕20g　　僵蚕15g
辛夷10g

2剂，日1剂，水煎服。

患者服2剂，上述诸症迅速缓解，感到效果甚佳。

过敏性鼻炎，病在鼻窍，根在营卫，谨守病机，用桂枝汤调和营卫。恐其祛风之力不足，故加蝉蜕、僵蚕、防风、辛夷之类，疗效卓著。

（黄学宽．郭子光临床经验集．北京：人民卫生出版社，2009）

第二节　桂枝加附子汤

桂枝加附子汤由桂枝、芍药、甘草、生姜、大枣、附子六味药物组成。以药物的协同作用分析，桂枝附子同用，能止汗回阳，既祛在表之风，又除在里之湿，芍药附子合用，扶阳补阴；芍药甘草相伍，和肝而舒筋，桂枝甘草相配，有保心气防水逆之效，桂枝白芍配伍，既发表又敛阴，如此组合成复方大剂，实能扶阳补阴，内调外解。此方在《伤寒论》中用于治疗太阳病发汗太过，卫阳不固证。症见汗漏不止，恶风，小便难，四肢微急，难以屈伸等，还可见肢体疼痛，肌肤不仁，发热，手足欠温等症，其脉多浮大而虚。

【方药】

桂枝三两（去皮）　　芍药三两　　甘草二两（炙）　　生姜三两（切）

大枣十二枚（擘）　　附子一枚（炮，去皮，破八片）。

【用法】

上六味，以水七升，煮取三升，去滓，温服一升。（现代用法：水煎温服）。

【原文】

太阳病，发汗，遂漏不止，其人恶风，小便难，四肢微急，难以屈伸者，桂枝加附子汤主之。(20)

【临证运用】

一、张灿玾医案

[案例]　张某，女，幼儿。患者发低烧已1月余，曾在某医院儿科就诊，原因不明，待进一步观察，特来求诊。据云每日下午即发低烧，易汗，面色微黄，无神，精神欠佳，大小便正常，食欲一般，舌淡红、苔薄白，脉浮缓无力。经仔细询问，约在十余日前，有似外感引起，因体质较弱，表阳不足，卫气不固，邪气虽不甚，然变为表虚之证。当以调和营卫，固护表阳之法，取仲景先生桂枝加附子汤以治。处方如下：

桂枝10g　　白芍药10g　　甘草6g

制附子6g　　生姜3片　　大枣3枚（去核）

每日1剂，水煎，温服。

复诊：服上方2剂后，热即退，复以此方加黄芪15g，以护其表阳，固其卫气。

按语

感冒小病，不可小觑。此证因轻型感冒，体质又弱，未予调治，导致表虚。西法检查，以无实质病候。凡此等证，病在无形之气，非属有形之质，有形迹可证

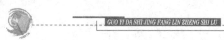

也。仲景此方，原治发汗太过致表虚，汗出不止而恶风者，证虽不同，而理本一致，故借治此证，效亦佳。是则经方之运用，首当明理，方可活用也。

（张灿玾.张灿玾医论医案纂要.北京：科学出版社，2009）

二、周仲瑛医案

[案例]　王某，女，36岁。1999年11月11日初诊。

患者前年冬季外出受寒，引发肌肤发疹，之后时有发作；疹块如丘疹样隆起，瘙痒，遇寒加重。多方求治罔效，慕名来求诊。患者目前遇冷水则发荨麻疹，伴有怕冷，无汗，咽干，不欲饮水，后脑怕风，四肢清冷。舌苔薄黄、舌质暗红，脉细。证属风寒伤表，久发气虚，卫阳不固。治当温阳散寒，益气固表，调和营卫。方药如下：

桂枝 10g	白芍药 10g	炙甘草 3g	生黄芪 15g
生白术 10g	防风 10g	苍耳草 15g	制附子 6g
生姜 3 片	大枣 4 枚	鸡血藤 12g	白芷 10g

7 剂，日 1 剂，水煎服。

1999 年 11 月 18 日二诊：风疹瘙痒较前明显减轻，但仍不能接触冷水，遇寒则作。上方加生麻黄4g，细辛3g。方药如下：

桂枝 10g	白芍药 10g	炙甘草 3g	生黄芪 15g
生白术 10g	防风 10g	苍耳草 15g	制附子 6g
生姜 3 片	大枣 4 枚	鸡血藤 12g	白芷 10g
生麻黄 4g	细辛 3g		

日 1 剂，水煎服。

1999 年 12 月 9 日三诊：风疹基本未犯，但皮肤仍有痒感，平时无汗，怕风，见风则头痛、手颤，舌苔黄，脉细。上方加生龙骨（先煎）20g，生牡蛎（先煎）20g，僵蚕10g，改黄芪为20g，续服。方药如下：

桂枝 10g	白芍药 10g	炙甘草 3g	生黄芪 15g
生白术 10g	防风 10g	苍耳草 15g	制附子 6g
生姜 3 片	大枣 4 枚	鸡血藤 12g	白芷 10g
生麻黄 4g	细辛 3g	生龙骨（先煎）20g	生牡蛎（先煎）20g
僵蚕 10g			

日 1 剂，水煎服。

2000 年 1 月 20 日四诊：风疹未作，停药后手足发痒，无明显皮疹，月经量少，颈部稍僵。舌苔薄黄，脉细。上方加当归10g、葛根12g，调理半月后而愈。

按语

本案病起冬季受寒，从皮疹隆起，瘙痒，遇寒加重，后脑怕风，无汗，知其风寒在表；从畏寒怕冷，遇冷水则犯，四肢清冷，脉细，知其阳气已虚，卫表不固。证属风寒过表，久发正虚，肾阳亏虚无疑。治当温阳散寒，益气固表。然温阳散寒，理当以麻黄附子细辛汤为先驱，但患者舌苔黄质红，虽不欲饮水，里热不著，但有咽干存在，故先以桂枝加附子汤调和营卫，温阳解表，投石问路，以观动静；用玉屏风散，散中寓补，益气固表。因患者舌质偏暗，故用鸡血藤养血活血，化瘀通络，并寓有"治风先治血"之意。加白芷、苍耳草加强全方祛风散寒之力，药后风疹瘙痒显减，说明药证无误，故二诊加用生麻黄、细辛，由是乘胜追击，势如破竹，多年顽疾，终告痊愈。

（郭立中，陈四清 . 周仲瑛医案赏析 . 北京：人民军医出版社，2008）

三、班秀文医案

[案例 1] 凌某某，女，35 岁，旅社服务员。产后 3 天，自汗不止，遍身湿透，四肢不温，小腿拘急，恶风寒，小便短少，脉沉细，唇舌淡白。证属营卫两虚，卫阳不固。拟益气扶阳，调和营卫，敛汗止漏之法。

北黄芪 30g	制附子（先煎）10g	桂枝 9g	归身 12g
白芍药 5g	生姜 10g	大枣 10g	

连服 3 剂，汗止肢温，嘱用当归生姜羊肉汤调养善后。

按语

本案是中医产科运用经方的典型案例。《伤寒论·辨太阳病脉证并治》有"太阳病，发汗，遂漏不止，其人恶风，小便难，四肢微急，难以屈伸者，桂枝加附子汤主之。"本例产后自汗不止，汗血同源，阴血亏损太过，则损及卫阳，卫外不固，故汗漏不止而恶风。《难经》云："气主煦之，血主濡之"，阳虚不温养，血虚不濡润，故小腿时拘急，阳虚血少，故脉沉细而唇舌淡白，仿太阳病过汗伤阳之法，以桂枝汤调和营卫，加附子温经回阳，黄芪、当归益气补血，阳回表固，腠理致密，其汗自止。

（班秀文 . 班秀文妇科医论医案选 . 北京：人民卫生出版社，1987）

[案例 2] 陈某，女，55 岁，农民。1990 年 10 月 8 日初诊。两上肢疼痛反复发作 10 年，加重 1 周。近日来肩、肘、指关节肿痛，屈伸不利，以右上肢为甚，遇冷水则疼痛加剧，痛甚则辗转反侧，彻夜难眠。舌质暗红、尖有斑点、苔薄白，脉沉细弦。证属寒凝血滞，经脉痹阻。治宜温阳散寒，和营止痛。

桂枝 5g	炮附子 10g（先煎）	白芍药 10g	当归 10g
黄芪 20g	党参 15g	川芎 6g	生姜 6g
炙甘草 6g			

每日 1 剂，水煎服。

药 1 剂即觉肩部掣痛大减，夜能安卧。连服 7 剂后诸痛若失，关节屈伸自如。继予四物汤加黄芪、桂枝、秦艽等药益气养血、舒筋活络善后。

按语

本案堪称奇效，既说明经方的神奇功效，又说明国医大师的辨证论治的准确。十载顽痹，1 剂知，7 剂愈，值得我们后学玩味。痹证乃风寒湿三邪杂至，气血闭阻不通所致。班老主张治痹贵在通行。本案以痛为主，遇寒加重，舌苔白脉沉，实属寒凝血滞，经脉痹阻方选桂枝汤加味以温阳散寒，通行气血。方中桂枝甘温，温经通脉。附子辛热，散寒通络止痛。生姜温中行血，通里达外，三药合用则温散通行，相得益彰。黄芪、党参益气行血，当归、川芎养血活血，白芍药、甘草缓急止痛。全方补养温行，通达内外，共奏温阳通痹止痛之功。由于辨证准确，药专力宏，故奏效甚雄。

（李莉．班秀文教授运用桂枝汤经验．广西中医药，1992（4）：15～16）

第三节　桂枝加厚朴杏子汤

本方以桂枝汤解肌祛风，调和营卫，加厚朴、杏仁降气消痰、止咳定喘。《别录》指出厚朴能"消痰下气"；《本草求真》言：杏仁"既有发散风寒之能，复有下气除喘之力"。对此，柯琴评之曰："夫喘为麻黄证，方中治喘者，功在杏仁。桂枝本不治喘，此因妄下后，表虽不解，腠理已疏，则不当用麻黄而宜桂枝矣。所以宜桂枝者，以其中有芍药也。既有白芍药之敛，若但加杏仁，则喘虽微，恐不能胜任，必加厚朴之辛温，佐桂以解肌，佐杏仁以降气。故凡喘家不当用麻黄汤，而作桂枝汤者，加厚朴、杏仁为佳法矣。"此方在《伤寒论》中主治素有喘疾又病太阳中风，或太阳病误下后表邪未解、肺气不利之证。证见发热、汗出、恶风、脉浮缓等，又常伴有气喘、咳嗽、咯吐白痰等。

【方药】

桂枝三两（去皮）　甘草二两（炙）　生姜三两（切）　芍药三两　大枣十二枚（擘）　厚朴二两（炙，去皮）　杏仁五十枚（去皮尖）

【用法】

上七味，以水七升，微火煮取三升，去滓，温服一升，覆取微似汗。（现代用法：水煎服）。

【原文】

喘家作，桂枝汤加厚朴、杏子佳。(19)

太阳病，下之微喘者，表未解故也，桂枝加厚朴杏子汤主之。(43)

【临证运用】

郭子光医案

[案例] 吴某，男，2岁。1周前因受凉感冒，出现咳嗽，痰多而清稀，流清鼻涕，夜间啼哭，继而加重。以"小儿肺炎"急诊入院。经西药抗感染治疗3天，未见明显好转。检查：患儿急性病容，面色青暗，精神萎靡，鼻翼煽动，容色青紫，咳声低微，呼吸短促，舌苔白滑，指纹淡紫；心音低钝，双肺满布干湿啰音。诊为风寒犯肺，营卫不和。治以祛风散寒，宣肺平喘，调和营卫为法。方用桂枝加厚朴杏子汤。处方：

桂枝 6g	白芍药 6g	大枣 3 枚	生姜 6g
甘草 3g	厚朴 6g	杏仁 6g	

每日 1 剂，水煎服。

服上方 2 剂悉平，后以六君子汤调理善后，5 天后痊愈出院。

按语

本案运用经方治疗小儿肺炎，2 剂悉平，可见经方在儿科应用之妙。小儿肺炎以热证居多，本案营虚卫弱，若按常法治疗，实难奏效。本案运用经方之灵效，关键是辨证准确。用桂枝汤调和营卫，厚朴、杏仁降气平喘，标本同治，故收效满意。

(周天寒．郭子光应用经方验案．实用中医药杂志，1994，(1)：6~7)

第四节　小建中汤

本方是桂枝汤倍用芍药加饴糖而成。方中重用饴糖，甘温补脾益气，和胃缓急，为主药；桂枝温阳气，芍药益阴血，二者为辅药；甘草甘温益气，既助饴糖、桂枝益气温中，又和芍药和里缓急、止痛为佐药；又以生姜之辛温，大枣之甘温，辛甘相合，健脾胃，和营卫，调诸药，共为佐使。因此，本方具有温以驱寒，甘以缓急，辛以宣通，温中补虚，和里缓急的作用。所谓"建中"，即是通过以上作用，建复中气。中气健则气血化源不乏，阴阳虚损之证自愈。此方在《伤寒杂病论》中主治中焦虚寒，肝脾不和证。腹中拘急疼痛，喜温喜按，神疲乏力，虚怯少气；或心中悸动，虚烦不宁，面色无华；或伴四肢酸楚，手足烦热，咽干口燥。舌淡苔白，脉细弦。

【方药】

桂枝三两（去皮）　甘草二两（炙）　大枣十二枚（擘）　芍药六两　生姜三两（切）　胶饴一升

【用法】

上六味，以水七升，煮取三升，去滓；纳饴，更上微火消解，温服一升，日三服。（现代用法：水煎两次温服，胶饴烊化）。

【原文】

伤寒，阳脉涩，阴脉弦，法当腹中急痛，先与小建中汤，不瘥者，小柴胡汤主之。（100）

伤寒二三日，心中悸而烦者，小建中汤主之。（102）

【临证运用】

一、朱良春医案

［案例］　男性患者，32 岁。患黄疸近 3 月，叠经中西药物治疗，周身黄染大多消退，但，目黄仍较明显，惟感心悸不宁，胸膺偶有刺痛感，小便时黄，大便尚调，舌苔花剥，脉细缓而结代。心电图：窦性心动过缓，室性早搏。肝功能轻度损害。脉证合参，乃肝邪犯脾，气血亏虚，心脉瘀阻之候。遂予益气化瘀，建中和营之剂。处方：

生黄芪 30g　　　当归 10g　　　桂枝 6g　　　生白芍药 15g
丹参 12g　　　　红花 5g　　　生地黄 15g　　　天花粉 10g
陈小麦 30g

每日 1 剂，水煎服

连服 20 余帖，脉转调匀，目黄渐退，精神趋振，后复查肝功已正常。

按语

本案是朱良春教授活学活用经方的典型案例，从中还可以了解朱老对现代医学融汇贯通中医学的学术思想。

本案系黄疸并发的心律失常，其证候特征是本虚标实，气虚血瘀。因此，出现结代、或缓或数之脉。结脉可由气血凝滞而发生，代脉则表示脏气虚衰。西医学所称之胆－心综合征，它可以出现腹痛，但在心脏的主要病理变化是心律失常。它的成因，是胆道感染后引起心脏功能改变或诱发心脏功能改变，而胆道感染的程度往往与心脏功能改变有着显著的联系，随着胆道感染控制，心脏功能改变也相应的改善，乃至恢复正常。当胆道感染再次发作，心脏功能可再次出现异常。提示了胆心之间的病因关系。《金匮要略》此条质朴无华，点出"小便自利"一症，尤堪玩味。诚然，湿热发黄小便恒不利，萎黄则小便自利，但若黄疸已至后期，邪少虚多，小便未尝不自利也。其状颇类虚劳，故曰："当予虚劳小建中汤"。至于条文中"男子黄"三字当活看，女子亦可发生。这一方证虽语焉未详，但细细推敲，与胆心综合征的病理不无暗合之处。

朱老初步认为《金匮要略》此条所指之黄，是黄疸，至于小建中汤可治萎黄，则是异病同治，未可等量齐观。病有常必有变，用小建中汤治黄疸亦属变法，当是肝胆之病，伤及脾气，进一步损及心气者，可以出现心悸、怔忡一类证候，这就启示我们认识胆病及心的病理变化，它与胆—心综合征的病理有吻合之处，值得做更深入的研讨。仲景在《黄疸病》篇列入此条，当可补其治黄疸用"汗"（如麻黄连翘赤小豆汤）、"消"（如硝石矾石散）、"下"（如茵陈蒿汤）、"清'（如栀子柏皮汤）、"利"（如茵陈五苓散）诸法之不足也。

（朱良春．对《金匮》两个方证之我见．江苏中医杂志，1982（5）：33－35）

二、张灿玾医案

［案例1］ 王某某，男，青年。久患脘腹胀痛，消化不良，每饭后则脘腹不适，食稍饱则胀痛甚，食生冷亦然，泛酸嘈杂，或生气后亦加重，舌红苔白，脉沉迟。此胃阳不振，肝气不舒，木气乘土，消化无力，肠道不畅，滞而作痛也。当疏肝和胃，利气导滞。处方：

白芍药三钱	肉桂二钱	枳壳二钱	白蔻二钱
干姜二钱	甘松二钱	吴茱萸一钱	黄连一钱
鸡内金三钱	生甘草一钱	生姜三片	

每日1剂，水煎，温服。

服1剂后，痛减，胀亦轻。脉象亦和缓，继服前方。继服前方2剂后，胀痛均大减，脉证均已平正，遂用此方继服而愈。

按语

本案应是慢性胃炎一类的疾病，此案原系肝胃不和而致胃肠运化不畅，引发胃脘胀痛，故以小建中汤加减为法，小建中者，建中焦也。加干姜佐桂以温阳，加左金丸以制木。凡吐酸嘈杂而胀痛者，不取焦三仙者，以其易作酸，特加鸡内金一药，其化滞消食之力，尤胜于焦三仙。有白芍药、甘草缓痉止痛，加甘松以佐之，枳壳以利之，使气和痉缓，则痛自止矣。本案张灿玾教授的用药经验尤其得得关注。

［案例2］ 汤某某，男，中年。因受寒而突发胃脘痛。自述以前无此病，然怕食生冷，怕受凉。今因寒侵而疼痛难忍，屈身捧腹，稍觉舒适，大便正常，喜热饮，舌红苔白滑，脉沉迟。此胃中虚冷所致。当以仲景小建中汤加减为法。

处方：

白芍药三钱	肉桂二钱	枳壳二钱	广木香二钱
甘松二钱	白蔻二钱	炙甘草一钱	生姜三片
大枣三枚			

每日1剂，水煎，温服。

服上方1剂，疼痛即有缓解，继服前方。

继服上方2剂即愈。

 按语

小建中方出自《金匮要略·血痹虚劳》："虚劳里急，悸衄，腹中痛……小建中汤主之。"又云："虚劳里急诸不足，黄芪建中汤主之。"黄芪建中汤即小建中汤加黄芪。详小建中汤，本系桂枝汤加胶饴。宋以后医方书，多以桂心易桂枝，去胶饴。又有多种医方书，以此方治因虚腹中急痛。此方以白芍药、甘草相伍，有缓急之功，桂心则可以温中，加以姜、枣为引，更具温中缓急之效。明代龚云林《寿世保元·腹痛篇》曾云："白芍药味酸微寒，得炙甘草为辅，治腹中之圣药也。"

[案例3] 李某某，男，中年。少腹疼痛有日，感寒尤甚，面色青，唇苍白，大小便正常，体弱，舌淡红苔白滑，脉沉紧。此证有人虚脉实之象，必体弱，阳为寒邪所侵，凝滞于中下二焦，枢机不畅，气血不行，滞塞不通，当以温阳散寒，行气活血为法。处方：

| 当归三钱 | 川芎二钱 | 酒炒白芍三钱 | 肉桂二钱 |
| 枳壳二钱 | 香附三钱 | 炙甘草一钱 | 生姜三片 |

每日1剂，水煎，温服。

复诊：服上方2剂后，腹痛即减，身体亦感稍壮，遂继服前方3剂而愈。

 按语

（引原按）此方是以《金匮要略》小建中汤方加减而成，原方本治"虚劳里急……腹中痛"等证，本案患者所见诸症，颇与本方主治相合，故特以此方为主，另加当归、川芎，以促其血之运行，枳壳、香附，以利其气之疏畅。温化建中，气血并调，则中、下两焦之气化得通，脾胃之运化得健，故痛定而体健，然尚需如《内经》所谓："谷肉果菜食养尽之。"方保健壮。

（张灿玾. 张灿玾医论医案纂要. 北京：科学出版社，2009）

三、路志正医案

[案例] 范某，女，35岁，教师。自述中学读书期间，常以凉食充饥，复

饮冷水，久之渐感胃脘隐痛，下腹坠胀，呃逆时作，饮食日减，喜温喜按，经常不适。婚后，生育又失血过多，月余淋漓不断，致使身体极度虚弱，经服人参等药渐康复。自此阴道经常有气体排出，如矢气状，已有10年之久。今因脾胃病来诊，据述胃脘隐痛，按之觉舒，纳谷不馨，嗳气频作，下腹坠胀，四末不温，畏寒，阴道常有气体排出。面色㿠白，神疲肢懒，舌淡苔白。脉来细弱，尺部尤甚。显系脾虚气陷，气血不足。法宜健中州以资化源，益气血以补气虚，佐以益肾固脱之品为治，拟小建中汤化裁。药用：

生黄芪15g	桂枝6g	白芍药12g	当归10g
云茯苓15g	升麻4.5g	甘松9g	佛手9g
炙甘草6g	生龙骨、生牡蛎各30g（先煎）		

每日1剂，水煎，温服。

饴糖3匙为引。嘱患者如无不良反应，则可常服此方。进上药20剂后，患者前来复诊，面色红润，精神充沛，脉来沉细，言胃脘隐痛已止，纳谷已增，而10年之阴吹亦痊愈，甚为感谢。嘱继服香砂养胃丸、补中益气丸各5袋，以资巩固。

按语

本案病程绵长，症状复杂，诱因多种，药证相扣是关键。脾胃疾病与妇科杂病相参，谨守中州虚弱之机，重用建中经方之妙，收到卓效。本患者先有饮食不慎，脾胃受损之病史，乃后天失养于前，继以产后失血过多，脾失统血之职于后，致脾胃虚弱，运化无权，生化无源，气血两虚，中气下陷而成。以标本言之，则脾虚气陷为本，阴吹由中气不足引起为标。其治当以建立中气为急务。前人有言，欲求中气之立者，必以建中，盖中者，脾胃也，为后天之本，气血生化之源，脏腑肢体，皆禀气于脾胃，若思虑过度，饥饱劳役，伤其脾胃，则众体无以禀气而病矣。故治以小建中汤化裁，一加黄芪以补气，一加当归以养血，实为黄芪建中、当归建中之意，因有形之血必生于无形之气，经所谓"阳生阴长"是也。

（路志正．路志正医林集腋．北京：人民卫生出版社，2009）

第五节　桂枝甘草汤

方中桂枝辛甘性温，入心助阳，炙甘草甘温，益气补中，二药相伍，辛甘合化，温通心阳，使心阳复则心悸而愈。柯琴评之曰："此补心之峻剂也。发汗过多，则心液虚，心气馁，故心下悸。叉手冒心则外有所卫，得按则内有所根据。如此不堪之状，望之而知其虚矣。桂枝本营分药，得麻黄、生姜，则令营气外发

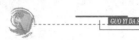
而为汗，从辛也；得芍药，则收敛营气而止汗，从酸也；得甘草，则内补营气而养血，从甘也。此方用桂枝为君，独任甘草为佐，以补心之阳，则汗出多者，不至于亡阳矣。姜之辛散，枣之泥滞，固非所宜，并不用芍药者，不欲其苦泄也。甘温相得，气和而悸自平，与心中悸而烦、心下有水气而悸者迥别。"本方为补益心阳之主方，药味单捷而又一次顿服，故其疗效为著。此方在《伤寒论》中主治发汗过多，损伤心阳之证。亦治平素心阳不足者，证见其人叉手自冒心，心下悸，欲得按者。甚者可见耳聋无闻、惕惕不安等症，常同时伴有短气、头晕、其脉虚数，或缓弱，或结代。

【方药】

桂枝四两（去皮）　　甘草二两（炙）

【用法】

上二味，以水三升，煮取一升，去滓，顿服。（现代用法：水煎服）。

【原文】

发汗过多，其人叉手自冒心，心下悸，欲得按者，桂枝甘草汤主之。(64)

【临证运用】

一、邓铁涛医案

[案例]　患者女性，40 岁，工人。因"心悸、气促、水肿反复发作 10 余年，加重 1 周"于 1982 年 3 月 7 日入院。患者有风湿性关节炎史，20 岁时发现有风湿性心脏病，30 岁孕产时开始出现心衰，以后反复发作。7 天前因精神受刺激、失眠而症状加重。经外院用强心、利尿、扩张血管等药物治疗近 1 周而未完全缓解。目前患者自觉心悸不宁，胸膺闷，喘促声怯，短气难续，面色苍白、晦暗，口唇、肢端轻度紫绀，咯白色泡沫痰，小便频，下半身水肿，舌淡胖嫩、苔薄白，脉促沉细无力。X 线：心脏向两侧扩大，右侧胸腔中等量积液。心电图：快速心房纤颤伴室内差异传导，左右心室肥大，心肌劳损。超声心动图：二尖瓣狭窄与关闭不全，全心各房室均增大。

西医诊断：风湿性心脏病、二尖瓣狭窄与关闭不全，全心扩大，心衰Ⅲ度，快速心房纤颤合并右侧胸腔积液，心源性肝硬化。

中医诊断：心悸、水肿、喘证，兼患积聚、悬饮。

中药曾用真武汤加减，每日 1 剂。西药先后用过西地兰、地高辛、普萘洛尔、多巴胺、氢氯噻嗪、氯化钾、肌苷、维生素 B_1、氨茶碱、青霉素等。心悸气促稍减轻，但水肿始终消退不多，仍心房纤颤。遂请邓老会诊。

邓老认为本病为心脾肾阳气欲脱，血瘀水饮交结难解，本虚标实，当标本同治而以固本为要。

处方：高丽参注射液 2ml 加入 50% 葡萄糖 40ml 静注，每日 1～2 次，或每日炖红参 10g 服；另用熟附子、茯苓、防己各 10g，白芍药、桂枝各 12g，黄芪、丹参各 30g，白术 20g，炙甘草 10g，生姜 3 片，每日 1 剂，上午水煎服，下午复渣再煎服；嘱暂停西药。服药 3 日后，加用复方丹参注射液 4ml 肌内注射，每日 2 次。

用药 1 周后，病人小便量逐渐增至每天 2000ml 以上，水肿消退大半，精神较好，每餐进一小碗稀饭，心悸气促、肝区痛等明显减轻，可在病房内走动。但夜晚失眠、梦多，觉心烦，心率 90 次/分，心律不齐，右胸腔还有积液，舌淡红仍黯、苔少、脉仍细促。此乃胃气渐复，阳气抵达四末，温化膀胱之佳象，但因利水过快，渐现心阴不足、心神不宁之象。遂按上方减温阳利水药，加入益气养阴安神之品。处方如下：

党参、白术、白芍药各 10g	茯苓、酸枣仁、黄精各 20g	麦门冬 12g
五味子 9g	桂枝 8g	丹参 30g
	每日 1 剂，另参须 16g，每周炖服 2～3 次	

并督导病人饮食、生活忌宜。

病人出院后以此方加减服用，1 个月后随诊，心率在安静时减少至每分钟 80 余次，仍心房纤颤，水肿全消退。病情稳定，可从事较轻的家务劳动。

按语

本案风湿性心脏病、心衰、心律失常，病程长，病情差心、肝、脾、肺、肾五脏俱损，为心脾肾阳气欲脱，血瘀水饮交结难解，每日炖红参，处方以真武汤、桂枝甘草汤、苓桂术甘汤、防己黄芪汤等加减化裁，以益气温阳利水。

（邱仕君. 邓铁涛医案与研究. 北京：人民卫生出版社，2009）

二、郭子光医案

[案例] 李某某，女，57 岁，干部。1993 年 3 月 10 日初诊。病史：曾为运动员，一直心动缓慢，不任训练而改行。1987 年 7 月，因头晕、心慌等不适，经本市某医院心电图、超声心动图等检查，诊断为"病态窦房结综合征"，患者拒绝安置人工心脏起搏器，心率 45 次/分左右，常服阿托品制剂等维持。现证：心率 45～50 次/分，心悸、心慌、心前区阵发性刺痛，有濒死感，头晕，眼花，耳鸣，畏寒冷，乏力，二便如常。察其形体瘦长，精神欠佳，面色苍暗少华，少气懒言，舌质淡、苔白润，脉迟沉细涩而弱。辨证：阳虚气弱，兼寒凝血瘀。以温阳益气，活血散寒治之。方用麻黄附子细辛汤、桂枝甘草汤、生脉散合方加味：麻黄 6g，制附子片 20g（先煎 30 分钟，下同），细辛 5g，桂枝 15g（后下），炙甘草 5g，红参 15g，五味子 12g，麦门冬 20g，黄芪 40g，丹参 20g，当归 15g。

3月18日复诊。上方服4剂后，患者自觉症状显著减轻，又自动多配2剂服用。目前心率增至60~65次/分，自谓如常人，诊其脉率正常，脉势已无涩弱之象，是阳气渐复，寒邪已去，乃用右归丸大补肾中元阳，以图巩固疗效。处方如下：

熟地黄 20g	山药 20g	山茱萸 15g	枸杞子 15g
菟丝子 15g	鹿角胶 20g（化）	杜仲 15g	肉桂 15g
当归 15g	制附子片 20g		

浓煎

初1日1剂，渐2日1剂，3日1剂，后间断予服，并嘱坚持适当活动。随访至1994年6月，病情稳定，后随其子移居北方。

按语

上方麻黄、桂枝、细辛辛通阳气，虽有散寒发汗之弊，但与生脉散、黄芪等配伍，散中有收，收中有散，相反相成，经用以治疗本病多例，未发生大汗淋漓者。但麻、辛之类，毕竟发散耗气，不能久用。故症状改善即改用右归丸，补肾中元阳，以温养心阳，从本图治。

（郭子光.心律失常的凭脉辨治.成都中医药大学学报，1996，19（1）：8~13）

三、路志正医案

[案例] 石某某，女，26岁，已婚，内蒙马达市人。1984年11月1日入院。

主诉：双下肢浮肿7年，头晕、恶心11个月。症见：面色晦黯，虚浮无华，烦躁不宁，夜寐不安，下肢浮肿，小便短少，舌淡、苔黄腻，脉沉滑。化验结果：血红蛋白4g%，尿常规：蛋白（＋＋＋＋），红细胞2~5个/高倍镜，尿糖（＋＋＋），尿素氮68mg%，非蛋白氮75mg%，二氧化碳结合力24.3容积%，血沉120mm/h，酚红试验：15min10%，30min1%，1小时、2小时无标本。肾图：双侧各段不清，呈水平状延长，肾功能呈重度受损。中医诊断：水肿（气虚湿聚），眩晕（浊犯清窍）；西医诊断：慢性肾炎尿毒症。

11月30日，患者病情加重，猝喘、胸闷、短气不续、呼吸急促，不能平卧，彻夜难寐，除吸氧外，先后应用氨茶碱、呋塞米、冠心苏合丸、硝酸异山梨酯、地西泮等药未能控制。至12月2日重复应用上药仍无效，症状加重，面色灰暗，唇紫黯，呼吸每分钟30次，吸气若不能容，呼气若不得还，必不时拊其胸背，有随时将脱之势，患者已二昼两夜未得稍寐。晚八时，烦躁不宁，反复颠倒，舌淡胖有齿痕、苔秽滑腻，脉沉细数。脉证合参属秽浊中阻，充斥三焦，气机阻滞，心阳欲绝。急当扶阳抑阴，仿用仲景桂枝甘草汤。

药物组成：

桂枝 10g、炙甘草 10g，煎水 100ml，顿服。

服药不到 10 分钟，其喘若失，酣然入睡。次日晚餐后，患者自搬木椅观看电视，神态自若，判然两人。

按 语

本病例病情危重，路老对其抢救用药之简（二味药），药价之廉（6 分钱），收效之速（不到 10 分钟），使病区医护人员、患者及其陪伴十分惊奇。为何病重药少，用药根本没有涉及尿毒症而收到如此显著疗效？我们认为当时患者的症结在于浊阴充斥，心阳式微，血失气帅，血行无力，即《素问·生气通天论》云："阳不胜其阴，则五脏气争，九窍不通"，故采用急则治标，甚者独行的法则，扶阳抑阴，温通心阳为先，首选复心阳之祖方桂枝甘草汤。桂枝，辛温，入心助阳；炙甘草，甘温，和中益气。二者相配，辛甘合化，使心阳得复，血脉流畅，气有所载，其喘自平。

张锡纯曾治一妇"忽发喘逆，迫促异常，须臾又呼吸停顿，气息全无，约十余呼吸之顷，手足乱动，似有蓄极之势，而喘复如故。若是循环不已，势近垂危"，张氏分析病由："逆气上干，填塞胸膈，排挤胸中大气，使之下陷，夫肺悬胸中，须臾无大气包举之，即须臾不能呼吸"。予"桂枝尖三钱，煎汤饮下，须臾气息调和如常"。张氏治上案实与本病例用桂枝甘草汤复心阳、气血之意相合，而平息喘逆之效又如此相似，看来并非偶然之巧合。除桂枝外，方中炙甘草具有补益中气作用，借补中阳来助胸阳，阳气宣畅输布则清阳升，浊阴降，症大减。由此体会到胸中大气为全身之主，实为生死第一关键，抢救垂危病人之要害。对于慢性肾炎尿毒症心阳欲脱患者，选用桂枝甘草汤从心治喘，缓解险情，临床少见报道，这是学习收获之一。

（路志正，周新民，郎江南．扶阳抑阴法抢救尿毒症并发暴喘将脱二例报告．新中医，1986，(8)：40－41)

第六节　炙甘草汤

本方主治气阴两虚，心悸，脉结代；肺痿，心中悸动者。方中重用炙甘草甘温益气，通经脉，利血气，缓急养心为君；人参、大枣，益气补脾养心；生地黄、麦门冬、火麻仁、阿胶，滋阴养血为臣；桂枝、生姜、清酒，温阳通脉为佐。诸药合用，温而不燥，滋而不腻，共奏益气养血，滋阴复脉之功。现常用于病毒性心肌炎，风湿性心脏病，心律失常等病证。

《医方考》：心动悸者，动而不自安也，亦由真气内虚所致。补虚可以去弱，故用人参、甘草、大枣；温可以生阳，故用生姜、桂枝；润可以滋阴，故用阿胶、火麻仁；而生地黄、麦门冬者，又所以清心而宁悸也。《医方集解》：此手足太阴药也。人参、麦门冬、甘草、大枣益中气而复脉；生地黄、阿胶助营血而宁心；火麻仁润滑以缓脾胃；姜、桂辛温以散余邪；加清酒以助药力也。《古方选注》：人参、火麻仁之甘以润脾津；生地黄、阿胶之咸苦，以滋肝液；重用地、冬浊味，恐其不能上升，故君以炙甘草之气厚、桂枝之轻扬，载引地、冬上承肺燥，佐以清酒芳香入血，引领地、冬归心复脉；仍使以姜、枣和营卫，则津液悉上供于心肺矣。脉络之病，取重心经，故又名复脉。《血证论》：此方为补血之大剂。姜、枣、参、草中焦取汁，桂枝入心化气，变化而赤；然桂性辛烈能伤血，故重使生地黄、麦门冬、芝麻以清润之，使桂枝雄烈之气变为柔和，生血而不伤血；又得阿胶潜伏血脉，使输于血海，下藏于肝。合观此方，生血之源，导血之流，真补血之第一方，未可轻议加减也。《成方便读》：方中生地、阿胶、麦冬补心之阴；人参、甘草益心之阳；桂枝、生姜、清酒以散外来寒邪；火麻仁、大枣以润内腑之枯槁。

【方药】

甘草四两（炙）　生姜三两（切）　人参二两　桂枝三两（去皮）　生地黄一斤（酒洗）　阿胶二两　麦门冬半斤（去心）　麻仁半升　大枣三十枚（擘）

【用法】

上九味，以清酒七升，水八升，先煮八味，取三升，去滓；内胶烊消尽，温服一升，日三服。一名复脉汤。（现代用法：水煎两次温服）。

【原文】

伤寒，脉结代，心动悸，炙甘草汤主之。（177）

【临证运用】

一、邓铁涛医案

［案例］ 雷某，女，40岁，1997年7月1日入院。心慌心跳，胸前区郁闷半月，5月1日因受凉感冒，头痛鼻塞，自服康泰克等，上述症状消失，但仍有咽部不适。至半个月前因过度劳累后始出现心慌心跳，胸前区郁闷不适，EKG示："偶发室性早搏"，服用心血康、肌苷等，症状未见缓解。自述胸闷，心慌心跳，时作时止，疲倦乏力，眠差，纳一般，二便调，舌淡黯边有齿印、苔少，脉结代。体格检查：心界不大，心率66次/分，律不齐，可闻及早搏2～3次/分，未闻及病理性杂音。超声诊断：心肌炎改变。ECT：静态心肌显像示心肌前壁病变。邓老查房，四诊合参，其临床特点为：患者中年妇女，奔波劳累，神清，面色晦滞，准头欠光泽，疲倦乏力，心悸胸闷时作时止，纳一般，眠差，口干，二便调，舌淡黯边有齿印、苔少，脉结代。诊断：中医：心悸（气阴两虚，

痰瘀内阻）；西医：心肌炎，心律失常，频发室性早搏。

治疗第一阶段：扶正祛邪，治以补益气阴、养心安神为主，佐以祛瘀通脉，方以炙甘草汤加减，配合中成药宁心宝、生脉液、滋心阴口服液、灯盏花素片（按制剂说明剂量用药）治疗。药用：炙甘草30g，生地黄20g，麦门冬15g，阿胶（烊）9g，桂枝12g，党参30g，火麻仁（打）20g，大枣6枚，生姜9g。水煎服，日1剂，共服5天。

1999年7月5日第二阶段：经上述治疗，精神好转，偶有心慌心跳胸闷，纳、眠可，无口干，二便调，舌淡黯边有齿印、苔薄白，脉涩。查体：心率81次／分，律不齐，可闻早搏1～2次／分。EKG示：大致正常。气阴已复，痰瘀渐显，治法以益气养阴，豁痰祛瘀通脉为法，原方去生姜，加法半夏、茯苓、丹参、桃仁，加强豁痰祛瘀通脉之力，药用：炙甘草30g，生地黄20g，麦门冬15g，阿胶（烊）9g，桂枝12g，党参30g，火麻仁（打）20g，大枣6枚，法半夏12g，茯苓30g，丹参20g，桃仁12g。水煎服，日1剂，共服4天。

1999年7月9日第三阶段：精神好，心慌心跳胸闷偶作，纳、眠尚可，二便调，舌淡黯、苔稍腻，脉细涩。心率78次／分，律不齐，可闻及早搏1～2次／分，上药养阴太过，痰瘀更明显，当改予益气健脾涤痰、祛瘀通脉为主。药用：竹茹10g，枳壳、橘红各6g，茯苓15g，法半夏10g，太子参30g，白术15g，田七末（冲）3g，火麻仁（打）24g，炙甘草10g，五爪龙30g，丹参20g。水煎服。患者守方服20天，诸症消失，纳、眠可，二便调，舌淡红、苔薄，脉细，心率80次／分，律齐，24小时动态心电图示：窦性心律，偶发室性早搏，仅见室早4次，出院。

按语

炙甘草汤为治疗心悸的要方。心肌炎心律失常、室性早搏表现为：心慌心跳，难以自止，伴胸闷，当属中医学之"心悸"范畴。"伤寒，脉结代，心动悸，炙甘草汤主之"（《伤寒论》原文117条）。在《伤寒论》中，炙甘草汤用以治气血不足、心阴阳虚之脉结代，心动悸证，与本例辨证相符，故加以援用。方中以炙甘草甘温补脾益气，通经脉，利血气为主药，配人参大枣补益中气，化生气血，并配桂枝、生姜辛甘通阳复脉，又配阿胶、生地黄、麦门冬、火麻仁以滋阴养血，使得阴阳得平，脉复而悸自止。但服药病未能痊愈，邓老认为乃因其除气阴虚外，当兼痰瘀之实邪，且滋阴助痰有助邪之嫌，故阴复后，则将治法改为益气涤痰祛瘀为主。邓老认为广东省地处岭南，气候潮湿，极易聚湿生痰，加之当今社会转型，工作生活习惯改变，社会竞争激烈，生活压力升高，日夜生活规律打破，且多恣食膏粱厚味，劳逸不当，忧思多虑，事不从心，使气阴虚耗，或早衰，脏气亏虚，痰浊内蕴，闭塞脉络，气滞血瘀。故痰为瘀之初，瘀为痰之果，痰瘀交结，使病情缠绵。因此，痰是心疾之病理基础，而脾是生痰之源，是心疾的关键环节。若脾胃健运，湿不聚，痰难成，瘀不生，气血生化源源不绝，心脉充盈，气血流畅，心神自安。故邓老治心疾重在益气健脾除痰，痰去瘀除。用温胆汤加减，意在益气健脾涤痰祛瘀，使邪去，胸中清阳得以正位，心神得养而神自安，从而获得良好疗效。但仍保留有炙甘草汤之意（太子参、火麻仁、炙甘草），以助脉复，且防再伤阴。

（周文斌，尹克春，蒋丽媛．邓铁涛调脾护心法治疗心悸的经验．辽宁中医杂志，2005，32（8）：758－760）

二、何任医案

[案例] 顾某，女，57岁，1989年9月9日初诊。早搏时见，烦患失眠，足肿，关节作痛，舌胖苔中略有厚腻，脉弦而结代。治宜复脉为法。处方如下：

川厚朴9g	炙甘草9g	火麻仁6g	党参15g
桂枝9g	干姜6g	阿胶12g	干地黄18g
淮小麦30g	百合15g	红枣12g	焦六曲12g

7剂，每日1剂，水煎服。

9月17日二诊：心悸、脉结代偶发。夜寐渐安，苔腻已化，原意再续。前方去川厚朴，加麦门冬12g，黄芪15g。7剂，每日1剂，水煎服。

9月26日三诊：夜寐已安，烦惠，关节疼痛及足肿亦瘥，脉转平。嘱按原方再进7剂，以冀巩固。

按语

本例心悸而致失眠一证的发病与心血不足，心阳衰微密切相关，治疗必须两相兼顾。何老认为此案与《伤寒论》"脉结代，心动悸"之证合拍，故主张以仲景之复脉汤为基本方，其中地黄、麦门冬、阿胶、火麻仁等养心血、营心阴；党参、桂枝、炙甘草、干姜等扶心阳、益心气。两相并进，共奏复阳滋阴苏神之功，俾气充营和，心悸失眠等证可除。佐以甘麦大枣汤等以增强养心安神除烦之力。

（郑虹，赵雄龙．何任诊治不寐的经验．浙江中医学院学报，1995，19（1）：31－32）

三、郭子光医案

[案例] 汪某某，女，48岁，家庭妇女。1993年10月27日初诊。病史：有长期吸烟史，1周前自觉心悸、心慌、心空，头晕，失眠，气短、乏力。随即去当地县医院诊治，心电图检查结果："频发室性期前收缩、下壁心肌缺血"。

服用普罗帕西同、丹参片等无效而来求治。现证：仍觉心悸、心慌、心空、胸闷塞，心烦，气短乏力，时时太息，头晕，眠差，饮食尚可，二便正常。察其形体偏瘦，精神欠佳，舌质淡有瘀点，苔薄白少津，脉促细而无力。血压 12/8kPa。

辨治：气虚血弱，心失滋养而夹瘀滞。用炙甘草汤加味：红参 15g，炙甘草 10g，麦门冬 30g，阿胶 15g（烊服），生地黄 20g，桂枝 10g，生姜 10g，酸枣仁 15g，大枣 15g，黄芪 30g，丹参 20g。

7 月 11 日复诊。上方服 4 剂，诸证缓解，又自配原方再服 2 剂后，去原医院复查心电图，结果正常。诊其脉率数（80 次/分）细而有力，脉律正常。以上方予服 6 剂善后。随访 2 年余未复发。

按语

本案为郭老用炙甘草汤治疗心律失常的案例。炙甘草汤为仲景治疗"伤寒，脉结代，心动悸"之证，现代研究认为，本方有减低异位起搏点自律性和恢复心脏传导的作用。郭老在临证中认为，以酸枣仁易火麻仁更能养心安神；气虚甚者加黄芪，夹瘀者加丹参，对改善症状效果更好。

（郭子光. 心律失常的凭脉辨治. 成都中医药大学学报，1996，19(1)：8－13）

四、裘沛然医案

［案例］ 张某，男，42 岁。患者 10 余年前有血吸虫病史，曾经锑剂治疗。继因劳累过度，先后罹患乙型肝炎、胆囊炎、心肌炎等。曾多次发作室上性心动过速，经常应用西地兰等强心剂。此次又因"室速"发作，在外院用西地兰无效，后改用维拉帕米静注后好转。刻下诉心悸，胸前区隐隐作痛，出冷汗，右耳鸣，夜不能安卧。诊其：心率 85 次/分，律不齐，早搏 3～4 次/分，舌苔薄，脉结代。此为心气阴阳两亏，投炙甘草汤：炙甘草 24g，麦门冬 15g，干地黄 30g，党参 30g，阿胶（化冲）9g，火麻仁 15g，桂枝 18g，生姜 6g，大枣 7 枚，7 帖。上方加减服用近 1 年，证情基本稳定，加减方药有：丹参、黄芪、熟地黄、熟附子块、黄连、煅龙骨齿、太子参等，心电图随访正常，并照常上班。

按语

本案乃心肌炎后遗症出现严重的心律紊乱，患者久病体虚，心阳不振，开始用西药强心剂尚有疗效，继后效不应手。改用中医药治疗过程中曾有数次反复。裘老以炙甘草汤为主方加减化裁，桂枝用量曾达 30g，还加用熟附子块等温振心阳。心为阳脏，主火，心脏的搏动和血脉的营运，赖心阳以温煦和推动。心阳不振，搏动无制，鼓动不力，可出现心律紊乱，故见心悸，气短诸症；心阳得振，则血运振奋，心脏搏动可恢复常律。本案经 1993 年 4 月随访，证情稳定，未见复发，能胜任日常工作，偶有心区不适，即来门诊，投药即平。

（李剑颖，赵丹丹，杨建宇．国医大师验案良方·心脑卷．2010）

第七节　桂枝甘草龙骨牡蛎汤

方中桂枝、甘草温助心阳，龙骨、牡蛎潜敛浮越之阳以宁心安神。曹颖甫对本方证论曰："火逆为阳盛劫阴，阴液本亏而又下之，则重伤其阴矣。乃不清其阳热，益之以烧针，于是太阳阳热，郁而加炽，是生烦躁。仲师用桂枝汤中之桂枝、甘草，以疏太阳之郁；因营虚而去苦泄之芍药；以阳盛而去辛甘之姜枣；加龙骨、牡蛎以镇浮阳，而烦躁息矣。此本节用桂、甘、龙、牡之意也。"此方在《伤寒论》中主治因火逆烧针损伤心阳所致的心神不敛证。证见烦躁不安，以及心悸、怔忡、胆怯易惊、夜不成寐、自汗等症。其脉多数而无力，或缓弱，或结代。

【方药】

桂枝一两（去皮）　甘草二两（炙）　牡蛎二两（熬）　龙骨二两

【用法】

上四味，以水五升，煮取二升半，去滓，温服八合，日三服。（现代用法：水煎两次温服，先煎龙骨、牡蛎）。

【原文】

火逆下之，因烧针烦躁者，桂枝甘草龙骨牡蛎汤主之。（118）

【临证运用】

一、周仲瑛医案

［案例1］丁某，女，61岁，退休工人。1993年5月13日初诊。既往有高血压、冠心病病史，近年来房颤频繁发作，多发于早晚，每日发作1～3次，平时亦觉心悸不宁，常苦胸闷隐痛，头昏目眩，头疼牙痛，颈强不和，两目干涩，易汗，下肢不温，舌质淡紫、苔薄，脉细弦滑、三五不调。辨证为心肾两虚，阴阳失调，心营不畅，心神失养。方选桂甘龙牡汤、生脉散化裁。药用：制附子片5g，淫羊藿10g，川黄连3g，炙桂枝6g，炙甘草5g，生龙牡20g（先煎），党参15g，生地黄10g，麦门冬10g，丹参15g，川芎10g，红花10g，葛根15g，石菖蒲10g。水煎服，每天1剂。

1993年5月20日。二诊：药进7剂，心悸得止，胸闷痛稍减，呼吸欠畅，怕冷减轻，食纳欠佳，余症如前。上方去葛根，加砂仁3g（后下）、甘松10g，行气醒脾。

1993年7月23日。三诊：服上方2月，房颤控制，胸闷痛及心慌能平，下肢冷感消失，头昏眩晕减而未已，胃冷腹热。仍从心肾两虚，阴阳失调论治，以资巩固。药用制附子片 5g, 淫羊藿 10g, 川黄连 3g, 炙桂枝 6g, 炙甘草 5g, 龙牡各 20g（先煎）, 生地黄 10g, 丹参 15g, 天麻 10g, 十大功劳叶 10g, 甘松 10g, 炙黄芪 15g, 枸杞子 10g。

按语

本例冠心病、房颤, 以胸闷隐痛, 心悸不宁, 脉来结代, 三五不调为主症, 并见寒热错杂, 虚实相兼, 病情复杂。心悸不宁, 胸闷隐痛, 脉来结代, 为心阳受损、心神失养的表现。故选方《伤寒论》之桂甘龙牡汤, 用桂枝、甘草辛甘化阳, 温补心阳, 温通血脉; 龙骨、牡蛎重镇安神宁心, 以平冲逆, 制悸动, 缓急迫。头昏目眩, 头痛牙痛, 两目干涩, 系肾阴亏虚, 水不济火, 火热炎上所致; 下肢清冷不温, 则是心火独亢, 不能下济于肾阳的表现。故周老认为本案既有阴虚阳亢火炎之象, 又有下焦阳虚阴盛之征, 概括其基本病机为心肾亏虚, 阴阳失调。治以补益心肾, 调和阴阳。除用桂甘龙牡汤温通心阳外, 更以淫羊藿配地黄, 仿二仙汤意, 补益肾之元阴元阳; 黄连清泄郁热; 丹参、川芎、红花、石菖蒲祛瘀化痰, 通行血脉; 党参、麦门冬、生地黄补益心之气阴。诸药合用, 而令寒热平调, 阴阳相济。结合兼证, 略施加减, 得收佳效。

《伤寒论集注》:"结代之脉……皆气血两虚, 而经隧不通, 阴阳不交之故。"本案病情甚为复杂, 周老抓住"脉来结代"的主症及阴阳失调之兼证, 删繁就简, 概括其病机为"心肾亏虚, 阴阳失调", 与"柴胡证, 但见一证便是, 不必悉具"(《伤寒论》)的诊治思路相一致。肾为阴阳的根本, 阴阳的偏盛偏衰当以肾为主, 但本案主症为胸闷心悸, 病位在心, 故当属心肾同病。

（袁园, 过伟峰. 周仲瑛教授从五脏辨治胸痹的经验. 云南中医学院学报, 2009, 32 (3): 47 -49）

[案例2]　顾某某, 男, 26 岁。患者 1 年半前因劳累后感心慌不安、阵发而作, 经心电图、24h 动态心电图等检查, 诊断为室性早搏。先后服用普罗帕酮、乙吗噻嗪等药, 取效不显, 早搏仍时作时止。诊见: 时有心慌不适, 心跳有停搏感, 疲劳后易发作, 午后、傍晚时发作较频, 休息后稍稳定, 伴胸闷不舒, 口干乏力, 大便偏溏。舌质偏黯、苔淡黄薄腻, 脉三五不调。辨证从阴阳失调, 气阴两虚, 心神失宁着眼, 治拟阴阳并调, 养心安神。拟方: 炙桂枝、大麦门冬、苦参各 10g, 炙甘草、五味子各 5g, 生龙骨（先煎）20g, 生牡蛎（先煎）、熟酸枣仁各 25g, 潞党参 12g, 紫丹参、合欢皮各 15g, 朱灯芯 3g, 石菖蒲 9g。每日 1 剂, 水煎服。服药 7 剂。复诊: 心慌早搏有所稳定, 但情绪激动后有影响, 稍有气短, 舌象同前, 脉来小弦。原方既效, 毋须易辙, 前方中加入白檀香（后入）、阳春砂（后入）各 3g, 炒玉竹 10g, 改炙甘草为 6g。三诊时患者告知早搏

基本未发，叠进前方，以巩固疗效。此后患者因感冒一度病情反复，待治愈感冒后，仍以上方为基础加减施治，经心电图复查，室性早搏已消失。

此病家虽为青年，伏案工作至深夜，劳心伤神，病延年余，遇劳诱发，虽没有"叉手自冒心，心下悸，欲得按"的典型表现，但辨证仍属"心悸"虚证。周老认为本证乃阴阳失调，气阴不足之故，治宜阴阳并调，养心安神，选桂枝甘草龙骨牡蛎汤合生脉散为主加味施治。方中桂枝、甘草温补心阳，龙骨、牡蛎潜镇安神，党参、麦门冬、五味子益气养阴，熟酸枣仁、合欢皮养心安神，丹参、灯芯、石菖蒲活血开窍宁神，苦参清心经之热。《伤寒论》桂枝甘草龙骨牡砺汤中甘草用量倍于桂枝，重在资助中焦，使阴阳之气交通中土。本例患者病机重在心中阴阳不调，故而周老所用甘草药量不及桂枝，但已超过常量，取意为桂枝入心温阳，配以甘草补虚益气，所以能益阳而不致发汗，辛甘合用，阳气乃生，使心阳得复。合生脉散养阴安神，阴阳并调，故心悸诸症得除。

（顾宁. 周仲瑛辨治顽固性心律失常的经验. 中医教育,2001, 20(2)：55－56）

[案例3]　夏某某，男，54岁，工程师。

阳事不兴5年，素体虚弱，不耐严寒酷暑，冬日自觉形寒肢冷，夏季尤苦烘热不适，平时常有头昏鼻塞，嗅觉失灵。

刻诊：舌淡红、苔薄白，脉细弱。辨证属肾气亏虚，阴阳失调，营卫不和。治以补益下元，调和阴阳。药物组成：

炙桂枝 6g	炙甘草 6g	炒白芍药 20g	煅龙骨 20g（先煎）
川百合 12g	楮实子 10g	甘枸杞子 10g	煅牡蛎 25g（先煎）
山萸肉 10g	淫羊藿 10g	鬼馒头 10g	

水煎，日1剂。

服药2月余，病情向愈，体质增强。

本病例实为肾之阴阳均不足，且有营卫失和表现。阴阳两虚，则阴阳双补。故用桂甘龙牡汤加淫羊藿补肾阳；枸杞子、山萸肉、百合、楮实子补肾阴；加用白芍药，暗合桂枝汤以调和营卫。鬼馒头有起痿之力；楮实子亦是起痿良药。《药性通考》曰："楮实子，阳痿能起。……补阴妙药，益仙神膏"。本方药虽平淡，但配伍严谨，5年痼疾，仅服药2月，竟获痊愈。也体现了经方一方多用，疗效神奇的一面。

（顾锡镇. 周仲瑛治疗阳痿验案6例. 北京中医，1995，(5)：3－4）

第八节　桂枝加黄芪汤

本方主治黄汗病。证见两胫自冷，身重而汗出后即减轻，腰以上定会出汗，而腰以下无汗，腰髋弛痛，如有物在皮中一样；严重的不能吃东西，身疼重，烦燥，小便不利；或者为黄疸，脉浮。

本方可用于治疗神经性头痛、体虚感冒经久不愈、荨麻疹多日不解、皮肤过敏日久不愈、过敏性鼻炎、慢性肠胃炎或溃疡者，皮肤疮疡长期不愈等属上述证机者。有报道用本方合桂枝加苓术附汤治疗神经痛兼汗出；加秦艽、防风治疗盗汗；加杏仁、防风治疗感冒等病症都有较好疗效。

【方药】

桂枝三两　芍药三两　甘草二两　生姜三两　大枣十二枚　黄芪二两

【用法】

上六味，以水八升，煮取三升，温服一升，须臾饮热稀粥一升余，以助药力，温服取微汗；若不汗，更取（现代用法：水煎两次温服）。

【原文】

黄汗之病，两胫自冷；假令发热，此属历节。食已汗出，又身常暮盗汗出者，此劳气也，若汗出已，反发热者，久久其身必甲错。发热不止者，必生恶疮。若身重，汗出已辄轻者，久久必身瞤。瞤即胸中痛，又从腰以上必汗出，下无汗，腰髋弛痛，如有物在皮中状，剧者不能食，身疼重，烦躁，小便不利，此为黄汗，桂枝加黄芪汤主之。（水气病脉证并治第十四·二十九）

诸病黄家，但利其小便；假令脉浮，当以汗解之，宜桂枝加黄芪汤主之。（黄疸病脉证并治第十五·十六）

【临证运用】

张琪医案

［案例］　程某，男，48 岁。

患慢性肾炎 3 年，血浆蛋白偏低，尿蛋白（＋＋），无明显浮肿，身倦乏力，面色㿠白，气短，自觉心中空虚难受不适、尤以大便后加重，用凉药则难以忍耐，舌淡红苔白，脉滑。综合分析，张老认为属久病后营卫受损、阴阳失调，以桂枝加黄芪汤加味治疗。药物组成：

桂枝 20g	黄芪 30g	白芍药 30g	大枣 5 枚
生姜 10g	小麦 50g	甘草 15g	

水煎，日 1 剂。

服用 6 剂后，诸症均见好转。后以此方加利湿清热固摄药治疗近百剂，尿蛋白（＋），诸症消失而病情缓解。

慢性肾炎为临床上难治之症。此类病人虽无明显浮肿，但其尿蛋白难以消除，常常持续不下。观本案虽屡经治疗，仍尿蛋白（＋＋＋），说明其治疗殊难。张老用此方从三方面考虑，一是肾病湿邪留滞、营卫失和、精微不固符合桂枝加黄芪汤证之病机；二是病人"心中悸而烦，有似小建中汤证表现；三是加小麦，取甘麦大枣汤之意。其药味少，恰中病情，故不仅症状明显好转，而且尿蛋白也逐渐减少而获效。体现了张老辨证精准，运用经方治疗难症的神奇疗效。

（曹洪欣．张琪教授运用经方治疗肾病的经验．黑龙江中医药,1991(3)：1－2)

第九节　桂枝去芍药加麻辛附子汤

本方主治气分，大如盘，边如旋杯，水饮所作。心肾阳虚，外感风寒，水饮内停，头痛身痛，恶寒无汗，手足逆冷，心下痞坚，腹满肠鸣，相逐有声，或矢气，或遗尿，脉沉迟而细涩无力。

《金匮要略论注》：药既用桂、甘、姜、枣以和其上，而复用麻黄、附子、细辛以治其下，庶上下交通而病愈，所谓大气一转，其气乃散也。《古今名医方论》引柯琴：用附子、姜、桂以生阳之气，麻黄、细辛以发阳之汗，甘草、大枣以培胃脘之阳，使心下之水饮外达于皮毛，必如虫行皮中，而坚大如盘者始散。《金匮要略方论》：本方是桂枝去芍药汤合麻黄细辛附子汤两方相合而成，桂枝去芍药汤主治表证而兼心阳不足者；麻黄细辛附子汤主治素体阳虚（主要为肾阳虚）而外感风寒者。今两方合用，殆为心肾阳虚、外感风寒之证而设。方中桂枝配伍麻黄，辛温发汗，宣散水气；附子温经助阳，与细辛相合可祛寒化饮。盖阳虚之体，邪客较深，取细辛可通彻表里，搜邪外出。佐以生姜、大枣，伍麻黄发越水气，合桂枝温通营卫；佐以甘草，调和诸药。

【方药】

桂枝三两（9g）　生姜三两（9g）　甘草二两（6g）　大枣十二枚（4枚）　麻黄二两（6g）　细辛二两（6g）　附于一枚（炮）（6g）

【用法】

上七味，以水七升，煮麻黄，去上沫，内诸药，煮取二升，分温三服，当汗出，如虫行皮中，即愈（现代用法：水煎两次温服）。

【原文】

气分，心下坚大如盘，边如旋杯，水饮所作，桂枝去芍药加麻辛附子汤主之。（水气病脉证并治第十四·三十一）

【临证运用】

一、朱良春医案

[案例] 一妪，61 岁，夙患肺源性心脏病。3 个月前，因咳喘、心悸、腹水而住院治疗月余，诸恙均已平复。近因受寒、劳累，诸恙复作，咳喘较剧，夜难平卧，心下坚满，按之如盘如杯，腹大如鼓，下肢浮肿，小便不多，面色灰滞。舌质黯紫、苔薄，脉沉细。心阳不振，大气不运，水邪停聚不化。予桂枝去芍药加麻黄附子细辛汤原方。连进 5 剂，咳喘遂平，心下坚满已软，腹水稍退，但下肢依然浮肿。继予原方加黄芪、防己、椒目。连进 8 剂，腹水退净，下肢浮肿亦消十之七八。再以温阳益气，调补心肾之剂以善其后。

按语

肺源性心脏病心肺同病迁延难愈，本案所现诸候，水气所为也，朱老用桂枝去芍加麻辛附子汤原方获佳效，足见本方实着眼于气而收效于水。

（李剑颖，赵丹丹，杨建宇．国医大师验案良方·心脑卷．北京：学苑出版社．2010）

二、张琪医案

[案例] 赵某某，女，28 岁，工人。

患肾小球肾炎 1 年余，周身浮肿，尿少，尿量 300ml/24h，曾住院 2～3 次，浮肿始终不消，时轻时重，尿蛋白（＋＋＋）～（＋＋＋＋），颗粒管型 2～3个，由某医院特前来求张老诊治。

诊其浮肿较重，头面及下肢皆肿，腹胀满，食入益甚，面色无华，畏寒肢冷，舌润苔滑，脉沉。综合脉症，当属阳虚而肺脾肾功能失调，治以宣肺温脾肾利水法。药物组成：

桂枝 15g	麻黄 15g	附子 15g	细辛 5g
生姜 15g	甘草 10g	红枣 4 枚	

水煎，日 1 剂。

服上方 3 剂，尿量明显增加约 1500ml/24h，又继服 5 剂，尿量增至 3000ml/24h，水肿全消，胀满大减，诸症均有好转，尿检：蛋白（＋＋），余皆阴性。惟胃纳稍差，下肢无力、以手压之稍有指痕，腹部微有不适，乃脾虚运化不及之候，遂以健脾利湿法调治 20 余剂，诸症基本消失，尿蛋白（＋）而病情缓解，后随访一直未复发。

本案慢性肾炎浮肿，屡治不消，虽系阴水，仍头而及全身肿甚，具有一派阳虚寒象，故用桂枝去芍药加麻辛附子汤以肺脾肾三脏合治。药后阳气渐复，水湿得化，不仅浮肿诸症减轻，且尿蛋白随之减少。后现脾虚证明显，而用健脾利湿法收功。

（曹洪欣．张琪教授运用经方治疗肾病的经验．黑龙江中医药，1991，（3）：1－2）

第十节　桂枝茯苓丸

本方用于妇人宿有癥块，或血瘀经闭，行经腹痛，产后恶露不尽。现代研究证明本方主要有改善血液流变性，抗血小板聚集，调节内分泌功能，抗炎，镇痛，镇静，抗肿瘤等作用。

《金匮玉函经二注》：桂枝、桃仁、丹皮、芍药能去恶血；茯苓亦利腰脐间血，即是破血。然有散有缓、有收有渗、结者散以桂枝之辛；肝藏血，血蓄者肝急，缓以桃仁、丹皮之甘；阴气桂枝茯苓丸之发动者，收以芍药之酸；恶血既破，佐以茯苓等之淡渗，利而行之。《金匮要略方义》：本方为化瘀消癥之缓剂。方中以桃仁、丹皮活血化瘀；则等量之白芍，以养血和血，庶可去瘀养血，使瘀血去，新血生；加入桂枝，既可温通血脉以助桃仁之力，又可得白芍以调和气血；佐以茯苓之淡渗利湿，寓有湿祛血止之用。综合全方，乃为化瘀生新、调和气血之剂。制作蜜丸，用法从小量开始，不知渐加，亦有下症而不伤胎之意，更示人对妊娠病证应持慎重之法。如此运用，使癥消血止，胎元得安，故本方为妊娠宿癥瘀血伤胎之良方益法。

【方药】

桂枝　茯苓　牡丹（去心）　桃仁（去皮尖，熬）　芍药各等份

【用法】

上五味末之，炼蜜和丸，如兔屎大，每日食前服一丸。不知，加至三丸（现代用法：水煎两次温服）。

【原文】

妇人宿有癥病，经断未及三月，而得漏下不止，胎动在脐上者，为癥痼害。妊娠六月动者，前三月经水利时，胎下血者，后断三月下血也。所以血不止者，其癥不去故也。当下其癥，桂枝茯苓丸主之。（妇人妊娠病脉证并治第二十·二）

【临证运用】

一、邓铁涛医案

[案例] 李某，女，40岁，教师。经产3胎健在，月经不正常已4~5年，最近月经提前、腰痛、腹痛、月经量多，经前后头痛、白带多。经某医院妇科检查：宫颈糜烂（＋＋），肥大（＋＋），子宫水平位，增大如鹅蛋大，阴道后壁隆起，活动良好，附件未扪及肿物及包块。诊其人瘦，面白，舌边红、苔白，脉弦细。治拟活血祛瘀，用桂枝茯苓丸改为汤剂，芍药用赤芍药，每味9g煎服。服40剂后，妇科检查子宫有所缩小。服53剂后，月经过期未至，改用少腹逐瘀汤去肉桂加黄精，4剂而月经至。月经至后仍服桂枝茯苓丸（改汤），前后共服110剂，再经原医院妇科检查，结果为：子宫后倾，较正常稍大稍硬，右侧缘稍突出，附件（－），宫颈轻度炎症，稍红；外阴道（－）。妇科医生认为经产三胎，子宫大小属正常范围，子宫肌瘤已消失。月经亦正常，乃停药。追踪1年，精神体力日佳。

按语

子宫肌瘤又称子宫平滑肌瘤，是女性生殖器最常见的一种良性肿瘤。子宫肌瘤的确切病因不明，可能与体内雌激素水平过高，长期受雌激素刺激有关。由于子宫肌瘤生长较快，当供血不良时，可以发生不同变性。肌瘤愈大，缺血愈严重，则继发变性愈多。中医认为，子宫肌瘤因七情内伤、脏腑功能失调、气滞血瘀而成。本例为血瘀成结而致，邓老用桂枝茯苓丸改汤剂，芍药用赤芍药，活血祛瘀，消坚散结，功效奇特。

（邱仕君．邓铁涛医案与研究．北京：人民卫生出版社，2009）

二、何任医案

[案例] 陈某，女，61岁，某厂工程师。1992年5月27日初诊。

患肝多发性囊肿9年，久治未果，逐年增大。近月来右腹部胀痛加重，纳谷日减，形体消瘦，疲乏，恶心，口干燥，苔薄、舌色黯，脉弦涩。检：上腹部有局限性隆起，可触及15cm×18cm大小囊性肿块，活动，表面光滑，有囊肿感，无腹水，巩膜无黄染，锁骨上淋巴（－）。B超检示：肝脏明显增大，形态失常，肝表面不光整，肝内被多个巨大囊性暗区占据，最大一个16cm×17.5cm，囊肿边界下达脐下，其余为2~3cm²不等。胆囊显示不清。提示：①肝多发性巨大囊肿。②肝多发性囊肿，腹腔巨大囊肿。综合四诊，何老谓：此癥瘕之为病。气滞血瘀，积久而成肿。治宜活血化瘀，消癥散积。《金匮要略》桂枝茯苓丸主之。药物组成：

桂枝 9g	茯苓 15g	丹皮 9g	赤芍药 15g
白芍药 15g	桃仁 15g	八月札 9g	制香附 9g
花槟榔 9g	炙甘草 6g	炙鳖甲 12g（先煎）	

水煎，日 1 剂。

上方服 21 剂，胀痛消失，恶心已无，去槟榔，加党参 15g，续服。

8 月 3 日复诊：自感日益好转，平卧时肿块触摸已不明显。B 超复查示：整个肝较前缩小，多个小囊肿已消失，最大者 9mm×7mm。原方制成丸剂缓图。继服 4 月，B 超复查示：肝脏基本正常。

本例肝脏多发性巨大囊肿实属少见而难治之症，而何老则以癥瘕论治，方用《金匮要略·妇人妊娠病脉证并治》桂枝茯苓丸（由桂枝、茯苓、芍药、牡丹皮、桃仁组成，原系仲景治疗妇人宿有癥瘕痼害之方）加味，活血化瘀，行气散郁，缓消癥积，消瘀而不伤正。体现了何老善用经方，诊治疾病独有建树。

（金国梁. 学崇仲景独有建树善用经方屡起沉疴. 中医教育，1994，13（4）：31－33）

三、张灿玾医案

[案例 1] 于某，女，中年。

患者经产妇，停经 3 月，经查，不曾怀孕，身体状况一般，饮食与二便均正常，少量白带，腹部时有痛感，但无明显压痛，以前月经周期不准，或超前或延后，色紫红有少量血块，经期中腹痛腰痛，约三五日可停，舌红苔白，脉沉缓、尺脉较弱。患者本有月经失调之证，且经至之时迟滞不畅，必胞宫寒冷，冲任脉滞，然尚未形成大瘀之证，故当以缓通为上，以活血通经为法。处方如下：

当归三钱	白芍药三钱	川芎二钱	桂枝二钱
牡丹皮二钱	炒桃仁二钱	茯苓二钱	丹参三钱
香附三钱			

每日 1 剂，水煎，温服。

复诊：服 3 剂后，自觉腹部舒适，全身亦感轻松，别无显著变化，脉舌均同前，此气血已活，经行渐畅，按原方继服 3 剂。

三诊：服原方未尽剂时，经水已至，色黯红，现药已服尽，诸症皆缓，再以调理之方调之。处方如下：

| 当归三钱 | 川芎二钱 | 白芍药三钱 | 熟地黄三钱 |
| 丹参三钱 | 香附三钱 | | |

每日 1 剂，水煎温服。

嘱服药后若无别病，可停药，以饮食调理之，后遂愈。

按语

（引原按）本案首以桂枝茯苓丸方加味取治，后以四物汤调理之。详桂枝茯苓丸方，原出仲景《金匮要略》妇人妊娠病篇，原系"下癥"之方，据临床施用，凡妇女胞宫诸病，用之多效，如闭经及月经不调之属于血瘀滞者，用之多效，又有胞宫之癥积者，亦可施用，另有由于子宫前、后倾之痛经者，可缓解之，用时可根据患者之具体证候，予以加减。本案加丹参、香附，一者丹参理血，常谓一味丹参，功用四物，诚乃经验之谈；香附理血中之气，与丹参相配，则相得益彰。若一般性月经不调而无他变证，以二药为丸服，亦常可奏效也。

（张灿玾．张灿玾医论医案纂要．北京：科学出版社，2009）

[案例2] 刘某，女，五十有余。

月经按终止时限已停经数年，因怒气所伤，忽又见血，数日未断，量虽不多，每日必有，腹不痛，无血块。此必因怒气伤肝，连及冲任、复伤胞脉，导致子宫血出，非月事也。当以调理气血，兼用止血之药，以固其本。处方如下：

当归三钱	川芎二钱	桂枝三钱	茯苓三钱
牡丹皮二钱	阿胶（烊化）二钱	广三七（为末冲服）一钱	

每日1剂，水煎，温服。

复诊：服上方2剂，血即止，继服2剂，以巩固其效，后不曾再犯。

按语

（引原按）本案患者，年已五十有余，月事早终，而忽又见血，由怒伤肝，继损冲任，又伤胞脉，故血复来。以其腹不痛，无瘀块，故知为新伤，不可剧止，血络既伤，必待修复，务在调养，特取《金匮要略》桂枝茯苓丸方义加减为治，归、芎二药，既能养血，亦能活血，桂枝、茯苓温经利湿，以祛胞宫浊湿之物，牡丹皮活瘀之性，以防有滞留之血，阿胶、三七，既可活血，亦可止血。众药性皆平和，既具有养血之性，又有行血之功，既有止血之力，又无留滞之患，相辅相成，两全其用。

（张灿玾．张灿玾医论医案纂要．北京：科学出版社，2009）

[案例3] 林某，女，中年。

月事不调已数月，周期不准，血量少而色黑，白带较多，且腰腿疼痛，步履艰难。体质瘦弱，舌淡红、苔薄白而滑润，脉迟细、尺脉尤弱。此肝肾不足，下元虚冷，气既失温煦之功，血亦失濡润之用，如此则筋脉失养，经期亦失调矣。

治当温养气血，调理经脉。处方如下：

当归五钱	川芎二钱	炒白芍药二钱	炒桃仁二钱
牡丹皮二钱	桂枝三钱	茯苓二钱	炮姜一钱
红花二钱	丹参三钱	炙甘草一钱	

每日1剂，水煎温服。

二诊：服上方4剂后，觉周身舒适，腰腿痛亦有减缓之势，遂继服前方，调其血气。

三诊：服前方8剂，诸症均已好转，行走亦觉方便，白带亦减少。惟月水再至时，血量仍较少，时感心神不安，夜多噩梦，脉象沉缓，力度较前为大。是经脉之运营，已见好转，下元虚冷，亦有所恢复，然心、脾不足之象，亦见其症，当以温补心脾，养血安神为治。处方如下：

黄芪五钱	党参五钱	炒白术三钱	当归五钱
龙眼肉三钱	广木香二钱	茯苓三钱	远志三钱
炒酸枣仁三钱	丹参五钱	白芍药三钱	肉桂三钱
炙甘草一钱	生姜三片，大枣三枚（去核）		

每日1剂，水煎温服。

四诊：服上方5剂后，身体较前强健，睡眠亦安，梦亦少，脉象浮、中取之皆见，是气血已在康复之际，脏器亦具恢复之状，如此则阳和之气复，经脉自调，遂用此方进一步调理。

按语

（引原按）本案先以桂枝茯苓丸方加减，以调其经脉，温通下元，使阴冷寒湿之气，得以回阳，凝滞瘀塞之血，得以畅通，故以营养血气之方中，必加行气活血之药，后得血气已通，而心脾虚象已见，特以归脾汤加减，调其血气，安其脏气，则神有所归，本有所固，则经自调矣。

（张灿玾. 张灿玾医论医案纂要. 北京：科学出版社，2009）

四、班秀文医案

[案例] 谢某，女，39岁，1992年12月12日初诊。检查发现子宫肌瘤1年余。月经周期尚规律，经将行则小腹疼痛，经行时则小腹痛加剧，不能坚持工作，持续2天方能缓解，月经量多，色黯红，夹瘀块，5天干净，末次月经1992年12月7日。平素带下一般，饮食睡眠均可，二便如常，舌淡红、苔薄白，脉沉细。1990年5月13日某医学院"B超"检查报告：子宫左后壁内子宫肌瘤并腺肌症可能。中医辨证属瘀血内停，结而成癥。治宜软坚散结、破积消癥，仿桂枝茯苓丸加味治之。处方如下：

黄芪 20g	鸡血藤 20g	桂枝 6g	赤芍药 10g
牡丹皮 10g	桃仁 10g	山楂 10g	益母草 10g
延胡索 10g	莪术 10g	红枣 10g	茯苓 15g

每日 1 剂，水煎内服。

上方增减连服 4 个月，经行腹痛消失。1993 年 9 月 15 日 B 超复查，子宫肌瘤消失。

按语

五味之中，惟辛味之药能散能行，可散癥积，行气血。故班老选择治疗子宫肌瘤的药物以辛味为主。如莪术辛苦温，以其辛散温通，既能破血祛瘀，又能行气止痛；泽兰苦辛微温，亦可辛散温通，有活血通经、祛瘀散结的作用；夏枯草苦辛寒，苦寒虽属阴，而辛味属阳，味辛则能散郁结而化癥，为阴中寓阳之品。此外，治疗子宫肌瘤需配用软坚药，而软坚药性味咸寒，组方注意配伍法度，即主以辛温辅以咸寒为佳，否则将会影响疗效。在咸味药中，肉苁蓉甘咸温，瓦楞子咸平，既可软坚散结，又无凝滞气血之弊，故班老喜用之。唐容川《血证论》言："气为血之帅，血随之而运行"；张璐说："血不得气，则凝而不流"。血属阴而主静，血的运行必须依赖气的推动，气行则血行，气滞则血瘀。班老为妇科圣手常选经方治疗妇科疾病。班老认为，治血先治气，方中要适当配用行气之品启动气机，使经脉畅通，血能随气而行，促使瘀积消散。常用如延胡索，甘松，郁金，玫瑰花，香附等。

（卢慧玲．班秀文治疗子宫肌瘤的经验．湖北中医杂志，1994，16（2）：4－5）

五、路志正医案

[案例] 胡某某，女，27 岁，已婚。患者因右下腹疼痛伴有腰酸不适而就诊于北京某医院。妇科检查：宫颈轻度糜烂，宫体中位偏后，活动度差，两侧附件增厚，右侧附件能触及鸡蛋大小的包块，触痛明显。诊断为慢性盆腔炎，炎性包块形成。病人素有胃病，惧怕抗生素刺激胃脘不适，而来本院邀请老特诊。

主诉右下腹疼痛半年有余，痛处固定，时轻时重，触之则痛剧，精神抑郁则加重，伴有小腹坠胀，腰酸不适，月经量少，色黯而有血块，时有头晕恶心，纳可，二便调。舌胖暗有瘀斑、苔白腻，脉沉弦小滑。四诊合参，证属积聚。由情志不舒，郁怒伤肝，肝气郁结，疏泄失职，气机不畅，血运受阻，瘀血留滞，渐成积聚所致。治宗仲景"当下其癥"之旨，方用桂枝茯苓丸化裁。处方如下：

| 茯苓 9g | 桂枝 9g | 牡丹皮 9g | 赤、白芍药各 9g |
| 炙鳖甲 15g（先煎） | 醋延胡索 10g（打） | 醋莪术 9g | 甘草 6g |

7 剂，每日 1 剂，水煎服。

以此方进退，三诊而腹痛未减，肿块未消。病家以其症情不减而要求调整方药。经审核治法，辨证无误，药证相符，积聚之害其来也渐，非一日之疾，其治亦非短期所能愈。遂向病人解释，说明不能速效之故，让其安心配合，坚守原法，偶尔随证加减一二味药物，至第五、六诊而病始减。

经用原方月余，考虑到攻伐之品有伤正气，乃去醋莪术之消伐，加生黄芪、当归以益气养血、攻补兼施。

治疗3个月，右下腹痛止，妇科检查，炎性包块消失，惟稍感乏力，经前少腹隐痛。法随证转，以调和肝脾为治，方随法立，以逍遥散合越鞠保和丸加减，缓缓图治，继续治疗月余，半年后随访，疗效巩固，未再复发。

按语

癥瘕积块，多由情志抑郁，肝气不舒，饮食不节，损伤脾胃，以及寒气侵袭，脏腑失和，久则痰食凝聚，气血瘀滞所致。其证病程久延，多虚实夹杂，故治疗当中病即止，寓攻于补之中，攻邪而不伤正。方中桂枝温通血脉，茯苓健脾利水，白芍敛阴和营，鳖甲软坚散结，牡丹皮、赤芍药活血化瘀，延胡索、莪术行血中之滞，白芍药、甘草缓急止痛，全方共奏活血化瘀，理气止痛，软坚消癥之功。

（路志正.路志正医林集腋.北京：人民卫生出版社，2009）

第十一节　桂枝芍药知母汤

本方主治诸肢节疼痛，身体尪羸，脚肿如脱，头眩短气，温温欲吐。风毒肿痛，憎寒壮热，渴而脉数；痘疮将欲成脓而不能十分溃脓，或过期不结痂。本方为麻黄汤、桂枝汤、甘草附子汤诸方化裁而成，方用麻黄、桂枝、防风温散寒湿于表；芍药、知母和阴行痹于里；附子、白术助阳除湿于内；甘草、生姜调和脾胃于中。合而用之，表里兼顾，阴阳并调，气血同治，实为治风湿历节反复发作之良方。

《金匮玉函经二注》：桂枝治风，麻黄治寒，白术治湿，防风佐桂，附子佐麻黄、白术。其芍药、生姜、甘草亦和发其营卫，如桂枝汤例也。知母治脚肿，引诸药祛邪益气力；附子行药势，为开痹大剂。《沈注金匮要略》：此久痹而出方也，乃脾胃肝肾俱虚，足三阴表里皆痹，难拘一经主治，故用桂枝、芍药、甘、术调和营卫，充益五脏之元；麻黄、防风、生姜开腠行痹而驱风外出；知母保肺清金以使治节；经谓风、寒、湿三气合而为痹，以附子行阳燥湿除寒为佐也。

【方药】

桂枝四两　芍药三两　甘草二两　麻黄二两　生姜五两　白术五两　知母四两

防风四两　附子二枚（炮）

【用法】

上九味，以水七升，煮取二升，温服七合，日三服（现代用法：水煎两次温服）。

【原文】

诸肢节疼痛，身体尪羸，脚肿如脱，头眩短气，温温欲吐，桂枝芍药知母汤主之。（中风历节病脉证并治第五·八）

【临证运用】

一、朱良春医案

[案例]　陈某某，女，49岁，农民。1984年1月21日初诊：1983年冬令以来，每天均织布至深夜，自觉周身如浸凉水中，始停工而睡，入睡后亦不觉身暖，而天明仍坚持织布，渐至周身关节冷痛，似风扇在衣服内吹，彻夜疼痛不已，用热水袋置痛处，亦不减轻，形体消瘦，口干，舌红、苔薄黄腻，脉细弦。此寒湿痰瘀交凝，气血阴阳失调，郁久化热，治宜散寒除湿，化痰活瘀，清泄郁热。处方如下：

川桂枝8g（后下）	制川乌8g	制草乌8g	生地黄15g
当归10g	生白芍药15g	知母10g	虎杖20g
生、熟薏苡仁各15g	地鳖虫10g	甘草5g	

5剂，每日1剂，水煎服。

1984年1月26日二诊：药后尚未奏效，苔脉同前，此非矢不中的，乃力不及也。上方之制川、草乌改为各12g，加萆薢30g、附片8g。

7剂，每日1剂，水煎服。

1984年2月3日三诊：服上药后关节冷痛明显减轻，疼痛已能忍受，苔黄腻稍化，脉细小弦，药既获效，率由旧章。上方7剂，每日1剂，水煎服。

1984年2月10日四诊：关节疼痛渐平，口干亦释，苔薄白，脉细小弦，予丸剂以巩固之。益肾蠲痹丸250g，每次6g，日2次，食后服。

按语

张景岳对痹证论治指出："若欲辨其寒热，则多热者方是阳证，无热者便是阴证。然痹本阴邪，故惟寒多而热少，此则不可不察"。但风寒湿性关节痛迁延不愈，或过用温燥之品，或秉赋阴虚之体，易于久郁化热，而出现一系列寒热错杂证，如单纯投以寒凉清热之品，寒湿之邪凝滞更剧，痛势必增。朱老曰："当寒湿未除，寒郁化热之时，治宜辛通郁闭，若误用一派寒凉，血脉更凝，气血壅遏，反助热化，病必加重。"故治疗时在用温热药的同时，伍以寒凉清热之品，如赤白芍药、知母、虎杖、萆草、寒水石之类；如热盛剧者，始可考虑用大寒之品，如紫雪丹、大黄、黄柏之类。此乃朱老治疗痹证之独到见解。

（朱婉华、张肖敏、蒋熙．朱良春老中医治疗风寒湿性关节痛的经验．黑龙江中医药，1986（3）：1－3）

二、张灿玾医案

[案例] 诸某，男，青年。

患者初发热恶寒，关节疼痛，继而高热不退，卧床不起，关节活动困难，全身瘫软。经山东省中医进修学校几位老教师多次会诊，诊为湿热痹，服药十余日效果欠佳。时吾亦在校任教，再次复诊，三老约同去。见病情十分严重，仍高烧不退，卧床不能活动，面色憔悴，痛苦难耐，面红唇燥，大便不畅，小便黄，口渴，舌红、体胖大、苔黄腻布满全舌如豆渣状、底部似粉腻状、表面粗糙，脉沉而有力。诊毕，三老征求我意，遂云，此证系湿遏热状，滞留不去，经络不通，湿气阻遏，真阳不布，高热者，邪火也，且真阳不布则湿气不化，当今之计，惟当通阳化湿，以求转机，我意可用仲景先生方桂枝芍药知母汤。当议及方中附子时，我云，可试服，可受否，于理，当无殃，遂请开方。处方如下：

桂枝三钱	白芍药三钱	麻黄一钱	白术五钱
知母四钱	防风三钱	制附子一钱	生甘草二钱
生姜三片			

水煎，温服。

复诊：服1剂后，病情无恶化之势，患者自觉有舒适感，舌面粗苔有松动意。共议病情似有转机，此方之思路对证，我意附子可加一钱半，于是共议委我为治，遂按前方，将附子加至一钱半，余药不变。

继服1剂后，病情显示有转机，舌苔松动，体温略有下降，患者自觉舒适，遂将附子增至二钱，继服。

复诊：继服2剂后，体温逐步下降，舌面厚苔已开、呈片状剥脱，患者可自行转动肢体，脉象亦渐转平稳。是则真阳已有布达之力，湿热之邪亦逐步转化，后方遂将附子逐渐加大，盖附子虽可扶阳，而终为辛热之药，为防其劫阴，遂将知母与白芍用量亦加大，继续服用。

经服上方，病情已明显好转，附子用量最后加至八钱，知母与白芍药亦相应加大，服至十余剂时，舌上厚苔已成片脱落，体温亦降至正常，患者可以下地稍作活动，病情转入恢复期，逐步减少药量，终至完全恢复。

按语

此病始以一般痹证施治，故不效，实则热痹也，今称风湿热，如《素问·生气通天论》所谓："湿热不攘，大筋软短，小筋弛长，软短为拘，弛长为痿。"正合此义。患者高烧而用附子者，真阳不布，邪热愈炽也，真阳布，则湿热化。陈修园所谓"太阳一出则爵火无光"，与此病亦合。

（张灿玾．张灿玾医论医案纂要．北京：科学出版社，2009）

三、路志正医案

[案例]　患者马某，女，55岁，干部，2004年4月18日初诊。诉口眼干燥5年，伴全身关节疼痛3年。发病无明显诱因，初起仅唾液减少、眼睛干涩，后逐渐加重，以致不能进干食，需饮水方能吞咽。于3年前出现全身关节疼痛，以手指关节为主，伴双膝、双踝、双肩及腕关节等疼痛，手指关节肿胀变形，其他关节时有肿胀，行走时酸痛无力。曾按"类风湿"治疗，病情始终未能控制。2003年5月到北京某医院就诊，查：类风湿因子阳性、ANA阳性、血沉34mm/h，腮腺ECT检查：腮腺无功能，诊断为"干燥综合征"。予氢化可的松等治疗，口干稍有减轻，但全身关节疼痛仍无缓解。刻诊：症如上述，兼见畏寒肢冷、四末不温，每遇寒冷或阴雨天加重，但干燥症状稍有好转；遇热或晴朗天气疼痛稍缓，但干燥症状加重；渐致手指屈伸受限，日常生活难以自理；伴头晕目眩、胸闷不舒、口渴不多饮、纳食欠佳，大便溏薄、3~4次/天，双下肢微肿，形体瘦弱，舌红有裂纹、无苔而干，脉沉细。路老认为患者素体气阴两亏，复因风寒湿邪痹阻肌肉骨节，郁久化热而成诸症。治宜温经祛风除湿，益气滋阴清热。方用桂枝芍药知母汤加减：

桂枝 10g	赤芍药 12g	白芍药 12g	炒白术 15g
炮附子 10g（先煎）	防风 10g	干姜 10g	麻黄 6g
生石膏 20g	知母 10g	生地黄 15g	黄芪 20g
五爪龙 20g	乌梢蛇 10g	羌活 10g	制乳香 6g
制没药 6g	炙甘草 10g		

1剂/天，水煎分2次服，7剂。

外治法：

制乳香 15g	制没药 15g	威灵仙 20g	伸筋草 20g
透骨草 30g	制川乌 10g	制草乌 10g	防风 15g
防己 15g			

煎水，洗手泡足，30min/次，2次/天，每剂洗4次。嘱避风寒湿，少量频饮温开水。

三诊：药后诸症无明显变化，舌红有裂纹无苔，脉较前有力，上方再进15剂。

四诊：诸关节疼痛明显减轻，口、鼻、眼干燥症状稍减，大便仍不成形，

2~3次/天，余症皆有好转，舌红有裂纹，苔少而干，脉弦细。原方去羌活，加南沙参15g，继进30剂。

五诊：关节疼痛基本消失，畏寒肢冷大减，口鼻眼干燥诸症明显好转，但大便仍不成形，2~3次/天，宗上法调理2个月。

六诊：口眼干燥明显减轻，关节疼痛缓解，活动自如，舌偏红，苔薄少津，脉弦细。按上方配制蜜丸，口服，20g/次，2次/天，以善其后。半年后随访，病情稳定，已能做家务劳动。

干燥综合征，中医无相应病名，路老首次将其命名为"燥痹"。该病证候复杂，久治难愈，十分棘手。《素问·痹论》曰："风寒湿三气杂至，合而为痹。"又说："燥胜则干。"《素问玄机病原式》云："诸涩枯涸，干劲皴揭，皆属于燥。"本案初有阴津亏虚之干燥诸症，久病不愈，阴损及阳，风寒湿邪乘虚流注于筋脉骨节，阻滞筋脉，气血运行不畅，而致诸肢节疼痛。风寒湿痹阻，郁久化热伤阴，使干燥诸症逐渐加重。路老谨守病机，运用经方，以桂枝芍药知母汤加减以祛风除湿、温经散寒、滋阴清热，加生石膏、生地黄助芍药、知母滋阴清热，黄芪、五爪龙益气健脾祛湿，乌梢蛇、羌活、制乳香、制没药以祛风通络、活血止痛。诸药合力，使顽症得以缓解。

（高社光，刘建设.路志正教授运用经方治疗风湿类病经验.世界中西医结合杂志.2006，1（3）：130~132）

第十二节　黄芪桂枝五物汤

本方主治血痹。阴阳俱微，外证肌肤麻木不仁，如风痹状。寸口关上微，尺中小紧，脉微涩而紧。本方为治疗血痹之常用方剂。以四肢麻木，或身体不仁，微恶风寒，舌淡，脉无力为证治要点。方中黄芪为君，甘温益气，补在表之卫气。桂枝散风寒而温经通痹，与黄芪配伍，益气温阳，和血通经。桂枝得黄芪益气而振奋卫阳；黄芪得桂枝，固表而不致留邪。芍药养血和营而通血痹，与桂枝合用，调营卫而和表里，两药为臣。生姜辛温，疏散风邪，以助桂枝之力；大枣甘温，养血益气，以资黄芪、芍药之功；与生姜为伍，又能和营卫，调诸药，以为佐使。方药五味，配伍精当，共奏益气温经，和血通痹之效。

历代医家对此方多有论述。《医宗金鉴》：以黄芪固卫；芍药养阴；桂枝调和营卫，托实表里，驱邪外出；佐以生姜宣胃；大枣益脾，为至当不易之治也。《金匮要略方论本义》："黄芪桂枝五物汤，在风痹可治，在血痹亦可治也。以黄芪为主固表补中，佐以大枣；以桂枝治卫升阳，佐以生姜；以芍药入营理血，共成厥美。五物而营卫兼理，且表营卫里胃肠亦兼理矣。推之中风于皮肤肌肉者，亦兼理矣。固不必多求他法也。"

【方药】

黄芪三两　芍药三两　桂枝三两　生姜六两　大枣十二枚

【用法】

上五味，以水六升，煮取二升，温服七合，日三服（现代用法：水煎两次温服）。

【原文】

血痹，阴阳俱微，寸口关上微，尺中小紧，外证身体不仁，如风痹状，黄芪桂枝五物汤主之。（血痹虚劳病脉证并治第六·二）

【临证运用】

一、邓铁涛医案

[案例]　许某，男，52岁，干部，2001年3月11日初诊。四肢麻木、乏力1个月。患者近1月来出现四肢麻木，乏力，以夜间为甚，影响睡眠，伴口干，大便干结。有糖尿病史10余年，一直服消渴丸，血糖控制不理想。查体：四肢呈手套、袜套样痛觉减退，空腹血糖9.6mmol/L。舌偏红、苔少，脉弦细数。西医诊断：糖尿病性末梢神经炎。中医诊断：痿证。辨证为肝肾阴虚型。治宜滋肝肾，通经络。邓老拟黄芪桂枝五物汤加味。处方如下：

桂枝10g　　黄芪、白芍药、麦门冬、女贞子、玉竹各15g

生姜3片　　大枣5枚　　山药、玉米须、五爪龙、肉苁蓉、太子参各30g

每天1剂，水煎服。

继续服用消渴丸以控制血糖。配合针灸治疗，取穴：足三里、阴陵泉、三阴交、解溪、八风、曲池、手三里、外关、八邪，均针双侧，平补平泻手法，合梅花针叩打腕、踝关节（即十二原穴）。经治疗1月后，四肢麻木、乏力症状消失，血糖恢复到正常水平，痊愈出院。

按语

本例四肢麻木，诊断痿证，又有糖尿病史10余年，为肝肾阳虚之证。邓教授取《金匮要略》治血痹之黄芪桂枝五物汤以益气通络；女贞子、肉苁蓉滋肝肾之阴，肉苁蓉又可以通便；山药、麦门冬、玉米须益脾阴；五爪龙、太子参补气以缓和黄芪、桂枝之温热。遣方用药切证，疗效如鼓应桴。

（邱仕君．邓铁涛医案与研究．北京：人民卫生出版社，2009）

二、李济仁医案

[案例]　王某，女，55岁。主因"双手腕、手指及双膝关节疼痛1年"于

2006年5月15日初诊。患者1年前于劳累后出现双手腕、手指及双膝关节对称性疼痛、肿胀、活动受限，晨僵明显，曾到当地医院就诊不效，于2006年2月至我院风湿科就诊，查：血沉94mm/h，抗"O"102 IU/mL，类风湿因子1007 IU/mL，C-反应蛋白60.69 mg/L，诊断为类风湿性关节炎，服用非甾体类抗炎药鲜效，遂于2006年5月15日来中医科治疗。患者症同上述，伴神疲乏力，形体消瘦，面色无华，纳差，舌质淡红、苔薄白，脉沉细。中医诊断：痹证，辨证为风寒湿痹。治法：温经散寒，祛湿通络，活血止痛。方以黄芪桂枝五物汤加减。处方如下：

生黄芪30g	桂枝10g	赤芍药15g	当归15g
淫羊藿15g	鸡血藤15g	血藤15g	制川乌10g（先煎）
制草乌10g（先煎）	雷公藤10g（先煎）	苦参9g	焦三仙各15g
青风藤10g			

14剂，每日1剂，水煎服。

另予醋氯芬酸美诺芬0.1g/次，早晚各服1次。

2006年6月1日二诊：药后疼痛及关节肿胀减轻，仍有晨僵，活动受限，食欲渐增，舌脉同前。方已奏效，前方加威灵仙15g、田三七10g，继服14剂。

2006年7月2日五诊，服药以后诸证明显好转，关节肿痛消失，时见晨僵，复查血沉28 mm/h，抗"O"160 IU/mL，类风湿因子233 IU/mL，C-反应蛋白8.18 mg/L，病情逐渐缓解，正气渐复，痹闭已获宣通。原方加减，以善其后，加秦艽15g，继服3个月后，随访其病未见复发。

按语

寒痹，其总的病机为寒凝络脉，络脉瘀阻，不通则痛。主症为关节肌肤触之冰冷，疼痛部位较深，喜按打叩击，关节活动障碍，特点是晨寒明显，关节疼痛得热则舒，纳少便溏，舌淡苔薄，脉沉弦缓。偏风者，则恶风，遇风刺痛，疼痛走窜不仅限于骨节经间，还在关节周围肌肤，舌淡苔薄白而干，脉缓；偏湿者，则见骨节皮肤酸胀疼痛，疼痛部位以肌肉为主，舌淡苔薄白而腻；单纯寒型者，则无偏风、偏湿症状，而出现一派纯寒之象。治以温经散寒，祛湿通络，活血止痛。以黄芪桂枝五物汤益气固表，理血通络，而奏除痹止痛之效。

（李艳、刘永坤.李济仁教授辨治痹证经验集粹.北京中医药大学学报，2007，14（5）：21-23）

三、张灿玾医案

[案例] 郭某之妻，女，中年。

产后不久，气血亏损，因当风为风寒侵袭肌肤，经络营运不畅，气血难以养筋，一身尽痛，关节不舒，四肢重滞，恶露尚行，二便正常，舌红苔薄白，脉浮紧。乃气血不足，风寒外束，筋脉失养所致。当以补血温经，通络散寒为法。处方如下：

黄芪三钱	当归三钱	苍术三钱	川牛膝二钱
桂枝二钱	独活二钱	防风二钱	威灵仙二钱
甘草一钱			

每日 1 剂，水煎，温服。

复诊：服上方 6 剂后，疼痛已完全消除，肢体活动亦恢复正常，再为调养气血，以善其后。处方如下：

黄芪四钱	当归五钱	川芎三钱	酒白芍药三钱
桂枝三钱	川牛膝二钱	红花二钱	炙甘草一钱
生姜三片	大枣（去核）三枚		

每日 1 剂，水煎，温服。

按语

本案，以新感风寒所致。虽系风寒外束，实由气血虚亏为因，故法仍以补血通络为主，佐以辛泄风寒之药，以风药多燥，燥甚则伤血，血伤则筋脉尤损。

本方初以黄芪、当归即大补血汤为主固本，以牛膝、桂枝二药下行上引，以威灵仙通十二经脉之滞，以独活、防风散其外邪，苍术、甘草入脾而守中焦也。

后方是以《金匮要略》黄芪桂枝五物汤加川芎、当归二药，以补其气血，调其营卫，佐以红花者，既可活血，又可通络，再加牛膝，既可引药下行，亦可壮腰膝，众药同功，尽合王道之治。

（张灿玾．张灿玾医论医案纂要．北京：科学出版社，2009）

四、路志正医案

［案例］ 樊某某，女，30 岁。1994 年 9 月 21 日初诊。患者 1994 年 6 月 18 日顺产一子，产后 4 天因侧切伤口处疼痛而行高锰酸钾坐浴。7 天后开始出现四肢大小关节游走性疼痛，以双髋、双膝、双肩、双腕及十指关节为甚，屈伸不利，不能着地行走，生活不能自理，遇冷更甚，周身酸楚，伴倦怠乏力，口干便秘。诊见面色少华，舌黯淡、苔薄白，脉细弱。查抗"O" > 500U，血沉 28mm/h。此为气血亏虚，痰瘀阻络之产后痹证。治以气血双补，祛风活血，化痰通痹。处方如下：

生黄芪 12g	炒桑枝 15g	赤芍药 12g	白芍药 12g
秦艽 10g	片姜黄 12g	丹参 15g	地龙 12g
海桐皮 10g	生地黄 12g	山甲珠 9g	露蜂房 10g
木瓜 10g	草河车 12g		

二诊：上方 6 剂后，关节疼痛锐减，仍有周身酸楚，因舌尖红、苔薄黄，脉

细缓，有化热之势，前方去露蜂房，加忍冬藤15g。

三诊：上方10剂后，关节疼痛及周身酸楚明显好转，但觉双上肢麻木，大便带鲜红色血丝。舌尖红、苔薄黄、脉细小数。上方去地龙、山甲珠、秦艽、海桐皮、木瓜、草河车，加威灵仙10g，黄芩9g，败酱草15g，当归10g，炒槐花10g。服药6剂后大便带血消失。之后，以此方加减进退共48剂，复查抗"O"、血沉恢复正常，诸症悉愈。随访未再复发。

按语

　　产后痹证是指产后百脉空虚，气血不足，复受风寒湿邪，气血运行不畅，致筋脉拘挛疼痛，不能屈伸的一种病证。路老认为，产后痹证不同于一般的痹证，有多虚多瘀的特点。其气血亏虚乃病之根本，只有正气强盛，人体才能在药物的协同下驱逐病邪。因此治疗上宜大补气血，濡润筋脉，通利关节，而不宜过用辛烈刚燥，更伤阴血而犯虚虚之戒。日久津血运行不畅，津停为痰，血滞为瘀，而致痰瘀互结，治疗上又应适当配以祛痰、活血药，方为正治。补益气血常选黄芪桂枝五物汤、当归补血汤等化裁，祛痰药常选加白芥子、僵蚕、胆南星、半夏、威灵仙、地龙，桃仁、红花、乳香、没药、片姜黄、赤芍药、丹参、泽兰等，实寓"治风先治血，血行风自灭"之意，同时亦可制约风药的刚燥之性。本案为产后气血未复，过早坐浴感受风寒湿邪痹阻经络所致。方以黄芪桂枝五物汤为主，以桑枝易桂枝以减其辛燥之性，益气养血，活络通痹；酌加祛痰药，使痰化瘀消。三诊时寒湿欲解而有化热之势，故减辛燥之风药，加大清热养阴凉血之品，以防微杜渐。

（刘宗莲，高荣林．路志正医案3则．中医杂志，1997，38（4）：209）

第十三节　黄芪建中汤

　　本方主治里急腹痛，喜温喜按，形体羸瘦，面色无华，心悸气短，自汗盗汗之阴阳气血俱虚证。用于益气温阳，养血通便。便秘（气虚阳弱，阴血不足型）症状为大便干结，排便时间延长，虽有便意、临厕努挣乏力、便后疲乏，舌淡苔薄、脉虚。方中重用黄芪益气润肠；桂枝配女贞子滋水之上源，使上焦云施雨布，枯涸之脏腑得以灌溉。黄芪配甘草、大枣补益中州，中气充足转输正常，诸脏安康。芍药、当归养血润燥，饴糖益脾润燥，由于肺与大肠相表里，故用桔梗宣肺通腑；生姜、大枣养胃和中。诸药合用，共奏益气温阳、养血润肠通便之功。

【方药】

黄芪一两半　桂枝三两（去皮）　甘草三两（炙）　大枣十二枚（擘）　芍药六两　生姜二两（切）　胶饴一升

气短胸满者加生姜，腹满者去枣，加茯苓一两半，及疗肺虚损不足，补气加半夏三两

【用法】

上七味，以水七升，煮取三升，去滓；内饴，更上微火消解，温服一升，日三服。（现代用法：水煎取汁，胶饴烊化，温服）

【原文】

虚劳里急，诸不足，黄芪建中汤主之（血痹虚劳病脉证并治第六·十四）

【临证运用】

一、李济仁医案

[案例]　胡某，男，56 岁，教师。1983 年 12 月 6 日就诊。患者胃脘疼痛已 8 年余，发作时上腹胀痛、空腹尤甚，喜温喜按，嗳气吞酸，困倦乏力，四肢欠温，大便色黑，舌质淡、苔白，脉濡细。大便隐血试验阳性，钡餐透视检查示十二指肠球部溃疡。李老以黄芪建中汤改散：白芍药 18g，黄芪 24g，桂枝 9g，炙甘草 6g，生姜 9g，大枣 5 枚，饴糖 30g。另服乌贝及甘散，二者交替服用。2 日后大便由黑转黄，隐血试验阴性。继用 2 月余，再次钡透检查，原溃疡病灶已不明显，临床诸证基本消失。

按语

本例患者病程长达 8 年，困倦乏力，四肢欠温，舌淡出白脉濡细为久病致虚之证，李老选芪建中汤温中补虚，药少而精，突出了经方治病的特点。

治疗胃部疾患时，对炎症、溃疡李老喜用散剂。他认为这些病变病灶均在胃内壁，散剂在胃内时间长，且可黏附于病灶，渐渍而散解。可发挥局灶性保护和治疗作用，并提高治疗效果，故病自愈。对经方的应用又有了新的发展。

（李智发．李济仁医案 3 则．安徽中医临床杂志，1999，11（5）：332）

二、颜德馨医案

[案例]　于某，男，43 岁。初诊：胃脘痛历 20 余年，反复发作，食糯米而痛减，夜半不能平卧，起坐稍缓，畏寒喜暖，面白神疲，纳少便溏。胃钡检查：十二指肠球部溃疡、变形，伴有激惹现象，舌淡苔薄，脉虚弦。久痛必虚，脾阳失运，黄芪建中汤加味主之：

生黄芪 30g	桂枝 4.5g	杭白芍 12g	生姜 2 片
九香虫 2.4g	大枣 4 枚	炙甘草 4.5g	饴糖 30g（冲）
茯苓 9g			

5 剂，每日 1 剂，水送服。

药后胃脘痛大减，夜得安卧，精神亦振，大便已实，守方连服，随访年余未作。

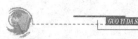

本案胃脘痛20余年，畏寒喜暖，面白神疲，舌淡苔薄，脉虚弦，为一派虚寒之象。

本方用治脾胃虚寒之胃脘痛有卓效。据颜老经验，久痛之络，痛处固定不移，拒按者加九香虫、醋灵脂，失血后贫血者加当归、龙眼肉，呕吐者加半夏、茯苓；泛酸嘈杂，口干脉数者去桂枝加蒲公英；便秘者加柿霜（另吞），并以蜂蜜代饴糖；兼胃下垂、胃黏膜脱垂者加炒升麻；胃纳不佳者加生麦芽、檀香。

［杨生超．颜德馨教授运用经方经验鳞爪．国医论坛，1995（5）：23］

第二章 麻黄汤类

麻黄汤在《伤寒论》中用于治疗伤寒表实证，有发汗解表、宣肺平喘之功，为开表逐邪发汗之峻剂。由仲景麻黄汤加减方观之，从其加石膏则清热，加附子则温寒，加白术则祛湿，加细辛、干姜则化饮，可见麻黄方之变化多端，故不拘于发汗散风寒之一格。历代名医名家对于麻黄汤及其化裁方的运用都颇有心得，各位国医大师在临证中应用麻黄汤及其化裁方也取得了很好的疗效。

第一节 麻黄汤

麻黄汤为发汗解表之峻剂。麻黄辛温，善开腠理、透毛窍、散风寒、宣肺平喘，正如《本经》所载："主风气、伤寒、温疟，发表出汗，去邪热气，止咳逆上气，除寒热。"故以之为君。桂枝辛温，善于温经散寒，入营分透达营分，解肌腠之风寒，调和营卫，以助麻黄发汗而解肌，祛邪外出，故以之为臣。杏仁苦温，苦泄降气，助麻黄平喘利气，故以之为佐。甘草甘平，入十二经，补脾益气，清热解毒，润肺止咳，调和诸药。本方的用药配伍规律，实为经方之代表，君臣佐使，协同作用，配合默契，堪称经方用药之典范，不愧经方之盛名。

王晋三论之曰："麻黄汤，破营方也。试观立方大义，麻黄轻清入肺，杏仁重浊入心，仲景治太阳初病，必从心营肺卫入意也。分言其功能，麻黄开窍发汗，桂枝和阳解肌，杏仁下气定喘，甘草安内攘外，四者各擅其长，有非诸药之所能及。兼论其相制七法，桂枝外监麻黄之发表，不使其大汗亡阳；甘草内守麻黄之出汗，不使其劫阴脱营；去姜枣者，姜性上升，又恐碍麻黄发表；枣味缓中，又恐阻杏仁下气。辗转四顾，无非欲其神速，一剂奏绩。"

金人成无己以"轻可去实"之论，阐述了麻黄汤治风寒表实证之义。这对后世治疗外感实热，而用清宣之法，颇有启发，尤其为温热病初起，应用"轻可去实"的治疗原则，奠定了理论基础。其论曰："《本草》有曰：轻可去实，即麻黄、葛根之属是也。实为寒邪在表，皮腠坚实，荣卫胜，津液内固之表实，非腹满便难之内实也。《圣济经》曰：汗不出而腠密，邪气胜而中蕴，轻剂所以扬之，即麻黄、葛根之轻剂耳。"

【方药】

麻黄三两（去节）　　桂枝二两（去皮）　　甘草一两（炙）　　杏仁七十个（去皮尖）

【用法】

上四味，以水九升，先煮麻黄，减二升，去上沫；内诸药；煮取二升半，去滓，温服八合。覆取微似汗，不须啜粥。余如桂枝法将息。（现代用法：水煎服）。

【原文】

太阳病，头痛发热，身疼腰痛，骨节疼痛，恶风无汗而喘者，麻黄汤主之。(35)

太阳与阳明合病，喘而胸满者，不可下，宜麻黄汤。(36)

太阳病，十日已去，脉浮细而嗜卧者，外已解也。设胸满胁痛者，与小柴胡汤，脉但浮者，与麻黄汤。(37)

太阳病，脉浮紧，无汗，发热，身疼痛，八九日不解，表证仍在，此当发其汗。到药已微除，其人发烦，目瞑，剧者必衄，衄乃解。所以然者，阳气重故也。麻黄汤主之。(46)

脉浮者，病在表，可发汗，宜麻黄汤。(51)

脉浮而数者，可发汗，宜麻黄汤。(52)

伤寒，脉浮紧，不发汗，因致衄者，麻黄汤主之。(55)

阳明病，脉浮，无汗而喘者，发汗则愈，宜麻黄汤。(235)

【临证运用】

一、裘沛然医案

［案例］　汪某，男，45岁。1984年2月12日初诊。近因劳累，体力困倦，又在旅途感受风寒，出现高热畏寒无汗，体温41℃，自服退热片等西药，虽曾汗出，而高热不退，并伴剧烈头痛，战栗恶寒，全身骨节疼痛，咳嗽口渴，苔薄腻，脉浮紧而数。证属风寒阻遏卫分，郁而生热，肺气失宣。治当辛温解表。

药用：净麻黄、川桂枝、光杏仁、生甘草各15g。

1剂服后，大汗出，体温降至38℃，骨节疼痛已除，头痛畏寒明显改善，续服2剂后，高热全退，诸症悉除，共服2剂，而病痊愈，饮食起居均复正常。

 按语

感冒发热，临床每每可见，而本案为高热41℃。在中医临床上，对于外感高热，多畏用或慎用麻桂之品，恐其清热不足而助热有余，或有伤正动津液之虑，多用银翘、桑菊等方，辛凉解表清热加减。裘老在此认为，其畏寒、发热、无汗、头痛、骨节疼痛等主证，与《伤寒论》中麻黄汤证治合拍，遂以原方用之，并重其剂量，由于证治相符，药专力宏，故取效迅捷而明显，风寒得散，高热即退，肺气得宣，诸症悉善。以麻黄汤治高热，这对笔者在外感高热的治疗上又增加了一个思路，并由此证明了金·张元素所谓"古方今病，不相能也。"之说的贻误后人。

[裴端常．裘沛然临证验案拾遗．辽宁中医杂志，2001，3，28（3）：139 - 140]

第二节　麻黄杏仁甘草石膏汤

此方以麻黄之辛温微苦，宣肺平喘；石膏之辛温微甘，清泻肺热；麻黄配石膏，加强清热透邪，宣肺定喘之功，且石膏用量大于麻黄，以监制麻黄辛温之性，而为辛凉之用；杏仁苦温，佐麻黄以平喘降气；甘草甘平，以安胃和中，调和诸药。本方实为麻黄汤去桂枝，加石膏而成，但方义与麻黄汤已大为不同，开辟了治肺热之一法，变辛温发汗解表为辛凉泻热、宣肺平喘之剂。正如柯琴所说：与麻黄汤去桂枝之辛热，加石膏之甘寒，佐麻黄而发汗，助杏仁以定喘，一加一减，温解之方，转为凉散之剂。此方在《伤寒论》中主治邪热壅肺作喘之证，症见汗出而喘，无大热，还可见咳喘气促，甚则鼻煽，发热或无热，不恶寒或微恶风寒，有汗或无汗，口渴，烦躁，痰少黏稠，头痛等症。其舌边尖红，苔薄白或薄黄，脉数。

【方药】

麻黄四两（去节）　杏仁五十个（去皮尖）　甘草二两（炙）　石膏半斤（碎、绵裹）

【用法】

上四味，以水七升，煮麻黄，减二升，去上沫；内诸药，煮取二升，去滓，温服一升。（现代用法：水煎两次温服）。

【原文】

发汗后，不可更行桂枝汤。汗出而喘，无大热者，可与麻黄杏仁甘草石膏汤。（63）

下后，不可更行桂枝汤；若汗出而喘，无大热者，可与麻黄杏子甘草石膏汤。（162）

【临证运用】

一、朱良春医案

[案例]　倪某，女，59岁，退休。1977年1月27日来诊：违和三日，头痛肢楚，形寒发热，微汗不畅，鼻塞咳呛，口干欲饮，呼吸较促，便难，苔薄黄，

脉浮数。T 39.6℃。听诊右上肺有少许细啰音。白细胞 11.2×10⁹/L，中性 95%，淋巴 5%。胸透：右上肺野中外见絮状阴影，边缘欠清，两肺纹理增多。诊为右上肺炎。此风寒外束，痰热内蕴之风温重症。治宜宣肺通泄，清热解毒，予麻黄杏仁甘草石膏汤加味：

| 生麻黄 6g | 生石膏、白花蛇舌草各 30g | 鱼腥草 24g |
| 生锦纹、生黄芩、杏仁泥各 10g 天花粉 12g | | 甘草 5g |

2 剂，每日 1 剂，水煎服。

1 月 29 日二诊：药后汗出较畅，便难已爽，热退咳减，T37℃，苔薄微黄，脉平，表里两解，邪热趋戢，再为善后。

| 生石膏 15g | 杏仁、桔梗、前胡各 10g | 鱼腥草、忍冬藤各 30g |
| 陈皮、甘草各 5g | | |

2 剂，每日 1 剂，水煎服。

1 月 31 日：症情平稳，胸透炎症已吸收，可以勿药。

为风寒外束，痰热内蕴之证，本例为右上肺炎，用麻黄杏仁甘草石膏汤加味，解表清里。麻杏石甘汤宣降肺气，黄芩、鱼腥草清肺热，使表解里清。

[朱良春 . "通利疗法" 在温热病中的应用 . 江苏中医，1978（1）]

二、张灿玾医案

[案例] 赵某，男，幼儿。

始因感冒发热打喷嚏，恶寒无汗微咳，服用中药（麻黄 6g，桔梗 10g，细辛 3g，法半夏 6g，射干 6g，石膏 5g，杏仁 9g，五味子 6g，赤白芍药各 9g，炙甘草 3g）无效，高烧不退。后再服西药退烧，但退后复升，今已三日，仍高烧不退，咳嗽，面色㿠白，舌红苔白微干，脉浮数。此乃初感风热之邪，因治疗不当，邪热有向里发展之势，且已有犯肺之症，然当先以辛凉解表之法，以期汗解。处方如下：

金银花 10g	连翘 10g	紫苏叶 6g	炒杏仁 6g
白前 6g	前胡 6g	百部 10g	桔梗 6g
川贝母 6g	薄荷 6g	生甘草 6g	

水煎，温服

复诊：服上方 2 剂后，热仍未退，咳且甚，大便微干，舌红苔微干，脉浮数。此风热之邪已犯肺，故难以从表解，当清宣肺气，清透肺热为法。处方如下：

| 生麻黄 3g | 炒杏仁 6g | 石膏 15g | 柴胡 6g |

| 葛根 6g | 金银花 15g | 连翘 10g | 川贝母 10g |
| 前胡 10g | 白前 10g | 桔梗 10g | 生甘草 6g |

水煎，温服

复诊：服上方 1 剂后，热即退，服 2 剂后，咳即大减，舌红苔薄白，脉浮。仍按前方去石膏继服。

后电话告知，服上方 2 剂后，即热退咳止而身安。

按语

（引原按）此案系外感风热，邪入皮毛，病尚在表，故以辛凉解表之剂，以期汗解，然因初起之时误延三日，故汗解未济，邪已犯肺，但热仍在气分，特遵叶天士先生所谓"透热转营"之法，取《伤寒论》麻杏石甘汤为主，加柴胡、葛根，以加大辛凉解表之力，再加前胡、白前、桔梗等，以清宣肺气，金银花清热解毒，共奏其功，故前后共服四剂，即热退身安矣。

（张灿玾．张灿玾医论医案纂要．北京：科学出版社，2009）

三、郭子光医案

[案例]　徐某，女，36 岁，10 多岁开始抽烟。2004 年 3 月 15 日初诊。患慢性支气管炎 10 余年。本次急性发作已 5 天，经服西药及输液效不显。刻诊：咳嗽剧烈，阵性发作，吐风泡痰，面色暗，唇紫绀，胸闷气紧，舌红苔白，脉弦数。证属风热外感，痰湿阻肺。治以疏风清热，化痰通络。方用三虫汤合麻杏石甘汤加味：

全蝎 10g（洗）	僵蚕 10g	地龙 10g	麻黄 10g
生石膏 30g（先）	杏仁 10g	生甘草 6g	黄芩 20g
炙枇杷叶 15g	鱼腥草 20g	炙紫菀 10g	桃仁 10g

3 剂，1 日 1 剂，水煎服。3 剂服完剧咳已愈。

按语

慢性支气管炎发展为肺气肿为慢性咳嗽反复发作，经年不愈所致，表现为胸部膨满、胀闷如塞、咳喘上气、痰多等。本患者 10 多岁开始抽烟，有害物质侵蚀肺部致咳嗽反复发作，加上外感六淫致频繁发作而成肺胀。每次发作均咳嗽剧烈，阵性咳嗽，时有眶周发青，唇舌青紫。证属肺失宣降，痰浊阻滞，气滞血瘀。用三虫汤合麻杏石甘汤加味。方中三虫搜剔络脉，搜风止痉挛，止咳有奇效；麻杏石甘汤宣降肺气，治风热咳嗽；黄芩、鱼腥草清肺热；炙枇杷叶、炙紫菀止咳；桃仁活血。全方协同，共奏顿挫咳喘之功。

（谢巧珍．运用郭子光"三虫汤"加味治验．四川中医，2006，24（8）：39）

四、周仲瑛医案

[案例] 秦某某，男，55 岁。住院号 160060。哮喘 5 年，冬夏易发，此次于 10 月复发，迁延 2 月，经用青、链霉素，平喘止咳药等减不足言，上月因外感而加重，乃予入院。症见气急咳喘，不能平卧，胸隔满闷，喉有水鸡声，痰多色黄，咯吐不易，汗多怕冷，大便溏薄，舌苔薄黄，脉细滑数。西医诊断为慢性喘息性支气管炎急性发作，肺气肿。辨证施治：先从痰浊阻肺，肾不纳气论怡，予三拗、三子养亲、二陈加南沙参、熟地黄、沉香、坎炁，同服黑锡丹，并予吸氧，况用氨茶碱等经治 9 天，病情迄无好转，喘甚时头汗多，痰黄稠如脓，舌质红，舌苔黄，中后光脱，脉细数（110 次/分）。此属痰热伤阴，拟麻杏石甘汤加味：

麻黄 3g	杏仁 6g	石膏 30g	甘草 3g
黄芩 10g	桑白皮 10g	川贝母 10g	紫苏子 10g
蛤粉 12g	射干 3g	竹茹 5g	

药后喘急缓而头汗少，越日能停止输氧。

上方加鱼腥草、芦根，又经 4 天，脉静（90 次/分），喘递减，仍服上方，1 周后喘平。但咳痰稠黄难咯，口咽干，舌红少津，脉细滑。阴虚之象已露，转予养阴清化痰热。

药用：南北沙参、天门冬、五味、白芍药、蛤蚧粉、知贝母、白前、杏仁、紫苏子、生甘草、瓜蒌皮。

经治半月，症情得解，继予六味地黄汤加味，巩固后出院。

本例始起虽因感寒而作，并见汗多怕冷、便溏、动则喘甚等肾不纳气之症，但痰多色黄、舌苔薄黄、脉数等症，提示病有化热的趋势，故投以温化寒痰、补肾纳气等法，效均不显，后改予清化痰热，方合效机，终投滋养肾阴而使病情稳定。

痰热蕴肺，肺肾阴伤症见咳嗽气急，不能平卧，痰多色黄，咯吐不易，咽干口燥，颧赤，腰酸腿软，舌质红而少津，脉小滑数。治当视其标本缓急，或以清化痰热为主，开壅遏之气，用黄芩、石膏、知母、桑白皮、蛤蚧粉、海浮石、礞石、葶苈之属，或以滋补肺肾为主，治生痰之本，选沙参、麦门冬、五味子、天门冬、生地黄、冬虫夏草、坎炁等。

（周仲瑛，周光. 辨证治疗咳喘的体会. 江西中医杂志，1984（1）：19-21）

五、颜德馨医案

[案例] 沈某某，男，45 岁，1988 年 2 月 23 日初诊。患者因感冒后出现呛

咳已延绵半载，久服宣肺止咳之品无效，近来咽痒、喘息，咯痰黏黄，左胸肋牵掣不适，脉弦滑小数、舌红、苔薄腻，证属肺金痰热内壅、清肃失司。

炙麻黄6g　　　　　　　　　石膏30g

杏仁、葶苈子、大贝母、车前草、百部、半夏各9g

化橘红、桔梗各4.5g　　　　生甘草3g

7剂，每日1剂，水煎服。

二诊：呛咳、喘息得减，惟入晚作喘，痰黏、咽痒、脉弦数、舌红苔黄、脸部红疹累累，肺金蓄热，又可知也。同上方加桃仁9g。7剂，每日1剂，水煎服。

三诊：喘息已除，偶咳，便溏日3次，脉细数，舌苔薄腻。肺气虽降，余邪未净，参以健脾之品善后。

炙麻黄6g　　　　　　　杏仁、浙贝母、百部、半夏、鱼腥草各9g

橘红4.5g　　　　　　　白术10g

7剂，每日1剂，水煎服。

按语

颜老论喘，虽肺脾肾三脏同病，但以肺之气变为中心，经曰"诸气弗郁，皆属于肺"是也。盖肺位居高，号称华盖，主气而外合皮毛，上通喉咙，开窍于鼻，与天气相通，为呼吸之门户，内贯心脉，以行气血，维持正常生命活动，故有"肺主一身之大气"之说。然肺合大肠，其气以下降为顺，协助腑气以下行，故以肃降为其要，若因受邪于皮毛或吸之于鼻窍，无论风燥痰热，均能造成肺气不利，治节失常，肃降受阻，肺气郁遏，气逆而上，则喘作矣。颜老认为，当是之时，积热于肺，火动痰生，风痰上扰，天气闭塞，宜降不宜升，以肃降肺气最为重要。盖肺气得降，则喘自平矣！临床凡见呛咳、喘息、咯痰不畅、咽痒等症，辄投之以麻杏石甘汤加葶苈，每多应手而效，痰多者加入半夏、橘红以加强化痰之力，尝谓：葶苈子辛苦太寒、入肺经，功能祛痰平喘、下气行水，能伸其治节，俾浊气下趋，乃为宣达之机，为治实喘之要药。凡需宣肃肺气，即可投之，不必见痰壅热盛而可先发制人，亦寓截断扭转之意。颜老选用经方麻杏石甘汤治疗肺气不利、痰热郁肺收到奇效。临床可据情加入枇杷叶、紫苏子、旋覆花、降香等药以加强肃肺之力。

[吕立言.颜德馨教授治喘三法拾撷.黑龙江中医药，1990（1）：5-6]

第三节　小青龙汤

小青龙汤具有外散风寒，内除水饮之功，重在温化寒饮，是表里双解之代表方剂。方用麻黄发汗平喘，兼能利水，桂枝解肌，调和营卫，麻黄配桂枝，增强通阳宣散之力；桂枝配芍药为外散风寒，内敛营阴，加强调和营卫之功；干姜、细辛之辛，温中散寒以化饮，半夏辛燥，降逆化痰以蠲饮；配五味子以敛肺止咳，以防肺气之耗散；甘草和中，调和诸药，故本方有外散风寒，内除水饮之功。

成无己依《内经》之理而论本方，评之甚精，其云："麻黄味甘辛温为发散之主，表不解应发散之，则以麻黄为君。桂味辛热，甘草味甘平，甘辛为阳，佐麻黄表散之，用二者，所以为臣。芍药味酸微寒，五味子味酸温，二者所以为佐者，寒饮伤肺，咳逆而喘，则肺气逆。《内经》曰：肺欲收，急食酸以收之，故用芍药五味子为佐，以收逆气。干姜味辛热，细辛味辛热，半夏味辛微温，三者所以为佐者，心下有水，津液不行，则肾气燥。《内经》曰：肾苦燥，急食辛以润之，是以干姜细辛半夏为使，以散寒水。逆气收，寒水散，津液通行，汗出而解矣。"

此方在《伤寒论》中主治风寒客表，水停心下之证。症见干呕，发热而咳，或渴，或利，或噎，或小便不利、少腹满，或喘，咯清稀冷痰或白泡沫痰，舌苔白滑，脉弦或浮弦、细滑。

【方药】

麻黄（去节）、芍药、细辛、干姜、甘草（炙）、桂枝（去皮）各三两、五味子半升　半夏（洗）半升

【用法】

上八味，以水一升，先煮麻黄，减二升，去上沫；内诸药，取三升，去滓，温服一升。（现代用法：水煎两次温服）。

【原文】

伤寒表不解，心下有水气，干呕，发热而咳，或渴，或利，或噎，或小便不利、少腹满，或喘者，小青龙汤主之。(40)

伤寒，心下有水气，咳而微喘，发热不渴，服汤已，渴者，此寒去欲解也，小青龙汤主之。(41)

【临证运用】

一、周仲瑛医案

[案例1] 余某，女，52岁，1991年1月24日初诊。喘哮数年，反复不愈，去冬受寒后剧发，呼吸急促，喉中哮鸣有声，胸膈满闷如塞，咳不甚，咯痰稀薄不多，色白有泡沫，咯吐不爽，面色晦滞带青，喜热饮，形寒怕冷，背部尤甚，舌苔白滑而润，脉细弦，经用多种中西药治疗至今未能缓解。从寒饮伏肺，壅遏气道，肺失宣畅辨治；予温肺散寒，化痰平喘法。方药如下：

蜜炙麻黄6g　　　　桂枝6g　　　　　细辛3g　　　　　淡干姜3g

| 法半夏 10g | 白前 10g | 杏仁 10g | 橘皮 6g |
| 紫菀 10g | 款冬花 10g | 紫苏子 10g | 炙甘草 3g |

7 剂，每日 1 剂，水煎服。

二诊：2 月 4 日，喘哮能平，胸膈满闷消失，形寒怕冷减轻，痰少色白稀薄，易于咯出，治守原意，原方 7 剂，以资巩固。

按语

本案哮喘数年不愈，素有风痰内伏，遇寒即发，证候表现为咯痰稀薄，色白有泡沫，素日喜热饮、形寒怕冷、背部尤甚、苔白滑而润为主，显系寒饮伏肺为患；发则呼吸急促，哮鸣有声，微咳，但胸膈满闷如塞，皆由寒饮阻滞气道，肺气升降不利所致，证属哮病之寒哮无疑。温肺散寒，化痰平喘实乃正治之法。方用小青龙汤、止嗽散化裁，仅服 10 剂，哮喘即平，巩固 1 周，病即稳定不发，可谓"效如桴鼓"。

周老治疗疾病，重视脏腑病机和寒热虚实之间相互转化，哮喘病位在肺，但与脾、肾、肝、大肠等亦密切相关，如脾不能运输水津，肾不能蒸化水液，均可致津液汇聚成痰，上干于肺，成为发病的潜在病理因素。饮食不当者病源于脾，而素质不强者则多以肾为主。因此，痰哮重在治脾以杜痰源，虚哮主在治肾以清痰本，发作期邪实者以治肺为要，缓解期正虚为主者，则当调补肺脾肾，且尤应以补肾为要着。

[叶放，周学平，王志英，等.周仲瑛哮喘临证医案心法.辽宁中医杂志，2009，36（4）：626－629]

[案例 2] 何某某，女，65 岁。住院号 161980。有慢性咳喘病史，旬前冬夜野行，触冒风寒而致发作。咳嗽频剧，气急作喘，不能平卧，喉中痰鸣，咯痰里多，质稀而有泡沫，胸房闷塞，微有寒热，有汗不解，舌苔白腻、舌质润，脉细滑。X 线检查：两肺透亮度增强，横膈位置低，活动度减小。辨证施治：风寒外袭肺卫，引触寒痰伏饮，肺气失于宣畅。治拟发散风寒，温化寒饮，仿小青龙汤意。

药用：炙麻黄 3g，桂枝 3g，白芍药 10g，细辛 1.5g，干姜 2g，五味子 2g，姜半夏 6g，炙紫苏子 10g，炙白前 6g，炙甘草 3g。

经治 3 日，寒热解，但仍咳而气急，痰鸣量多，舌苔浊腻。

上方去五味子加白芥子 5g，莱菔子 10g，紫菀 10g，以加强宣化痰浊之力。

再服 3 日，喘平，咳嗽阵作亦止，痰量减少，胸闷得宽，巩固近月出院。

按语

咳喘之疾，风寒初束，肺气宣降不利，当以宣肺为先。麻黄功能解表散寒、宣肺平喘，为必用要药。若过早投以清肃之剂，反易遏邪。此例患者宿患咳喘，肺卫素弱，夏感风寒，引动内饮，相互搏结，故呈典型的小青龙汤证。周老选药，除治用小青龙汤外，并佐以紫苏子、白前降气止嗽，药能合证，故迅速取效。

外寒内饮，痰浊阻肺，症见咳喘气逆，喉中痰鸣，痰多稀白夹有泡沫，形寒微热，口不渴，苔白滑或白腻，脉小弦滑或沉弦。法当外散风寒，内逐寒饮，以小青龙汤治之。痰浊阻肺，可配三子养亲汤、二陈汤等化痰止咳平喘。体现了周老运用经方治病的技巧及用药的精准。

[周仲瑛，周光.辨证治疗咳喘的体会.江西中医杂志，1984（1）：19－21]

[案例3] 沈某，男，50岁，因发热、便下紫血而入院。查见脘下触有包块，但不痛，经治发热、下血均瘥，而腹部日渐膨胀，渐至脐突，青筋暴露，腹水征明显，经用补气、运脾、温肾、逐水诸法俱不效，住院半年有余，反复检查既非肝硬化腹水，也非肾病，难以明确辨病诊断。当时天气日冷，见其伴有明显的咳喘，咯吐多量白色泡沫痰液，苔白，脉弦。重新辨证，认为起病虽属血瘀气滞，肝脾两伤，水湿内停，但当前的病机主要为寒饮伏肺，肺气不宣，通调失司，乃径取小青龙汤原方，温肺化饮，开上启下，意图通过开肺以利尿，化饮以消水，药用麻黄5g，桂枝10g，干姜5g，细辛3g，白芍药10g，五味子3g，法半夏10g，甘草3g，药后腹水随咳喘咯痰的改善而日渐消退，经月痊愈。

按语

本治例周老选用经方小青龙汤原方给人的启迪，一是突破了臌胀从肝脾肾三脏辨治的一般常规，表明温开肺气，亦可起到通调水道，消水除胀的作用。二是痰、饮、水、湿同出一源，俱属津液不归正化停积而成，在一定条件下，且可互为转化，如《证治汇补》说："饮者，蓄水之名"。故治饮、治水、治臌诸方，每可通假应用。三是治水、治饮总应以温化为原则，因温药有助于气化水行，津液输化复常，则水饮自消。

[周仲瑛.经方的变通应用.继续医学教育，2007，21（19）：37]

二、郭子光医案

[案例] 男患，38岁，成都某厂干部，1988年8月4日初诊。患者陈诉，发作性哮喘已数年，每于夏天炎热时发作，至秋冬则缓解如常人，西医诊断"过敏性哮喘"。数年来每次发作均需住院治疗，打针服药，才得缓解。此次发作已5日，感到胸部紧闷，出气不得，晚间尤甚，喘如拉锯，不能平卧，但咳嗽不多，甚少痰液，饮食二便无特殊，服西药氨茶碱、螺旋霉素等无效而来就诊。察

其面苍唇紫，胸高气短，精神萎靡，舌淡苔白滑，脉滑数。此证乃寒痰结滞，宣降失调，呼吸不利所致。用祛风解痉、温化寒痰、宣肺降气治之。处方如下：

麻黄10g	杏仁1g	甘草10g	干姜10g
半夏15g	厚朴15g	白果（炒）15g	全蝎（水洗去盐，与药同煎）8g
地龙15g	僵蚕15g		

1日1剂，水煎分4次，白天服2次，晚间服2次

上方服2剂喘势大减，患者就近以原方自配2剂，服毕喘平，察其舌正脉平，乃以六君子汤3剂善后调理。

按语

本案郭老以面色、舌苔判断为寒痰阻滞，肺失宣降，用三拗汤宣肺，姜夏温化寒痰，加白果、厚朴平喘降气，若是一般轻证喘咳已能见效，但如类似本案喘势剧猛者，临床证明如此方药殊难顿挫，而加入全蝎、地龙、僵蚕确能立竿见影，顿挫喘势。郭老在临床上，如遇痰多稀白，心悸气短，喘咳胸紧，背微恶寒者，常以小青龙汤原方加入上述三虫药，每收满意效果。郭老认为，①全蝎、僵蚕、地龙同用拟有协同之功，因为有些病例单用僵蚕、地龙加大剂量，虽也有效，但不速捷，有时难起顿挫之功。此三药治喘咳可能是通过缓解支气管痉挛而起作用。②全蝎味辛，祛风解痉，风能胜湿，亦能伤阴。故个别病例服二三剂后有咽喉干燥之感，当停用，或配以石膏、麦门冬之类为佳。体现了郭老灵活运用经方治病的方法。

[郭子光. 顿挫喘咳32例的经验. 实用中医内科杂志. 1989，3（1）：3，7]

三、颜德馨医案

[案例1]　陆某，男，64岁，门诊号：A17345。慢性咳嗽10余年，反复发作，冬季加剧。数日来寒暖失调致咳喘复发，动则加剧，甚至不能平卧，咯大量白沫痰，形瘦神惫，口唇紫绀，胸中窒闷。舌淡、苔白腻，脉滑。久病肺肾俱虚，痰浊交搏，肃降失司。拟温化痰饮，止咳平喘。予麻黄附子细辛汤合小青龙汤加减。处方如下：

麻黄4.5g	桂枝3g	附子（先煎）4.5g	白芍药9g
细辛3g	半夏9g	干姜3g	紫苏子（包）6g
杏仁9g	甘草3g	五味子4.5g	

7剂，每日1剂，水煎服。

经投温化痰饮之剂，咳喘较平，并能平卧，咯痰量亦减，呈泡沫状，脉细滑，苔白腻。仍宗前旨加量，以速其效。

上方附子改为9g，细辛改为4.5g，麻黄改为6g。

迭进上方20剂，咳喘渐平，仅每晨略微量白痰，口唇红润，精神亦振，逐渐康复，转以培土生金法善后。

颜老认为：沉痼之病，非一般宣肺化痰药所能胜任，久发不已，正气溃败，精气内伤，肾之真元损伤，根本不固，气失摄纳。宗《金匮要略》"病痰饮者，当以温药和之"之义，取麻黄附子细辛汤合小青龙汤加减。麻黄附子细辛汤原为治疗少阴感寒之方，然哮喘剧作，多缘寒痰阴凝，气失升降，用麻黄、附子偕细辛，离照当空，阴霾自化，能使喘平痰减。方中附子温肾散寒，麻黄宣肺平喘，相得益彰，麻黄得附子平喘而不伤正，附子又能制麻黄之辛散，颜老治哮喘之偏于寒胜者，最喜用此两味，颇为应手。细辛为通阳化饮平喘之要药，喘息甚时非此不克，量必重用，一般用4.5g，喘剧者可用至9g以上。即使舌质稍红，津液不足，但实质寒凝阴结，经用麻黄、附子，阳气来复，津液上承，舌色反转润泽。

小青龙汤辛散温化，解表蠲饮，止咳平喘，对于水寒相搏于肺之证，此方最宜用之。然本方毕竟为宣散之剂，温阳之力尚嫌不足，凡阳气不到之处，即为饮邪停滞之所，惟有与附子同用，温扶阳气，邪正对峙之势方能得以改观。若症情危重，麻黄、附子、细辛之用量均可达9g以上。半夏可生用，以加强化饮之力。临床凡见咳喘，咯白色泡沫痰，背冷如掌大，舌苔白腻等，即投麻黄附子细辛汤合小青龙汤加减，颇为有效。方中紫苏子、杏仁降气化痰，以为辅佐。本案充分体现了颜老辨证之精准，用药之讲究。

[颜新，夏韵，吴鸿洲. 颜德馨教授运用经方治疗顽疾的经验. 上海中医药杂志，1997（7）：14－15]

[案例2] 鞠某，女，55岁。2005年11月16日初诊。主诉：反复咳嗽不已八年余。病史：患者1998年因外感风寒而致咳嗽，经抗生素治疗后未痊愈，此后反复发作咳嗽，多因受凉而引起，冬天多发，天气转暖则好转。咳嗽有痰，色白而浓稠，无胸痛，仅喉咙不适，胸片示：慢性支气管炎，肺纹理增粗。近日咳嗽，咯痰加剧，故来就诊。初诊辨证分析：痰饮潜伏肺肾，久咳八载，痰多白沫，畏寒，以背部尤甚，大便日行3～4次，甚则气促，脉沉细，舌苔薄腻。病痰饮者，当以温药和之，证属阳失斡旋，故拟温煦，取"离照当空，阴霾自化"之意。方药如下：

淡附片6g	炙麻黄9g	半夏15g	细辛4.5g
甘草4.5g	五味子9g	桂枝4.5g	葶苈子9g
车前草9g	茯苓15g	桔梗6g	干姜2.4g

化橘红 6g   白芍药 9g

14 剂，每日 1 剂，水煎服

二诊辨证分析：药后诸症改善，仍有少许咳嗽，气促；伏邪从痰饮立法，得温缓解，宿患转平，再宗前法，以肃余邪。方药如下：

炙麻黄 9g   淡附片 6g   半夏 15g   细辛 4.5g
五味子 9g   桂枝 4.5g   白术 15g   甘草 4.5g
紫苏子 9g   葶苈子 9g   干姜 2.4g   茯苓 9g
菟丝子 9g   地龙 6g   巴戟天 9g

14 剂，每日 1 剂，水煎服

药后咳嗽即止。

按语

"病痰饮者，当以温药和之。"本案患者咳嗽八载，缠绵不愈，咯痰白沫，遇寒易发，且平素畏寒，背部冷感明显，脉沉细苔白腻，寒象明显。饮邪入络，下渗于泻利，渍入太阳为背寒，故可取小青龙汤。但患者饮邪久伏，稍感外寒，即可引动伏饮，挟感而发，证属本虚标实，此非一般宣肺化痰药所能胜任，小青龙汤温阳之力尚嫌不足，加入附子一味，辛温大热，其性善走，为通行十二经纯阳之要药，外达皮毛而除表寒，里达下元而温痼冷，与麻黄配伍，能温肺散寒，助阳固表，宣补并用，攻补兼施，温扶阳气，庶可克敌。颜老临床凡见咳喘频发，咯痰清稀，背俞寒冷，舌苔白腻等阳虚阴凝证者，重视阳气在发病中的主导地位，取小青龙汤加附子投之，每能奏效。

（颜德馨教授门诊病例摘录．明医网．2006，12，27）

第四节　麻黄附子细辛汤

少阴病本为阴盛阳虚之病变，其脉当沉细或微细，其证本不当发热。今少阴病，始得之，反发热，系少阴阳虚兼太阳感寒，为太少两感之证，即《素问·热论》所谓"两感于寒"之证，故发热而脉沉。本方乃少阴病兼太阳表实之正治之方，为少阴经之表药。方中以附子入肾，温经助阳；麻黄入太阳膀胱经，以发汗解表；更以细辛之辛兼治表里，内温少阴寒邪以助阳、外散太阳之热以解表，三者合用，相辅相成，在温经助阳之中，微微发汗，以散在表之邪，内护少阴之阳，俾外邪出而真阳壮，于发中有补，温中有散，使表解而无损于阳。

此方在《伤寒论》中主治少阴病兼表证。症见发热恶寒、头疼身痛、无汗、肢冷、神疲倦怠、嗜卧、咽痛、暴暗、心悸、胸闷、久咳不愈、痰白而稀等症。其脉沉，或迟缓，或细弱，舌质淡、舌苔薄白或白滑。

【方药】

麻黄二两（去节）　　细辛二两　　附子一枚（炮，去皮，破八片）

【用法】

上三味，以水一斗，先煮麻黄，减二升，去上沫，内诸药，煮取三升，去滓，温服一升，日三服。（现代用法：水煎两次温服）。

【原文】

少阴病，始得之，反发热脉沉者，麻黄细辛附子汤主之。（301）

【临证运用】

一、张学文医案

[案例]　李某某，女，34 岁，工人。发热恶寒 2 天，始按普通感冒治疗，经服银翘解毒丸、桑菊感冒片、复方阿司匹林等不仅无效，反而逐日增重，体温高达 41℃，经用液体加用四环素滴注不愈。接诊时，患者体温虽高但近衣被，腰痛身痛，背恶寒明显，咽喉痛，尿黄赤，舌淡青，脉反沉。辨证为阳虚外感，拟扶阳解表法论治。处方如下：

麻黄 6g　　　　附子 12g　　　　细辛、甘草各 3g　　　　板蓝根 30g

1 剂见效，连夜又进 1 剂，则脉静身凉，再未复发。

阳虚表证发热：主证为发热恶寒，头痛腰痛，周身倦怠，舌淡青，脉沉细。外邪袭表，正邪相争，故发热恶寒；阳气不足，少阴有寒，故腰痛倦怠，舌淡青，脉沉细。治宜助阳解毒。方用麻黄附子细辛汤加味。

此类病证临床上屡见不鲜，多由肾阳不足，加之劳累过度，或入房，或遗精，或途逢大雨淋浴伤阳，或病未痊愈而肾气又伤之时，外邪乘虚入侵所形成。临床上以高热而欲近衣被，腰痛甚，虽发热而口不干渴，身困倦，舌淡青，表证明显而脉反沉为特点。张老认为，治疗此类病证，尽管盛夏，也可用麻辛附三味温经助阳，微发其汗，使外感之风寒得以表散，内伤之肾阳得以顾护，这样，补中有散，表散而无损于阳气，固阳而不碍解表，故不论冬夏，只要有是证，就可用是方。

（陈镜合，陈沛坚，程方，等．当代名老中医临证荟萃．广东：广东科技出版社，1987）

二、郭子光医案

[案例 1]　邹某某，女，55 岁。2000 年 6 月 13 日初诊。主诉：心悸、气短、头晕 1 月余，伴晕仆。病史：1 月前，因心悸、气短、时时头晕并晕倒 1 次而在

某医大附院作心电图、超声心动图等检查，诊断为"病态窦房结综合征，室性早搏"，给予阿托品等提高心率，并一再嘱其准备安装人工起搏器。患者因不愿安装而来求治。现证：头晕、畏寒、气短、心悸、胸中闷塞，说话多则有短气不续之感，心率每分钟40～50次，血压11.97/7.98kPa（90/60mmHg）。察其体质瘦弱，面色萎黄少华，精神欠佳，说话语言断续而清晰，四肢欠温，舌质淡嫩、苔白润，诊其脉迟缓而结代频繁。辨治：患者具有明显的脉迟结代以及气短、晕眩诸症，当属少阴病范畴，乃心阳不振，肾阳不足，气弱血寒，致使气血不相接续而引起。治疗上首先温通心肾，益气活血，使阳气通达而提高心率以治标；待证情稳定，再大力补肾阳以图治本，巩固疗效。第一步处方采用麻附细辛汤加味：麻黄12g，制附片20g（先熬1小时），细辛8g，当归15g，黄芪40g，红参15g，五味子12g，麦门冬20g，桂枝15g，羌活15g，丹参20g。浓煎，1日1剂，停服一切西药。

7月27日复诊：此前每周诊治1次，均以上方为基本方，症状很快改善，心率迅速提高，其间因早搏频繁，加入苦参30g后很快被控制，心率一直保持在每分钟60～70次，自觉一切良好。治疗期间还随身携药上青城山游览，1日上下山步行4～5公里，未发生任何不良感觉。察其精神佳，舌质红活、苔薄白润，脉息调匀，表明其阳气通达，寒气已去，气血和畅，似平人也。毕竟是患者未曾停药的表现，若骤然停药或更方，其病当反复，当转入益气养血活血稳搏为主的第二步治疗，仍以上方去麻黄、羌活，减附子、细辛量，加玉竹15g防其辛温燥热伤津，加淫羊藿20g，菟丝子15g以温补肾阳：红参15g，五味12g，麦门冬20g，黄芪40g，丹参20g，当归15g，桂枝15g，制附片15g（先熬），细辛6g，淫羊藿20g，菟丝子15g，玉竹15g。浓煎，1日1剂。至9月29日复诊，心率一直维持在每分钟62～78次之间，治疗再以前方去附片加入巴戟20g，又服10余剂后减细辛为5g，病情仍稳定。其间发生早搏1次，加苦参30g则被控制，乃以右归丸用巴戟易附片，加细辛5g通阳气，此为体现益气复脉、培元固本第三步治疗。嘱其逐步由3日2剂，减至2日1剂、3日1剂。未更方观察至半年后，病情仍稳定，嘱其逐步撤药。至今，病人情况一切良好。

按语

郭老认定窦性心动过缓的基本病机为少阴心肾阳气虚甚，阴寒凝结。因阳气虚而无力温动血脉，阴寒凝结又必致血脉瘀滞而阳气不能通达，从而产生上述诸症。然而，本病形成病机却较为复杂，既可由先天禀赋不足，又可由后天的多病变和多因素导致阳虚寒凝、脉气不畅而致。虽临床病机是围绕少阴心肾虚损为基础，但气虚气滞、阳虚寒凝、血虚精亏等病机常相互兼见。少阴心肾之虚，必及太阴脾肺之运，痰瘀阻滞当由此而生。少阴阳虚，进而太阳御邪之力，势必还易复感外邪，使脉气愈加难以恢复。说明形成本病的病机既有气虚阳损，又有阴虚血弱，终致阳虚不运，血虚失养，复因寒凝、痰阻、瘀滞等，造成复杂的病机结果。因有形之阴不能速生，无形之阳所当急固，故郭老指出，本病治疗始终要以益气温通为基础，但临床又要根据病变之标本缓急，在益气温通的基础上可分作三步治疗程序，循序渐进，方能收到更为满意之疗效。

第一步——益气温通提速法：本法常用于治疗的第一阶段，本阶段以病人的心率每分钟在50次以下为标志。脉可呈迟、缓、涩、结、代等象，常有心慌、气短、心悸、胸闷或痛、头晕目眩、甚或晕仆、面白无华、神疲乏力、畏寒肢冷、舌淡苔白等表现。病机虽复杂，但总以阳虚寒凝，心气推动无力最为突出，故治疗首当提高心跳速率。提速的关键在于辛通阳气，温化寒凝。处方常重用麻附细辛汤加味。振奋少阴阳气非大辛大热之附子莫属，细辛温散少阴之寒，配麻黄更具辛热透散寒凝之功。再加入黄芪、红参、羌活、桂枝等以增强益气温心、化瘀通脉之力，使临床收到更好疗效。

第二步——益气养血稳率法：本法常用于治疗的第二阶段，本阶段以病人的心率每分钟在55～70次或以上为标志。往往是第一阶段治疗有效，心率回升已2～3周，临床症状亦明显缓解，故治疗当转向以稳率为主。郭老常说，提率相对容易而稳率难，说明必须重视这一阶段的治疗，否则，前面的提率治疗有可能前功尽弃。虽阳气有所振奋，治疗仍须以益气温阳为基础，加上养阴益血活血之法。益气使气不虚而运血有力，而血为气之母，养血亦可益气，气血调和，阴阳相贯，运行有序，心搏自然稳定而病情方不易反复。临床用方可仍以前方合生脉饮加玉竹、黄精、丹参、当归等，适当减轻和减少辛热之品。

第三步——益气培元固本法：本法常用于治疗的第三阶段，本阶段以病人的心率已提升稳定在每分钟65～70次或以上为标志。治疗进入本阶段，病人一般已经过数月以上的治疗，诸证大减或无明显不适，但长期形成的影响心率的多种因素往往尚未完全消除，故治疗必须重视固本。由于心阳靠肾阳支撑，前贤郑钦安《医理真传》亦说："肾中真阳为君火之种，补真火即是壮君火也。"心君火旺，阳气不虚，阴霾自消，故固本之法当培补肾中元阳为主，并配合治疗宿疾及其他可导致心虚脉气不振之病机，以期彻底治愈本病。益气培元固本方药可考虑应用右归丸加淫羊藿、黄芪、丹参之类。

此外，还可在上述三步治疗程序中，若证情较重，心悸、头晕、心慌等症突出者，可加用成药心宝；气虚甚当用人参；若其人素有肝阳亢则麻黄慎用；若痰湿气滞，胸闷突出，苔腻者，酌加瓜蒌、薤白、郁金、菖蒲、半夏、白蔻等；若瘀滞重者，疼痛明显，面唇色黯或青紫，舌有瘀点，酌加延胡、蒲黄、赤芍药、降香、乳香、没药等；若寒甚者加干姜、淫羊藿等；若有化燥伤阴，舌红或舌尖红，时烦，口干，喜饮者，酌加麦门冬、玉竹、熟地黄、黄精、五味子等；若血压低者，可加升麻、柴胡；若心跳突然加快至每分钟 100 次以上者，去麻黄、细辛、桂枝等，减附子或减量至 5～10g，酌加生地黄、苦参、柏子仁、黄精、玉竹等。

［刘杨．郭子光教授对窦性心动过缓的三步辨治经验．四川中医，2005，23（9）：3－4］

［案例 2］ 胡某某，男，30 岁，工人。1994 年 4 月 7 日初诊。病史：1 年前因乏力、头晕、眼花、心前区隐痛，住我校附属医院，经心电图、超声心动图、阿托品试验，以及其他有关检查，诊断为"病态窦房结综合征"，原因未查明。常服用阿托品、沙丁胺醇（舒喘灵）等以缓解症状。近月来病情加重，有时心率 35～40 次/分，医院拟安置人工心脏起搏器治疗，患者因经济不便而来求治。现证：头晕眼花，疲乏无力（曾昏倒 1 次），心悸动，心前区隐痛，不能坚持工作，察其形体尚壮实，面色苍暗，神差懒言，四肢欠温，舌质淡苔白润，脉迟涩结代尚有力，脉率 45 次/分。辨治：脉迟结代尚有力，表明其寒凝血瘀是主要的，阳虚气弱在其次，治以祛寒活血，辅以益气之法，方用麻黄附子细辛汤加味：麻黄 10g，制附片 25g，细辛 5g，当归 20g，丹参 20g，黄芪 40g，上方服 5剂，脉率提升到 50～55 次/分，头晕、心悸、乏力和心前区隐痛消失，但出现口咽干燥，口苦，舌苔白少津等症状，是方中麻、辛、附等辛燥伤阴之象，乃加麦门冬、玉竹，又服 15 剂，脉率达到 60 次/分左右，脉象缓而有力，偶有结代，诸证缓解，参加半日轻工作。从 4 月 29 日起，改用右归丸加黄芪、丹参，温补心肾之阳气以治本，2 个月后恢复全日轻工作，随访半年余，间断服用右归丸，病情稳定。

按语

郭老认为：麻、辛、附、桂、芪等药，能显著地改善心功能，提高心率，从而迅速缓解胸闷、心悸、头晕、乏力等症状，但因其辛燥发散之性，祛寒的同时又易伤阴燥火或动汗，往往不能久用，郭老在临床中体会，若加入麦门冬、玉竹、五味子、黄芪之类，则可防其弊而使疗效稳定。

［郭子光．心律失常的凭脉辨治．成都中医药大学学报，1996，19（1）：8－13］

三、裘沛然医案

［案例］ 钱某，男，30 岁。1974 年 9 月 26 日初诊。3 日来发热恶寒，下利清稀，继则神情昏愦似寐，四肢清冷，脉重按不至，血压 4.0/0kPa，少阴病已见亡阳之象。《伤寒论》有"脉不至者，灸少阴七壮"之文。因遵经旨灸足少阴经原穴太溪，艾炷直接灸五壮，灸后 10min 而脉出，血压升至 13.3/6.7kPa。神气

已振，下利亦减，惟发热又起，乃予麻黄附子细辛汤加甘草：

麻黄6g，细辛9g，熟附子块9g，炙甘草9g，服1剂而热退，诸证均除。

患者开始得病即有发热恶寒、下利清稀、四肢逆冷之症，本是太阳、少阴二经表里俱病之证。由于下利清稀，又进一步导致正气暴虚，元阳衰竭，脉气不能接续，出现两脉重按不至，血压下降的虚脱危证。根据急则救里之法和少阴病脉不至可灸之旨，故急灸其足少阴肾经之原穴太溪，以通阳复脉。宋代医家许叔微曾有"趺阳胃脉定生死，太溪肾脉为根蒂"之说，因此急用大艾悬灸五壮于太溪穴，灸后仅10min果收脉出、利减之显效。由此证明后世有谓"六经非经络"之说的非是。患者灸后发热又起，是少阴阳气渐回，寒邪外出太阳之表现，故用麻黄附子细辛汤内服，以振奋阳气，外达寒邪。灸药并施，取效更捷。裘老治疗本案，遵《伤寒论》突出了经方用药少，配伍精，用之得当，其效甚好。

[王庆其. 裘沛然辨治少阴病的经验. 中国医药学报，1992，7（3）：35－38]

四、路志正医案

[案例] ①潘某，女，34岁。1996年9月23日初诊。咽痛喑哑，反复发作5年，复发4月余。

初诊：患者1971年因感冒引起急性咽喉炎，未予根治，即照旧上课，致每年辄发数次，发时咽喉疼痛、音哑1周左右，始逐渐恢复正常。近4月来，咽喉一直疼痛，音哑，语言难出，先后经数家医院确诊为"喉肌软化症"。曾用抗生素等西药，并用清热解毒，清咽利喉，清燥救肺等中药，效果不仅不显，反出现胸隔窒闷，纳呆脘痞，气短，后背怕冷，体重下降，尤以声音嘶哑，不能讲话，遂来诊。证见咽喉疼痛，音哑，不能讲话，以笔代口，胸隔窒闷，纳呆脘痞，气短，后背怕冷，舌体胖有齿痕、质淡、苔腻水滑，脉象沉细。中医诊断：喉喑，证属太少两感，本虚寒而少阴标热；西医诊断：喉肌软化症。治以温经散寒、涤热利咽法，麻黄附子细辛汤合大黄附子汤、甘草汤化裁。方药如下：

| 麻黄1.5g | 淡附子片（先煎）3g | 细辛0.3g | 生大黄1.5g |
| 青果12g | 半夏6g | | 生甘草3g |

2剂，日1剂，水煎服。

1996年9月25日二诊：药后胸隔得舒，背寒已除，声哑好转，少能发音，但仍不能说话，舌体胖有齿痕、质淡、苔腻水滑，脉象沉细。为标热得去，阴霾之邪有蠲除之势，肾阳有来复之机，既见小效，守法不更。上方去大黄，加沙苑子9g，以益肾气。14剂，水煎服，每日1剂。

1996年10月20日三诊：声哑明显减轻，发音较前稍高，能说简单语言，效不更方，仍以上方14剂，继服。惟经常感冒，乃阳虚所致，予补中益气丸6g，每日2次，先后服8袋。

1996年11月6日四诊：外感已解，气短亦轻，说话声音较前清晰，但身倦乏力，腰酸腿软，下肢浮肿，白带多而清稀，舌瘦质淡、苔薄白，脉来沉细尺弱。总属脾肾阳虚所致，治以温补脾肾，佐以利咽。方药如下：

党参9g	白术9g	附子（先煎）3g	淫羊藿8g
菟丝子9g	沙苑子9g	茯苓15g	山药9g
玉蝴蝶6g	蝉蜕9g		

5剂，日1剂，水煎服

针灸：左照海，针3分，用烧山火补法；右三阴交，针8分，廉泉，斜向舌根，针1寸。以平补平泻手法，共3针，留针5分钟。

为提高疗效，加速愈期，兼予针灸疗法。方中照海能滋肾利咽，引虚下行，三阴交能补益肝脾肾之经气，经气充盛则声音可复；廉泉为治失语要穴，取之收效更捷。

1996年11月11日五诊：声音清晰，说话正常，诸证向愈，再进上方5剂，以资巩固。追访至1998年未见复发。

按语

喉属肺系，为呼吸声音之门户。热邪、寒邪干之，均易引起失音等病变。肺热壅盛所致者，宜清肺泻热，热退则肺气清肃，声音自复，沈金鳌所谓"音声病，肺家火热证也，盖声哑者，莫不由于肺热"是也；由风寒外束而致者，当疏风散寒，使肺气得宣，气机调畅，音哑自愈，即朱丹溪所谓"风冷能令人卒失者"是也。但在临床证治中，因医者不察，喜清凉，失疏解，专以苦寒清热为事，致寒邪内闭，酿成"喉喑"重症，可不慎乎？至于肺燥伤阴，金破不鸣，劳嗽所致者，又当润肺生津，滋阴养血，随证而施，不可偏执。用麻黄附子细辛汤治"暴哑声不出"，张石顽颇有体验，他说："若暴哑声不出，咽痛异常，卒然而起，或欲咳而不能咳，或无痰，或清痰上溢，脉多弦紧或数疾无伦，此大寒犯肾也，麻黄附子辛汤温之，并以蜜制附子禽之，慎不可轻用寒凉之剂，二证寒热天渊，不可不辨也"。盖足少阴之经脉循喉咙，夹舌本，不仅肺为声音之门，而肾实为呼吸之根。如寒邪犯肾，多成此疾。本案病程虽久，但其病机与张氏所说不谋而合，系由误治引起，故路老以麻黄疏解在表之寒邪，附子细辛温散本经之虚寒，反佐大黄以清泻少阴之标热，配半夏以辛散开结，青果以利咽喉，甘草以甘缓守中。方虽辛温燥烈，但配伍得宜，有散寒解凝，宣肺发声之功，而无伤阴耗液之弊，药仅服用2剂，即见初效，阴寒得散，胸阳得振。证情好转之后，以补中益气，健脾温肾，针药兼施，以收全功。体现了路老运用经方博古贯今的博学与经验。

（贺兴东，翁维良，姚乃礼．当代名老中医典型医案集·五官科分册．北京：人民卫生出版社，2009）

[案例] ②患者，男，21 岁，1983 年 3 月 17 日初诊。病人两足跟疼痛 3 年，右膝关节疼痛 2 年，近 3 个月加重。曾经医院诊为"类风湿关节炎"，经治未效而来我院治疗。查血沉 45 mm/h，类风湿因子阳性，抗"0"200U。就诊时病人右胸锁关节、骶髂关节、双足跟疼痛明显，不红不肿，面色晦暗，两瞳孔散大，舌淡苔薄白，脉沉弦紧。细询其父母均年过花甲，病者系晚生子，先天不足，加之后天调养失宜，寒湿内侵，发为寒痹。五脏六腑之精皆上注于目，瞳仁属肾水所主，而腰骶、足跟皆足少阴肾经所过之处，治疗应从肾着眼，宜强腰固肾，散寒祛湿，用右归饮、麻黄附子细辛汤加减化裁。药用：

熟地黄 20g	淫羊藿 12g	鹿角霜 15g	狗脊 12g
桑寄生 15g	麻黄 3g	制附子 9g（先煎）	细辛 3g
桂枝 10g	制乌蛇肉 10g		

患者服药 7 剂，瞳神缩小，脉有缓象，病势似有起色。惟先天不足，较为难治，宜守方。遂将附子改为川乌，乌蛇肉加至 12g，增露蜂房 6g 以加强散寒通络之力。

服至 1983 年 4 月 14 日，用药又达 21 剂，关节痛减，类风湿因子阴性，血沉 20mm/h，遂减制川乌为 6g，加制何首乌 12g。

服药 10 剂，再增黄芪 15g，当归 9g，白芍药 30g，甘草 6g。调至 6 月初，疼痛大减，好转出院。

按语

本例患者病属寒痹，疼痛剧烈，而痛以腰骶、足跟为甚，瞳孔散大，系先天不足所致。故路老治以强腰固肾为主，兼以散寒除湿之法，选用经方右归饮、麻黄附子细辛汤加减化裁，而取效。后增益气和营调治，治病求本，守法 2 个月有余，好转出院。

（路志正．路志正医林集腋．北京：人民卫生出版社，2009）

五、颜德馨医案

[案例 1] 余某某，女，51 岁，工人，1982 年以来常感胸闷、胸痛，直迫咽喉，甚至昏厥，1985 年明确诊断为肥厚性心肌病。经中西药物治疗，均无显效而来求治。

初诊：形体丰腴，面色苍白，始而心悸，胸膈痞闷不舒，继之心痛阵作，自觉阴冷之气上冲，神萎乏力，夜分少寐，脉沉细，舌紫苔白。心肌为痰瘀交困，心阳失斡旋之职，气血流行受阻，脉络不通，遂成心痹之疾。用麻黄附子细辛汤加味以补心肾之阳，拯衰救逆。处方如下：

炙麻黄 6g	附子片 6g	细辛 4.5g	赤白芍药（各）9g
生山楂 9g	失笑散（包）9g	延胡索 9g	煅龙牡（先煎）各30g
桂枝 4.5g	炙甘草 4.5g	九香虫 2.4g	

二诊：1 个月来所患已有转机，胸闷胸痛减轻，脉沉亦起，但舌体偶有强直，苔白腻。温阳解凝初见疗效，仍用前方炙麻黄改为 9g，加麦门冬 9g，菖蒲 9g。

服药 2 个月，症势已呈苟安之局，能主持家务，面色亦转红润，头晕、心悸、胸闷、胸痛均减，遇劳后感胸痞。前方去麻黄加苍白术、黄芪继服之，随访半年，病情稳定，已恢复工作。

按语

颜教授对心血管疾病的治疗十分重视阳气的重要性，对《素问·生气通天论》所云："阳气者，若天与日，失其所致则折寿而不彰"和"气者返则生，不返则死"之说备加赞赏，强调温运阳气是治疗心血管疾病的重要法则，尤其对于一些危重的心血管病，更不可忽视温补阳气。麻黄附子细辛汤原治少阴感寒证，麻黄解寒，附子补阳，细辛温经，三者组方，补散兼施，历代医家称其为温经散寒之神剂，故依此治疗虚寒型的心血管病，确有疗效。本案方中麻黄用量独重，始用 6g，后加至 9g，与附子并施，内外协调，振奋已衰之肾阳，得效后则去之，此亦中病即止之义。方中用九香虫也乃别出机杼，因其能助肝肾亏损，有画龙点睛之趣。

（魏铁力．颜德馨教授治疗心血管疾病验案举隅．福建中医药，1995，26（5）：5-6）

[案例 2]　患者，女，51 岁，1996 年 10 月 6 日初诊。患肥厚性心肌病 15 年。反复胸闷、胸痛，甚则昏厥。诊见：面色苍白，形体肥胖，神疲乏力，心悸，胸膈痞满不舒，心痛阵作，自觉阴冷之气上冲，少寐，舌紫、苔白，脉沉细。西医诊断：肥厚性心肌病。中医诊断：胸痹，证属痰瘀交阻于心，心阳不振，气血脉络不畅。治宜温补心肾之阳，活血通络。处方如下：

炙麻黄、附子、炙甘草各 6g

山楂、失笑散（包煎）、延胡索、赤芍药、白芍药各 9g

煅龙骨（先煎）、煅牡蛎（先煎）各 30g　　　　细辛、桂枝、九香虫各 3g

每天 1 剂，水煎服。

二诊：服28剂后，胸闷、胸痛减轻，脉稍沉。病有转机，惟舌苔白腻，此乃温阳初见解凝之效，前方炙麻黄易为9g，加麦门冬、石菖蒲各9g。又服药2月，面色转红，头晕、心悸、胸闷、胸痛诸症均大减，遇劳后稍感胸闷，可持家务。前方去炙麻黄，加白术、黄芪继服。半年后随访，病情稳定。

按语

麻黄附子细辛汤为温经散寒之剂，原方用治少阴表里俱寒证，以麻黄散寒，附子温阳，细辛温经，3药组方补散兼施。本例胸痹乃痰瘀交阻，心阳不振，属虚寒型心血管病。颜教授以麻黄宣通心阳，附子温助肾阳，通阳温运并举，内外调治，使虚衰之阳振奋；在温阳基础上加失笑散、延胡索、赤芍药活血化瘀。诸药合用，使阳气振奋，痰瘀化解，气血运行，诸症自解。此乃颜老治疗经方活用之典范。

［王昀，颜乾麟，孔令越．颜德馨教授应用温阳法治疗心血管疾病经验介绍．新中医，2005，37（12）：17-18］

［案例3］　曹某，男，70岁。老年痰饮，喘咳气促，黄涎痰，面色潮红，下肢浮肿，胸胁胀满，心悸，舌质红紫、苔少欠津，脉弦略数。拟诊为慢支、支扩合并感染、肺心病、慢性心衰。适时其主治者认为，痰热壅肺为标，肾阳虚衰，气化无权为本，标本各异，清化痰热与温肾化气如何施治，举棋难定。延经颜老审脉论证，认为患者舌苔虽绛少津，但舌体肥，脉弦中见沉，症见下肢浮肿、心悸、尿短少，伴心烦、欲吐不吐等，此乃肾阳不足，肾为胃之关，气化无权，而致水气上凌于心，津气不能上承。虽有痰热之象，证属本虚标实，其本仍在肾阳虚损。颜老指出，寒极则死，阳回则生，治当温运，水气得化，诸症除矣。投以麻黄附子细辛汤少佐清疏之品，三帖。药后诸症顿退，舌质由红绛转为淡紫、苔光润有津，脉弦数转为沉弦，后以固本平喘之剂增易，调理而安。

按语

慢支、哮喘多能导致肺气肿、肺心病、心衰等症，此类病例，老年患者为多，且属上实下虚者多，故临床多以寒热互见，似非典型麻黄附子细辛汤证。颜老指出，饮病之因多为阳气式微，气化失司，临床可能兼有痰热或伤阴之象，仍应治其本，以振奋肾阳为主。振奋虚愈之阳气，于年老体虚咳喘痰饮久发不愈者，尤为相宜。颜老认为麻黄附子细辛汤中麻黄在此引经利肺定喘；附子益火温肾，配细辛直入少阴强心利尿；细辛温化痰饮，止咳平喘。本案例颜老用此方，亦合"温药和之"之旨。现代研究资料表明，麻黄能扩张冠脉，增加其流量，对心脏具有较强的兴奋作用。正鉴如此，颜老谆谆告诫，凡患严重器质性心脏病，脉数、心率过速者，切忌此方，或慎用此方。本案例若无经验胆识，定不敢投此方，由于辨证入扣，故纳药切底，获如鼓应捍之效。

（杨生超．颜德馨教授运用经方经验鳞爪．国医论坛，1995，05：22）

第五节　射干麻黄汤

本方主治痰饮郁结，气逆喘咳证，症见咳而上气，喉中有水鸡声，或胸膈满闷，或吐痰涎，苔白或腻，脉弦紧或沉紧。现代可用于治疗哮喘、小儿支气管炎、支气管哮喘、中老年人急慢性支气管炎、肺气肿、肺心病、过敏性鼻炎、皮肤瘙痒症等属上述证候者。

《千金方衍义》：上气而作水鸡声，乃是痰碍其气，气触其痰，风寒入肺之一验。故于小青龙方中，除桂心之热，芍药之收，甘草之缓，而加射干、紫菀、款冬花、大枣。专以麻黄、细辛发表，射干、五味下气，款冬花、紫菀润燥，半夏、生姜开痰，四法萃于一方，分解其邪，大枣运行脾津以和药性也。《金匮要略心典》：射干、紫菀、款冬花降逆气；麻黄、细辛、生姜发邪气；半夏消饮气。而以大枣安中，五味敛肺，恐劫散之药并伤及其正气也。

【方药】

射干十三枚（一云三两）　麻黄四两　生姜四两　细辛三两　紫菀三两　款冬花三两　五味子半斤　大枣七枚　半夏大者八枚（洗）

【用法】

上九味，以水一斗二升，先煮麻黄两沸，去上沫，内诸药，煮取三升，分温三服。（现代用法：水煎两次温服）。

【原文】

咳而上气，喉中水鸡声，射干麻黄汤主之。（肺痿肺痈咳嗽上气病脉证治第七·六）

【临证运用】

一、邓铁涛医案

［案例］　常某，女，56岁，2000年11月19日初诊。患哮喘30余年，加重4年。每年立冬后即复作。经某医院诊为慢性支气管炎，经治疗效不显。诊见：白天发作轻，晚上加重，哮喘，喉中哮鸣音，吐白痰，甚则汗出，影响睡眠。腰酸痛，畏寒怕冷，手足发凉，胃脘受凉则不适，舌稍紫尖边赤、苔薄稍黄，脉沉细弱。证为本虚标实。虚喘治肾，实喘治肺。拟温肺化饮法。处方如下：

射干、桂枝、白芍药、干姜、法半夏、款冬花、桃仁、苦杏仁各10g，炙甘草5g，补骨脂12g，细辛3g，炙麻黄、五味子各6g。5剂，每天1剂，水煎服。另嘱患者每晚嚼服核桃3枚，生姜3片，红参1片，久服有益肾敛肺化痰之功。

11月30日二诊：药后咳喘痰鸣大减，白天基本不发作，每晚21时至凌晨3时有咳喘，咽痒即咳嗽，甚则喘，喉中哮鸣音，仍畏寒怕冷，手足发凉，晨起口干，舌稍紫、苔薄白，脉沉弱。守温肺化饮之法继用。上方去桃仁、款冬花、补骨脂、法半夏，加紫苏子、白芥子各10g，姜半夏12g，炮附子5g。守方加减服10余剂，咳喘缓解，仍觉怕冷，嘱服金匮肾气丸调理。

经方因其配伍严谨、方简效宏，受到历代医家的推崇，临床屡收奇效。邓铁涛教授对经方素有研究，临床常以经方治疗难症，深有体会。本案患者患哮喘30余年，实为难治之证。邓老辨证属本案标实，选用射干麻黄汤，辨证精准，选药精良，多年顽疾得愈。

[杨利. 邓铁涛教授运用经方治验4则. 新中医，2004，36（6）：11－12]

第六节　小青龙加石膏汤

本方主治肺胀，咳而上气，烦躁而喘，脉浮者，心下有水。胁下痛引缺盆，其人常倚伏。《医宗金鉴》引李彣：心下有水，麻黄、桂枝发汗以泄水于外，半夏、干姜、细辛温中以散水于内，芍药、五味子收逆气以平肝，甘草益脾土以制水，加石膏以去烦躁，兼能解肌出汗也。

喻昌曰：前一方，麻黄汤中以桂杏易石膏，以脉大有热而加姜枣，则发散之力微而且缓也，后一方，小青龙汤中加入石膏，以证兼烦躁，虽宜汗散寒饮，犹防助热伤津也，越婢方中有石膏半夏二物，协力建功，石膏清热，藉辛热，亦能豁痰；半夏豁痰，藉辛凉亦能清热，前麦门冬汤方中下气止逆，全藉半夏入生津药中，此二方又藉半夏入清温剂中，仲景加减成方，无非化裁后学矣。

【方药】

麻黄　芍药　桂枝　细辛　甘草　干姜各三两　五味子　半夏各半升　石膏二两

【用法】

上九味，以水一斗，先煮麻黄，去上沫，内诸药，煮取三升。强人服一升，羸者减之，日三服，小儿服四合（现代用法：水煎两次温服）。

【原文】

肺胀，咳而上气，烦躁而喘，脉浮者，心下有水，小青龙加石膏汤主之。

（肺痿肺痈咳嗽上气病脉证治第七·十四）

【临证运用】

一、郭子光医案

［案例］　毛某，男，12 岁，学生。6 年前因受凉感寒，出现恶寒，发热，咳嗽等症，未曾服药，继而症状加重，更见喘促，当即去医院诊治，经服药症状缓解，后因故未继续医治。以后每次受凉均出现气喘、咳嗽、吐痰，甚则夜不能卧，一年四季经常发作，以冬季为甚。西医诊断为"支气管哮喘"。发作时一般用氨茶碱、四环素等方能缓解。此次因气温变化受凉而复发，症见咳嗽，吐痰黏稠，不易咳出，喘促有声，胸紧咽塞，夜间尤甚，不能平卧，喘鸣如拉锯，兼发热恶寒。1976 年 11 月 15 日来院就诊。检查：慢性病容，面色晦暗，精神疲乏。肌肉消瘦，喘息抬肩，张口呼吸，鼻微扇，流清涕，四肢不温，舌质红、苔薄白而滑，脉浮滑。双肺布满湿啰音、哮鸣音。此为外寒引动里饮，郁久化热之证。治宜解表除饮，清热平喘，方用小青龙加石膏汤。处方如下：

麻黄 10g	桂枝 10g	干姜 10g	细辛 6g
半夏 10g	白芍药 12g	石膏 24g	甘草 3g
五味子 6g			

服上方 1 剂症减，2 剂喘平咳止，双肺啰音消失。后以金水六君煎调理善后。

按语

本案属寒喘，而来诊之时咳嗽，吐痰黏稠，不易咳出，喘促有声，胸紧咽塞，已有入里化热现象，双肺满布湿啰音，郭老用小青龙加石膏汤解表清里，寒热兼治，故获良效。

［周天寒. 郭子光应用经方验案. 实用中医药杂志，1994，(1)：7］

第七节　麻黄加术汤

本方主治外感寒湿，恶寒发热，身体烦疼，无汗不渴，苔白腻，脉浮紧者。程知曰：此汤为湿家表散法也，身疼为湿，身烦为热，加白术于麻黄汤中，一以助其去湿，一以恐其过散，此治湿之正法也，发散方中加白术，又为张洁古王好古二人开法门。

历代医家对此方多有论述。《张氏医通》：用麻黄汤开发肌表，不得白术健运脾气，则湿热虽以汗泄，而水谷之气依然复为痰湿，流薄中外矣。然术必生用，若经炒焙，但有健脾之能而无祛湿之力矣。《成方便读》：方中用麻黄汤祛风以发表，即以白术除湿而固里，且麻黄汤内有白术，则虽发汗而不至多汗，而术得麻黄并可以行表里之湿，即两味足以治病。况又有桂枝和营达卫，助麻黄以发表；杏仁疏肺降气，导白术以宣中；更加甘草协和表里，使行者行，守者守，并行不悖。《古方新用》：方中以麻黄开汗孔以发汗，杏仁利气，甘草和中，桂枝从肌以达表。又恐大汗伤阴，寒去而湿不去，故加白术健脾生液以助除湿气，在发汗中又有缓汗之法。

【方药】

麻黄二两（去节）　　桂枝二两（去皮）　　甘草一两（炙）　　杏仁七十个（去皮尖）白术四两

【用法】

上五味，以水九升，先煮麻黄，减二升，去上沫，内诸药，煮取二升半，去滓，温取八合，覆取微似汗。（现代用法：水煎两次温服）。

【原文】

湿家身烦疼，可与麻黄加术汤，发其汗为宜，慎不可以火攻之。（痉湿暍病脉证第二·二十）

【临证运用】

路志正医案

[案例]　患者张某，女，45岁，2004年11月24日初诊。诉2年前因淋雨致关节酸痛沉重遍及周身、疼痛部位固定不移，而以两肩及指关节为著，有晨僵现象。经某医院检查，血沉43mm/h，类风湿因子阳性，诊断为"类风湿性关节炎"。予以布洛芬（芬必得）、双氯芬酸钠（瑞贝林）及中药数十剂，未见明显效果。刻诊：双肩关节酸痛加剧，周身困重，恶风寒而无汗，无发热，气短，纳呆，大便偏稀，舌淡红、苔白腻，脉濡而细数。治以祛风散寒，健脾除湿为法。方用麻黄加术汤合麻杏薏甘汤加味：麻黄3g，桂枝9g，杏仁9g，羌活9g，白术9g，薏苡仁12g，陈皮6g，半夏9g，甘草3g。1剂/天，水煎，分2次服。二诊：服上药4剂，微汗出，恶寒除，疼痛稍减。但虑患病两载，脾虚湿困、气血已衰，原方去陈皮、半夏，加黄芪15g，五爪龙20g，防风12g，防己12g，炒谷芽20g，炒麦芽20g。1剂/天，共7剂。三诊：关节疼痛显著减轻，晨僵现象已不明显，纳食增加，大便成形，舌淡红、苔薄白腻，脉弦细。上方略有进退，进60余剂，诸症消失，血沉15mm/h，类风湿因子阴性。随访1年未复发。

本案患关节痛处固定不移、沉重酸痛，此乃湿邪为患所致，当为着痹。因病已2年，久病必虚，又脾恶湿，湿胜则伤脾，故气短、纳呆不饥。恶风寒乃表证之象。《金匮要略·痉湿暍病脉证治第二》云："湿家身烦痛，可与麻黄加术汤发其汗为宜……"。"病者一身尽痛，发热，日晡所剧者，名风湿。此病伤于汗出当风，或久伤取冷所致也。可与麻黄杏仁薏苡甘草汤。"本案与《金匮要略》所述主症相符，故路老选二方加减，以祛风散寒、健脾除湿。患者诸症消失，顽疾得愈。由此可见路老用经方治病的辨证技巧。

［高社光，刘建设. 路志正教授运用经方治疗风湿类病经验. 世界中西医结合杂志，2006，1（3）：130－133］

第三章　葛根汤类

《伤寒论》中葛根汤类方有三方，即葛根汤、葛根加半夏汤、葛根黄芩黄连汤。其中葛根汤治太阳伤寒无汗、项背强几几，又治二阳合病的必自下利，以及缘缘面赤、额头作痛、发热恶寒的阳明经证。葛根加半夏汤，治二阳合病，不下利但呕的胃气上逆证。葛根黄芩黄连汤则治三表七里的协热下利与喘而汗出等证。由此而论，葛根汤治下利，功在于升；加半夏治呕，既升且降；加芩连治协热利，则又功在于清。此类方剂在临床中应用很广泛，先将国医大师们在临床中对于此类方剂的应用情况详述于下。

葛根黄芩黄连汤

本方主治伤寒表证未解，误下以致邪陷阳明引起的热利，因此泻下之物臭秽，肛门有灼热感。此时表证未解，里热已炽，故见身热口渴，胸脘烦热，苔黄脉数等症；里热上蒸于肺则作喘，外蒸于肌表则汗出。治宜外解肌表之邪，内清肠胃之热。方中重用葛根为君药，既能解表清热，又能升发脾胃清阳之气而治下利，柯琴谓其"气轻质重"，"先煎葛根而后纳诸药"，则"解肌之力优，而清中之气锐"。配伍苦寒之黄芩、黄连为臣，其性寒能清胃肠之热，味苦燥胃肠之湿，如此则表解里和，身热下利诸症可愈。甘草甘缓和中，并协调诸药为佐使。共成解表清里之剂。

本方虽属表里同治之剂，但以清理热为主，正如尤怡所谓："其邪陷于里者十之七，而留于表者十之三"。由于葛根能清热止利，汪昂称之"为治泻主药"，故本方对泄泻、痢疾，属于里热引起者，皆可应用。

此方在《伤寒论》中主治外感表证未解，热邪入里。身热，下利臭秽，肛门有灼热感，胸脘烦热，口干作渴，喘而汗出，苔黄脉数。

【方药】

葛根半斤　甘草二两（炙）　　黄芩三两　黄连三两

【用法】

上四味，以水八升，先煮葛根，减二升，内诸药，煮取二升，去滓，分温再服。(现代用法：水煎两次温服)。

【原文】

太阳病，桂枝证，医反下之，利遂不止。脉促者，表未解也，喘而汗出者，葛根黄芩黄连汤主之。(34)

【临证运用】

张灿玾医案

[案例] 宁某某，男，中年。

因饮食不当，突发泄泻，肛门灼热，口渴，身热，小便黄赤，舌红苔黄，脉沉数。此食有不洁之物，乱于肠胃，使仓廪之官，顿失所司，水谷齐下，秽恶并出，急当以苦寒直折，以清解阳明之热。处方如下：

| 黄连二钱 | 黄芩二钱 | 葛根二钱 | 白芍药三钱 |
| 广木香一钱 | 生甘草一钱 | | |

水煎，温服。

复诊：服上方1剂后，泄泻即轻，2剂病即愈。

按语

(引原按) 本案系热泻也，方用葛根黄芩黄连汤加味。本方原出《伤寒论·太阳病中篇》，本治"太阳病桂枝证，医反下之，利遂不止……。"然用于热泻，效颇佳。方中以芩、连为君，苦寒直折，以灭其火焰，葛根可解肌热，升津液，今加白芍配甘草，解痉急，缓腹痛，另外加木香利气而不伤气，以防秽恶之滞留不除。患者仅服二剂即愈，正可谓一剂知，二剂已。盖仲景留诸经典药方，选用得当，收效甚速。

(张灿玾.张灿玾医论医案纂要.北京：科学出版社，2009)

第四章　柴胡汤类

柴胡汤类方共有 7 方，其中应以小柴胡汤为代表。小柴胡汤是和解少阳邪热的主方。以口苦、咽干、目眩、心烦喜呕、往来寒热、胸胁苦满、默默不欲饮食、脉弦、舌苔白滑为主证。若在此基础上，兼太阳之表不解，而发热恶寒，四肢关节烦疼，呕而心下支结者则用柴胡桂枝汤；兼阳明腑实，大便秘结，心下急，呕不止的，则用大柴胡汤；若但发潮热，而又胃气不和者，则用柴胡加芒硝汤；若兼见太阴里寒，气化不行而见口渴不呕，小便不利，胸满微结，但头汗出等证，则用柴胡桂枝干姜汤；若兼见谵语烦躁，惊恐不安，小便不利，周身困重，难以转侧等证者则用柴胡加龙骨牡蛎汤；若因阳气内郁，肝胆疏泄不行，而见手足厥冷，胸胁苦满，心下痞塞，下利后重等证，则用四逆散。柴胡汤类方剂，其组方也有一定规律可循。小柴胡汤由柴胡、黄芩、人参、法半夏、生姜、大枣、炙甘草所组成，若与桂枝汤同用取其剂量则成柴胡桂枝汤；兼与小承气加减化裁则成大柴胡汤；小柴胡汤取三分之一剂量再加芒硝则成柴胡加芒硝汤；小柴胡汤减半夏、人参、生姜、大枣，加桂枝、干姜、牡蛎、栝蒌根即为柴胡桂枝干姜汤；若去甘草加桂枝、茯苓、大黄、龙骨、牡蛎、铅丹，则成柴胡加龙骨牡蛎汤；去参、夏、姜、芩加入枳实、芍药则为透解郁热，疏肝理脾的四逆散。柴胡汤类方的方剂，久被广大医家所重视，临床上常用的有小柴胡汤，柴胡桂枝汤，大柴胡汤，柴胡加龙骨牡蛎汤及四逆散。

第一节　小柴胡汤

少阳经病证表现为三焦经以及胆经的病证。少阳病证，邪不在表，也不在里，汗、吐、下三法均不适宜，只有采用和解方法。

小柴胡汤为少阳证的主方，方中柴胡透解邪热，疏达经气；黄芩清泄邪热；法夏和胃降逆；人参、炙甘草扶助正气，抵抗病邪；生姜、大枣和胃气，生津。使用以上方剂后，可使邪气得解，少阳得和，上焦得通，津液得下，胃气得和，有汗出热解之功效。本方由三组药物组成。一组柴胡配黄芩，柴胡微苦寒，感一阳春升之气而生，能直入少阳，升足少阳之清气，既解少阳经中之邪，又能疏利肝胆气机而推动六腑之气，具有推陈致新的作用；黄芩苦寒，善于清泄少阳胆腑火热。柴芩相配，一升一降，经腑同治，能使少阳气郁得达，火郁得发，郁开气活，则枢机自利。二是生姜配半夏，既能和胃止呕，又因为姜、夏味辛能散，有助于柴胡疏解少阳之郁滞。三是人参、大枣与甘草相配，味甘补中，一方面能鼓舞胃气以助少阳枢转之力，另一方面还能预补脾胃之气，以杜绝少阳邪气内传之路。

全方既有祛邪之品，又有扶正之药，集寒热补泻于一体之中，具有升达少阳生气，疏解肝胆气郁的作用，能开郁调气而利升降出入之枢，枢转气活，则内外上下、表里阴阳之气得以通达和利，气血津液随之周流而布达于身形各部，从而气机调畅，脏腑安和。因此，小柴胡汤具解郁利枢之能，有推陈致新之功，善开少阳气郁枢机之用。所以，小柴胡汤为和解少阳枢机之剂，实乃仲景开郁利气之首方。

此方在《伤寒论》中主治少阳病证。邪在半表半里，症见往来寒热，胸胁苦满，嘿嘿不欲饮食，心烦喜呕，口苦，咽干，目眩，舌苔薄白，脉弦者。另主治妇人伤寒，热入血室。经水适断，寒热发作有时；或疟疾，黄疸等内伤杂病而见以上少阳病证者。

【方药】

柴胡半斤　黄芩三两　人参三两　半夏半升（洗）　　甘草（炙）、生姜各三两（切）　大枣十二枚（擘）

【用法】

上七味，以水一斗二升，煮取六升，去滓，再煎取三升，温服一升，日三服。（现代用法：水煎两次温服）。

【原文】

伤寒五六日，中风，往来寒热，胸胁苦满，嘿嘿不欲饮食，心烦喜呕，或胸中烦而不呕，或渴，或腹中痛，或胁下痞硬，或心下悸、小便不利，或不渴、身有微热，或咳者，小柴胡汤主之。(96)

血弱气尽，腠理开，邪气因入，与正气相搏，结于胁下。正邪分争，往来寒热，休作有时，嘿嘿不欲饮食，藏府相连，其痛必下，邪高痛下，故使呕也，小柴胡汤主之。服柴胡汤已，渴者属阳明，以法治之。(97)

得病六七日，脉迟浮弱，恶风寒，手足温，医二三下之，不能食，而胁下满痛，面目及身黄，颈项强，小便难者，与柴胡汤，后必下重。本渴饮水而呕者，柴胡不中与也，食谷者哕。(98)

伤寒四五日，身热恶风，颈项强，胁下满，手足温而渴者，小柴胡汤主之。(99)

伤寒，阳脉涩，阴脉弦，法当腹中急痛，先与小建中汤，不瘥者，小柴胡汤主之。(100)

伤寒中凤，有柴胡证，但见一证便是，不必悉具。凡柴胡汤证而下之，若柴胡汤证不罢者，复与柴胡汤，必蒸蒸而振，却发热汗出而解。(101)

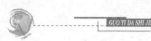
妇人中风七八日，续得寒热，发作有时，经水适断者，此为热入血室。其血必结，故使如疟状，发作有时，小柴胡汤主之。(144)

伤寒五六日，头汗出，微恶寒，手足冷，心下满，口不欲食，大便硬，脉细者，此为阳微结，必有表，复有里也。脉沉，亦在里也。汗出，为阳微。仅令纯阴结，不得复有外证，悉入在里，此为半在里半在外也。脉虽沉紧，不得为少阴病。所以然者，阴不得有汗，今头汗出，故知非少阴也。可与小柴胡汤。设不了了者，得屎而解。(148)

阳明病，发潮热，大便溏，小便自可，胸胁满不去者，与小柴胡汤。(229)

阳明病，胁下硬满，不大便而呕，舌上白苔者，可与小柴胡汤。上焦得通，津液得下，胃气因和，身濈然汗出而解。(230)

阳明中风，脉弦浮大，而短气，腹部满，胁下及心痛，久按之气不通，鼻干，不得汗，嗜卧，一身及目悉黄，小便难，有潮热，时时哕，耳前后肿。刺之小差，外不解。病过十日，脉续浮者，与小柴胡汤。(231)

本太阳病不解，转入少阳者，胁下硬满，干呕不能食，往来寒热。尚未吐下，脉沉紧者，与小柴胡汤。(266)

呕而发热者，小柴胡汤主之。(378)

伤寒差以后，更发热，小柴胡汤主之。脉浮者，以汗解之；脉沉实者，以下解之。(393)

【临证运用】

一、张琪医案

[案例] 刘某，女，56岁，2005年5月5日初诊。主诉：低热10余天。患者2周前因受凉后高烧，静脉滴注抗生素（药物不详）。3天后体温下降，仍有低热，体温最高38℃。现患者自觉咳嗽，痰量不多。体温波动在37～38℃之间。出汗，纳可，二便调。舌红、苔白，脉缓。张老认为，患者是在外感高热多日后出现的低热，目前已无外感表证，热邪停留于半表半里，少阳枢机不利，故发低热。拟方小柴胡汤加减，清热和解。处方如下：

柴胡6g	酒黄芩6g	太子参15g	陈皮10g
青蒿10g	地骨皮10g	茯苓12g	麦门冬10g
大枣4枚	炙甘草6g	炙黄芪10g	牡丹皮10g
连翘10g	薄荷5g（后下）		

7剂，每日1剂，水煎服。

2005年5月12日复诊，患者诉，服第3剂中药时即不再发热，但自觉腰痛乏力。继服前方加当归6g，熟地黄12g，玉竹12g，10剂，以资巩固。

按语

张老认为，该患者属气分有热，未入血分。无寒热表证，热在半表半里，故以小柴胡汤加减。方中柴胡为表药，黄芩为里药，半夏先降后升。用柴胡、黄芩、半夏祛邪，用太子参、黄芪、生姜、甘草、大枣甘温以扶正。加青蒿、地骨皮、牡丹皮清虚热，麦门冬、玉竹、熟地黄黄养阴清热，扶正与祛邪并用，共成和解之剂。达到药到病除之效果。

（曹洪欣．张琪教授运用经方治疗肾病的经验．黑龙江中医药，1991，03：1-2）

二、任继学医案

[案例] 李某某，女性，26岁，扶余三岔河人。既往无任何疾患。主诉：眩晕、头胀，夜卧多梦，时有整夜不寐、胸腹不畅，多怒心烦，时有口苦，胃呆欲吐，时有欲哭，溺黄便燥，月经失常，色泽紫黑，量中等。检查：体格与营养一般，精神烦闷状，面红，两目淡青色、有神采，鼻头色泽无异常变化，口唇青白，舌红苔薄白而滑，胸腹与四肢均正常，呼吸平匀，声音正常，脉象沉弦有力，诊断为不寐。取疏肝镇逆之法，以达枢机之用。方用小柴胡汤加减：

醋柴胡10g	黄芩10g	姜半夏10g	生龙骨50g
生地黄30g	夜交藤30g	陈皮10g	

每日1剂，水煎服，

以此方加减治疗1个月左右而告愈。

按语

本证实属郁怒不解而动肝。肝郁气滞而木气不达，少阳枢机不发，肝魂不潜，魂离其宅而成。法取疏肝镇逆，以达枢机之用。任老以柴胡、黄芩、姜半夏、陈皮疏肝解郁以达其枢机，龙骨镇其冲逆，生地黄、夜交藤滋其阴体、安其魂宅。诸药合用共达气机通利，本固魂归之目的。

（南征，任喜尧．任继学教授医案选．吉林中医药，1987，02：5）

三、李玉奇医案

[案例] 陈某某，女，30岁。2006年8月3日初诊。主诉：进食哽噎不顺1年，加重1周。患者自述1年前开始出现进食哽噎不顺，以汤水送服可缓解，但日久症状加重，进而出现吞咽困难不欲进食，患者就诊于沈阳军区总医院，经查诊为"食管贲门失弛缓症"，3个月前给予球囊扩张术治疗症状得以缓解。然近日症状再次反复，患者经人介绍来诊。症见吞咽进食哽噎不顺，伴纳差，胸中烦闷，4~5天排便1次。舌薄、质淡红、花剥苔，脉弦细兼数。望面色少华，

形瘦，精神尚可。诊为"噎膈－痰气郁阻证"，治以行气化痰解郁之法，予小柴胡汤加减：柴胡 15g，西洋参 10g，半夏 10g，黄芩 15g，生姜 15g，大枣 15g，郁李仁 10g，甘草 15g，沉香 10g，桃仁 15g，蚕沙 15g。

6 剂汤药后，二诊，患者自述吞咽进食较顺畅，时伴有嗳气，排便 3 日 1 次。查：舌淡红、花剥苔，脉弦细。前方去甘草加昆布 15g，紫苏梗 15g，加强行气解郁之功。

12 剂汤药后，患者无吞咽困难，纳食改善，二便恢复正常，病情基本痊愈。

按语

　　食管贲门失弛缓症是以食管神经肌肉功能障碍引起的食管运动障碍性疾病。以食管下段括约肌松弛障碍，食管体部缺乏蠕动性收缩为特点，而食管本身无任何器质性狭窄的病变，因此被认为是神经源性疾病。从中医来看，本病可归属于"噎膈"范畴，可因忧思伤脾，郁怒伤肝，酒食伤胃致气郁、痰阻、血瘀为患。气郁可致肝气不疏，胃气不降，饮食不下；痰阻可因肝郁乘脾，脾虚生痰，痰浊壅塞，上下不通而见进食困难；气郁日久，血行不畅，久之积而成瘀，瘀生内热，伤津耗液，燥结食管而见饥不欲食。患者自述无明确发病诱因，但天气寒冷、饮食寒凉、忧思郁怒往往可以加重病情，故从本例来看，患者尚属疾病早期，此乃痰气互结为患，痰气交阻，郁结上、中二焦，胃失和降，故见此证。

　　小柴胡汤出自张仲景的《伤寒论》，为治疗少阳病证之代表方剂。原文 96 条云："伤寒五六日，中风，往来寒热，胸胁苦满，嘿嘿不欲饮食，心烦喜呕，或胸中烦而不呕，或渴，或腹中痛，或胁下痞硬，或心下悸、小便不利，或不渴，身有微热，或咳者，小柴胡汤主之。"本方适用于伤寒中风，邪入少阳，枢机不利，半表半里之证。而李老选用此方治疗食管贲门失弛缓症又意在何处呢？其一，从病位来说，本病病在食管，属胃气所主，与肝脾相关。上开口于咽喉，下通于胃肠，为表里交界之通道，故食管病变恰归属于半表半里之位。其二，患者以胸中苦满，吞咽困难，嘿嘿不欲饮食，胸中烦而不呕，大便秘结为主症。少阳经布于胸胁，胆气郁结则嘿嘿，气郁化火则扰心，且见胸中烦闷，此为少阳经输之证。淡红舌，弦细脉为肝郁之征，脉象兼数为痰火内结；花剥苔乃胃气受损，阴液耗伤之象。正所谓有柴胡证，但见一证便是，不必悉具。这恰是领悟经方的精髓所在。本方以小柴胡汤组方，柴胡与黄芩相配，一为疏泄胆气，一为清泄胆热，二药相配一疏一清和解少阳郁热，使气郁得达，火郁得发，为方中主药；半夏配生姜和胃降逆，化痰散结行气滞之郁；西洋参伍大枣、甘草健脾益气，生津润燥，助食物下行，润滑食管；蚕沙祛风除湿，活血解痉以利通降；桃仁活血破瘀，通关散结，与郁李仁相伍润肠通便，配合沉香降气归原，通利三焦。李老以其敏锐的辨证思维，独特的遣方用药，在参详前贤的理论基础上不断丰富发展了中医理论，不仅继承了中医的精华，且形成了现代中医诊疗特色。

（王辉．李玉奇教授以小柴胡汤治疗食管贲门失弛缓症验案 1 例．辽宁中医药大学学报，2010，02：121 - 122）

四、李振华医案

[案例] 赵某，男，30 岁。于 2006 年 11 月 25 日初诊。患者自述持续高热（38 ~ 39.5℃）3 月余。3 个月前因感冒随之出现高热，先后在各大医院住院，中西药治疗，高热不退，亦未查出病因，近 1 周亦见咳嗽有痰，来郑州向李老求诊。即诊见症：发热，恶心，不欲饮食，食后欲吐，倦怠乏力，精神欠佳；睡眠亦可，大便尚可，饮冷易泄，小便浑浊。舌质稍红、舌体稍胖大、舌苔白腻，脉弦滑。证属少阳经脉经气不疏，肝胃不和，郁而化热。治宜疏肝解郁，调和肝脾，宣泄郁热。方选小柴胡汤辨证加减：

柴胡 10g	黄芩 10g	旱半夏 10g	党参 12g
川厚朴 10g	知母 12g	藿香 10g	葛根 15g
鳖甲 15g	牡蛎 15g	白豆蔻 10g	甘草 3g
生姜 5 片	大枣 5 个		

二诊，上方服 3 剂后，体温由 38 ~ 39℃降至 37.4℃左右。咳嗽、吐痰、恶心、呕吐症状消失。现精神状态好，但仍感乏力，纳寐大小便正常。舌质稍红、舌体稍胖大、舌苔正常，脉弦。上方葛根减为 12g，去藿香、白蔻仁，加香附 10g，砂仁 8g，黄芪 12g。

三诊，上方服 4 剂后，精神好。现上午体温 37.1℃左右，下午 38 ~ 38.7℃之间，晚间自感体温尚可。舌质稍红、舌体稍胖大、舌苔正常。上方去藿香、白蔻仁，加青皮 10g。

四诊，上方服 3 剂后，精神好，体温上午 36.5 ~ 37.3℃，下午 37.4 ~ 37.7℃。舌质稍红、舌体正常、舌苔正常，脉弦数。方药如下：

柴胡 10g	黄芩 10g	旱半夏 10g	党参 15g
知母 15g	川厚朴 10g	葛根 15g	桂枝 6g
白芍药 12g	青皮 10g	黄芪 15g	甘草 3g
鳖甲 15g	牡蛎 15g		

五诊，服上方 4 剂后，体温正常，精神、饮食均好，诸证悉平。药用下方以巩固治疗：辽沙参 15g，白芍药 12g，桂枝 5g，当归 10g，陈皮 10g，川厚朴 10g，知母 12g，天花粉 12g，焦三仙各 12g，黄芪 15g，党参 15g，鳖甲 15g，青皮 10g，甘草 3g。上方继服 10 剂后停药，2 个月后随访，病未复发。

按语

少阳证的基本病机为邪犯少阳，郁而化热化燥，气机不畅，枢机不运，三焦气机阻滞而致邪无出路，郁闭于内。根据少阳证的病理表现，结合少阳病主证的临床表现，以小柴胡汤为主方，结合临床各种症状进行加减化裁，突出主证作为辨证依据，这是李老的独到之处和辨证特色。临证时不能以发热时间长短而判定为外感发热还是内伤发热，而以其主证为判定依据。若外感后数日不愈，即见发热恶寒等太阳表证，又兼有欲呕，心下撑闷不舒等少阳证，而太阳证和少阳证又各居一半时，可用小柴胡汤合桂枝汤加减。又因此患者已发热3个多月，每次均为先恶寒而后发热，脉不浮不沉，说明邪不在表，又未深入，与温病邪伏表里分界之膜原也颇为相似，所以在治疗时李老亦结合温病学说加以辨证论治，方中知母、芍药、黄芩也具达原饮之意。小柴胡汤的临床运用和加减化裁在少阳证的治疗中做了充分的体现，其治疗范围不仅仅限于"往来寒热，胸胁苦满，嘿嘿不欲饮食，心烦喜呕，以及口苦，咽干，目眩也"的少阳证的提纲中诸症，其他诸如发热性疾病、内伤杂病等，均能应用。正如《伤寒论》101条"伤寒中风，有柴胡汤证，但见一证便是，不必悉具"。本病例既说明了经方在临床辨证治疗中具有稳定的治疗效果，也体现了李老抓主证"发热、喜呕、不欲食以及高热不退"的辨证特色。同时辨证分析，灵活用药，伤寒与温病学互相参验，师古而不泥，为我们在临床治疗疾病时提供了一个可资借鉴的辨证思路。

[罗艳玲. 李振华教授辨治少阳病证经验. 世界中西医结合杂志，2007，2 (6)：313 –314]

五、李辅仁医案

[案例] 某男，68 岁，1992 年7 月16 日就诊。患者7 天来因高热39.4℃入某院，诊断为上感发烧。曾用攻下药及清热解毒药物治疗，病不解，反烦躁，寒热往来，小腿凉痛，头身疼痛，咽干呕恶，口苦便溏。李老辨证为外感热病误下致使病邪未解，邪入少阳。治宜和解少阳，调和营卫治之。

柴胡 10g，黄芩 10g，清半夏 10g，桂枝 5g，板蓝根 30g，连翘 10g，厚朴花 5g，蔓荆子 10g，芦茅根各 10g，生姜 2 片，红枣 10g，甘草 3g，羚羊粉 0.3g （分冲）。

1 剂药后，热退身舒，2 剂减去羚羊粉，下肢凉痛已除，周身舒适，诸症均除，又续 2 剂，巩固治疗，获愈出院。

按语

李老以经方小柴胡汤和解少阳，连翘、蔓荆子配伍治疗风热头痛，板蓝根、芦茅根、厚朴花清热利咽，理气化湿，少用桂枝以调和营卫，解肌温通，故下肢凉痛顿除。

李老认为外感热病常由六淫、疫病、温毒等外邪所诱发，指出外感热病必须掌握季节，即六个气候和四个季节的变化。他治疗外感热病重视辨其表里、寒热、虚实及具体年龄、体质。病在表，不可只知发汗，还要注意清里，而更重要的是要辨明清里和解表用药的比例，邪在卫、气，治之较易；邪入营血病情严重；热邪在卫分时间很短，极易及气分，一旦邪留气分，应速清解，否则病邪入里，耗伤津液正气。外感病在表阶段，宜速清解之，若误下，则犯虚虚之戒。

[刘毅. 李辅仁学术特点. 山东中医学院学报，1993，5（17）：22 –24]

六、张灿玾医案

［案例1］ 孙某，女，中年。患者初因感冒，发热恶寒，头痛、身痛，不曾及时治疗，身热不退，适值经来，有往来寒热之状，夜间忽作谵语，舌红苔微黄，大便不干，脉弦数，此为热入血室也，遂仿仲景先生方义，以小柴胡汤治之。处方如下：

柴胡三钱	黄芩三钱	制半夏三钱	党参三钱
甘草三钱	生姜三片	大枣三枚（去核）	

水煎，温服。

服1剂后，证候减轻，身热稍退，按方继服1剂，身津津汗出，诸症悉减，再服1剂，热退身安，经水如常，无他变，遂停药，以饮食调养而康复。

按语

（引原按）仲景先生《金匮要略·妇人杂病篇》，有热入血室证4条，其一用小柴胡汤，以其有寒热有时，如疟状之证，其一云经水适来，昼日明了暮则谵语，如见鬼状，"治之，无犯胃气及上二焦，必自愈。"不曾言方。注家众说不一，余二条均用刺期门法，一者曰胸胁满如结胸状谵语者；一者曰阳明病下血谵语者。详本案与上述4条，均不是完全一致，然有经水适来，寒热往来，谵语之证，可断为热入血室无疑，故张老用小柴胡汤取治而愈。是则治热入血室之证，不可拘于经水适来适断，一者辨其外证，一者血之结与未结，辨证用药，不可拘于经文。此乃张老经方活用之一斑。

（张灿玾. 张灿玾医论医案纂要. 北京：科学出版社，2009）

［案例2］ 张某，女，成年。产后外感，发热恶寒，微咳，二便正常，无产后杂证，舌红苔薄白，脉浮数。此新产后，气血虚弱，偶感风寒，虽非重症，然已入少阳，治当以小柴胡汤方加减，以和解之。处方如下：

柴胡三钱	黄芩二钱	制半夏三钱	党参三钱
干姜一钱	五味子一钱	生甘草一钱	

水煎，温服。

不曾复诊，不知愈否，数年后因患别病再来求诊，始告知当日仅服用头煎，全身微汗，起后，霍然若失，不曾再服二煎，即愈。故自云服半剂药便愈。

（引原按）此在仲景《伤寒论·太阳上篇》桂枝汤方，亦有明训。详该本言煎取三升，每服一升，"若一服汗出病瘥，停后服，不必尽剂。"本病案，正合此意。

小柴胡汤方，后世虽入和解剂，然《伤寒论》104 条曾云："先宜服小柴胡汤以解外。"在阳明篇 230 条，用小柴胡汤亦云："身濈然汗出而解。"是知用小柴胡汤，亦当求其汗解，为邪求去路也。又仲景治风寒犯肺而咳者，每以干姜、五味子合用，详干姜之辛以散，五味子之酸以敛，正以应肺气开阖之机。故风寒袭肺而犯肺者，不论新久，用之咸宜。张老治病，用经方，仿仲景，每获奇效。

（张灿玾. 张灿玾医论医案纂要. 北京：科学出版社，2009）

［案例 3］ 王某某，男，中年。

昔有慢性咳病，偶因伤风，咳嗽有加，无痰，寒热往来，无汗，胁部刺痛，大小便正常，面容憔悴，食少乏力，舌红苔白薄，脉浮弦而数。此旧日患咳，肺气本虚，复因外感，外邪束于皮毛，则肺气尤为不畅，病及足太阳及足少阳两经为患矣，故寒热发，胁痛作。当和解少阳，轻开肺气，则气行可畅，枢机可运矣。处方如下：

柴胡三钱	黄芩一钱	制半夏二钱	陈皮二钱
茯苓二钱	枳壳一钱	桔梗一钱	麦门冬三钱
川贝二钱	沙参三钱	生甘草一钱	

水煎，温服。

复诊：服上药 1 剂便知，诸证均减，脉亦不数，惟浮而无力，遂继服 2 剂而愈。

（引原按）本案张老遵仲景小柴胡汤之旨，以小柴胡汤为主者，和解少阳也，以沙参易人参者，以气阴两虚，再加麦门冬以甘寒，益其气也，加枳、桔者，开胸以利气也，具二陈汤之药，肺、胃兼顾也，川贝母化痰，免其阻滞胸中也。本方用量较轻者，以体本虚弱，邪亦不甚重，只可轻取，不可重伐。夫用药如用兵，若强虏顽敌，非具扛鼎之力，雷霆之势，安能制胜，若弱体微邪，轻取可也。故用药之道，亦在于巧取而已。若欲强本健身，则另当别议。

（张灿玾. 张灿玾医论医案纂要. 北京：科学出版社，2009）

[案例4]　赵某，女，老年。

10余年前，曾经某医院检查患胆囊炎，多次治疗，至今未愈，从去冬至今，每遇受寒或情志刺激，则胁脘部撑胀，胃甚畏寒而喜温。10余日前发病，曾食砂仁猪肚汤后，大便下古铜色秽物，撑胀有所减轻，舌红苔白厚而腻，脉中取弦，右关尤甚、两尺脉弱。此中气不足，肝气犯胃，肝脾不和，隔塞不通。当疏肝利气，以缓其急，导滞和胃，以安其中，使上下交通，则痛胀可减。处方如下：

柴胡 10g	黄芩 6g	白芍药 15g	枳壳 10g
陈皮 10g	制半夏 10g	大腹皮 10g	青皮 6g
砂仁 6g	广郁金 6g	鸡内金 15g	生甘草 3g

水煎，温服。

复诊：服上方3剂后，腹部不胀，但气尚未顺，大便不调，时干时软，心中有热减。此肝气横逆，脾胃升降失职。当解利中焦，使枢机得运，气化得复，则脾胃无横逆之灾，水谷得归化之正矣。处方如下：

陈皮 10g	制半夏 15g	炒黄连 3g	莱菔子 6g
厚朴 6g	砂仁 6g	藿香 6g	鸡内金 10g
生甘草 3g	生姜三片		

水煎，温服。

电话告知：服上方3剂后，腹部胀满感已完全消失，肠鸣，有饥饿感，但食欲尚未完全恢复，方进食后，腹部微胀，半小时后即可，心中微烦，舌苔已恢复正常，大便亦正常。此胃气尚未完全恢复，少阳之火，尚有余烬。嘱以此方继服，冀其康复。

按语

（引原按）本案先以小柴胡汤加减者，以病在肝胆，木火为患，祸及脾胃，故先以小柴胡汤清泄肝胆之热，且加诸利气导滞之药以解胃气之滞，其所以喜热恶寒者，胃阳不振也，以肝胆阳邪为患，不可以用姜、附助阳之药，仅加砂仁，温其中气即和。

后方仿二陈汤与藿朴夏苓汤意加减而成。加炒黄连以清余热，加莱菔子以通利胃肠，以鸡内金消导之，以免其滞塞，则胃肠之功能可复，肝胆之余热可熄，脾胃之升降可运作矣。本案充分体现了张老辨证施治，随证施方的治疗方法巧用经方，诸病悉除。

（张灿玾. 张灿玾医论医案纂要. 北京：科学出版社，2009）

七、周仲瑛医案

[案例]　万某，女，51岁，阴道鳞癌。阴道癌伴直肠浸润，行姑息手术，

后放疗25次，化疗6疗程，经服中药长期稳定。近1个月来时有发热，体温在39~40℃，热前形寒，服药汗出热退，咽痒，纳差泛恶，偶有咳嗽，无痰，无尿频、尿急、尿痛，无鼻塞，昨晚测体温38.5℃。舌苔黄薄腻、质偏红，脉弦细。证属湿热内蕴，枢机不利，小柴胡汤化裁。

柴胡10g，炒黄芩10g，法半夏10g，厚朴5g，蒲公英15g，白花蛇舌草20g，半枝莲20g，漏芦15g，鸭跖草15g，葎草10g，南北沙参各10g，党参10g，炙甘草3g。药服1周热退。

《伤寒论》第96条："伤寒五六日，中风，往来寒热，胸胁苦满，嘿嘿不欲饮食，心烦喜呕……小柴胡汤主之。"治疗伤寒转属少阳的证候。周老认为本患者虽然发热时间较长，但抓住其热前形寒、寒热交作，纳差泛恶，脉弦的证候特点，认为是湿热郁滞、少阳枢机不利，宗仲景《伤寒论》的小柴胡汤化裁，和解少阳，兼以清利湿热，上下条达、内外宣通、气机和畅，因而热退较速。

（周仲瑛．小柴胡汤治疗热郁少阳枢机不利癌性发热案．首都中医药实训网，2008，10，22）

八、班秀文医案

[案例]　李亮，女，24岁，已婚，司机。经行第三天，量多，色暗红，乍寒乍热，口渴，胸胁苦满，入夜加剧，脉弦数，苔薄黄、舌质红。此为热入血室之变也，拟和解少阳之枢，泄其邪热为治：

柴胡10g	党参10g	天花粉10g	当归10g
瓜蒌壳10g	南牡丹皮10g	大枣10g	黄芩5g
竹茹5g	生姜5g	炙甘草5g	

3剂，每日1剂，水煎服。

班老辨证此案，乃经行正虚，邪热乘虚陷入血室，厥阴与少阳相为表里，故以小柴胡汤加减化裁和解少阳。枢机一转，则正气振奋，邪热自退。班老辨证六经病变与妇科病变的联系，选用经方宗仲景之法，每获奇效。

（班秀文．六经病变与妇科病变的联系．浙江中医药大学学报，1983，（5）:29）

九、路志正医案

[案例1]　程某，男，58岁，初诊日期：2004年4月8日。

主诉：身黄、目黄、尿黄两个月余。患者此前患慢性白血病3年，2004年1

月末发现尿黄、目黄、身黄。在北京某医院检查诊为"药物性肝损伤"，住院治疗两个月，静滴茵栀黄、清开灵注射液、能量合剂等药，口服茵陈蒿汤、甘露消毒丹等清热利湿之品，病情未愈却进行性加重，黄疸加深，肝损害加重，病至垂危。特邀路老会诊。

刻见：面黄晦滞虚浮，周身皮肤黄如烟熏，神识昏寐，疲乏无力，眩晕呕恶，口苦咽干，渴不多饮，脘腹胀痛，纳谷欠馨，大便稀溏，日 7～8 次，小便频数量少，下肢水肿（＋）、四末不温。舌淡红、苔灰白腻、见水滑之象，脉沉细数。证属脾肾阳虚、寒湿郁遏少阳、胆汁失于疏泄之征，治以和解少阳、温化寒湿法，方用小柴胡汤合茵陈术附汤加减。药物组成：

柴胡 12g	黄芩 10g	半夏 9g	人参 15g
茵陈 20g	炒白术 15g	干姜 12g	制附子（先煎）10g
茯苓 20g	泽泻 15g	白矾 1g	白蔻仁（后下）10g
炙甘草 10g	藿香（后下）10g		

7 剂，水煎日 1 剂。

4 月 16 日复诊：药后神识渐清，精神稍好转，纳食稍进，呕恶已减。既切中病机，仍宗前法。原方茵陈汤为 15g，加生薏苡仁 30g、丹参、郁金各 15g，14 剂。药后黄疸明显减轻，总胆红素已由 10mmol/L 减至 4mmol/L。诸症均明显好转，上方略有变化。又进 50 余剂后，诸症消失，检查肝功能全部恢复正常。

按语

本黄疸案，前医屡用清利品，非但无功，病势反增。《金匮要略·黄疸病脉证并治》曰："诸黄，腹痛而呕者，宜柴胡汤"。本案主症符合此条，然患者面黄晦滞、纳呆便溏、肢冷不温、舌淡、苔滑、脉沉，显为一派阴黄之象。路老抓住主要症状，明辨病性之阴阳寒热，治以小柴胡汤合茵陈术附汤加减和解少阳、温化寒湿，故难治性阴黄，得以转安。

［路洁，魏华，边永君. 路志正教授运用经方治疗疑难病证举隅. 北京中医，1993，24（2）：126－217］

［案例 2］ 何某，男性，56 岁，干部，2003 年 9 月 12 日初诊。阵发性心前区憋闷疼痛 1 年余，加重 2 月。患者从 2002 年 6 月初于饮酒较多后发作心前区憋闷疼痛，伴左上臂内侧放射痛，在某医院确诊为"缺血性心脏病，不稳定型心绞痛"，经住院治疗半月缓解出院。2002 年 7 月中旬始，常于凌晨反复发作心绞痛，持续约 20min，坐起含服速效救心丸或硝酸甘油片可缓解。偶因剧烈运动或情绪激动而发。后经多家医院查心电图、彩超，并行冠状动脉造影等检查，确诊为"缺血性心脏病，不稳定型心绞痛"。屡用中西药物治疗，病情始终未能有效控制。近 2 个月来，因家务烦扰，心情不佳，而发作增多，且每于凌晨 5 时发

作，程度加重。

经住院月余，静滴硝酸甘油和口服硝酸异山梨酯（消心痛）、硝苯地平（心痛定）、复方丹参滴丸及中药瓜蒌薤白半夏汤、冠心2号方等药，终未见减，拟急行冠脉支架植入术，但因患者惧怕手术而拒绝，慕名转请路师诊治。症如上述，并伴胸胁胀满，郁闷不舒，善太息，头昏沉，心烦热，夜眠差，口干苦，不多饮，纳谷欠馨，二便尚调，形体肥胖，平素喜烟酒，舌暗略红、苔薄白微腻，脉弦细滑。证属肝胆郁滞，少阳经枢不利，痰瘀痹阻之胸痹心痛。治以疏利肝胆，和解少阳，化痰祛瘀，宽胸理气。方拟小柴胡汤合瓜蒌薤白半夏汤加减：柴胡15g，黄芩12g，人参10g，法半夏15g，石菖蒲10g，郁金15g，全瓜蒌25g，薤白10g，水蛭10g，川芎8g，丹参15g，炙甘草10g，生姜5片，大枣3枚。7剂，每日1剂，水煎2次取汁去滓，再合煎10分钟，早、中、晚分服。并嘱适当运动，保持心情舒畅，禁烟酒膏粱厚味之品。因过多输液有聚湿酿痰阻络之虞，建议停用。

2002年9月20日二诊，药后发作次数明显减少，程度也较前为轻，舌脉同前。上方去丹参，加鸡血藤20g，再进14剂。药后诸症消失，查心电图大致正常。上方略有变化，两日1剂，再进10剂，以巩固疗效。随访1年病情未复发。

 按语

本案患者形体肥胖，久坐少动，喜食烟酒肥甘，痰湿内蕴，痹阻经脉，血行不畅，故发胸痹心痛；复因情志抑郁，肝气郁滞，故见胸胁胀满，喜太息；肝旺克脾，故食纳欠佳；气滞则湿阻瘀停，因而病情渐渐加重；本病多发于凌晨少阳之时，且"休作有时"，加之患者口苦，头晕，胸胁胀满，路老故以小柴胡汤和解少阳，疏肝利胆；瓜蒌薤白半夏汤、宽胸理气涤痰；加石菖蒲、郁金、水蛭、川芎、丹参以增化痰祛瘀之力。路老审时度势，权衡达变，遵古而不泥于古，擅用经方，虽病势急重，然获良效。

（魏华，路洁，王秋风.路志正教授运用脏腑相关理论救治心脑血管病经验举要.中国中医急症，2006，15（12）：1369－1370）

第二节　大柴胡汤

大柴胡汤为仲景群方中开郁泄火之第一方。由小柴胡汤去人参、甘草加大黄、枳实、芍药而成，为少阳病兼里实的病症而设。因少阳病未解，故用小柴胡汤以和解少阳，又兼阳明里实，故去人参、炙甘草以免补中益邪。大黄配枳实，已具承气之功，以除阳明实热；芍药配大黄，酸苦涌泄为阴，又能于土中伐木，平肝胆之火逆；枳实配芍药，为枳实芍药散，能破气和血。故加此三味，既可和营缓腹中急痛，又可通下热结，利气消痞，合为少阳兼里实两解之剂。本方最妙之处在于重用生姜，既能和胃止呕，又能以甘辛散上行之热牵制大黄峻猛速下之力，所以具有载药上行以和胃气的作用。总之，大柴胡汤既能开肝胆之郁，又能下阳明之实，既治气分，又调血分。临床经验证明，凡有气火交郁的实性病变，其腹胀或腹痛较急迫剧烈且多偏于胁腹两侧者，用之较佳。此方和"胆热脾寒"证之柴胡桂枝干姜汤，虽同为小柴胡汤之变方，但恰有寒热虚实鉴别之意。

此方在《伤寒论》中主治少阳阳明合病。往来寒热，心下痞硬急迫而拒按，呕不止，郁郁微烦，或发热汗出，呕吐下利。此外还可见大便不解、口干、不欲饮食、胸胁满痛拒按、烦躁、黄疸、头痛等症，舌象多见舌红、苔黄腻、黄燥，脉象多见弦数、弦滑有力。

【方药】

柴胡半斤　黄芩三两　芍药三两　半夏半升（洗）　生姜五两（切）　枳实四枚（炙）　大枣十二枚（擘）

【用法】

上七味，以水一斗二升，煮取六升，去滓，再煎（取三升），温服一升，日三服。（现代用法：水煎两次温服）。

【原文】

太阳病，过经十余日，反二三下之，后四五日，柴胡证仍在者，先与小柴胡汤；呕不止，心下急，郁郁微烦者，为未解也，与大柴胡汤下之则愈。（103）

伤寒十余日，热结在里，复往来寒热者，与大柴胡汤。（136）

伤寒发热，汗出不解，心中痞硬，呕吐而下利者，大柴胡汤主之。（165）

【临证运用】

一、张琪医案

[案例]　王某，男，42岁，某公司负责人，2004年8月19日初诊。患者素有嗜酒史，1个月前突然上腹剧痛，夜间睡眠中痛醒，入某医院检查，经B超、CT确诊急性胰腺炎，给予抗生素及阿托品、止痛药，经1周治疗痛稍缓解，但仍时有上腹部剧痛，经家属要求为之会诊。病患体消瘦，上腹痛，两胁彻后背，恶心，干呕，不欲食，体温38.5℃，大便秘，舌苔白燥，脉象弦数。经抗生素1周治疗，效不明显，病者要求中药治疗。据上述证脉分析，主证是大便秘，发热，舌苔燥，脉弦数，辨证为肝热气郁，胃腑实热内结。宜大柴胡汤疏利肝胆，泻热和胃之法治疗。药用：

柴胡25g　　黄芩15g　　　大黄10g　　枳实15g

半夏15g　　赤芍药15g　　牡丹皮15g　桃仁15g

金银花30g　连翘20g　　　甘草15g　　生姜15g

大枣3枚

服药3剂，病人家属来询问，谓现大便已泻，所泻之便污秽稠黏，上腹痛大轻，体温36.4℃，病人现思食物，可否继服此方。嘱继服3剂观察，大便所下稠黏污秽乃热邪下行之兆，但未转溏，邪热仍未净，故宜继续下之。再服药3剂后，病人在家属陪同下，自行来门诊，谓大便不仅未再下泻，日仅一行，转为正常便，上腹胁肋后背痛均除，能进饮食，舌苔转润，脉弦滑。原方去大黄，恐苦寒伤胃，加陈皮10g，砂仁10g，继续调理而愈。此病人经7天静脉点滴极贵之抗生素，住院10余天花费数千元，未效，仅服中药数剂而愈，可见中药不仅疗效卓越，而且有俭廉之特点。

 按语

张老用此方甚多，如病毒性肝炎、胃炎、肋间神经痛、胸膜炎，辨证属于肝胆气郁，胃腑实热内结，上焦气滞不通，此方皆有良好疗效。辨证着重一是胸胁胃脘痛胀，二是舌苔及脉象，三是大便秘，有的病例大便虽不秘，但下利黏滞不爽，亦可用此方加黄连5~7g。病毒性肝炎分甲、乙、丙、戊型，不论何型，凡见上述证候，皆可用之，如胆红素高出现黄疸者，可加山栀子、茵陈、大青叶，谷丙、谷草转氨酶高者，可加五味子、虎杖、白花蛇舌草、败酱草。张老用此方治疗多种病症，实乃经方一方多用的具体体现。

[李淑菊，张佩青，王今朝. 张琪临证抓主证的经验分析. 辽宁中医杂志，2007，34（9）：1199－1200]

二、周仲瑛医案

[案例]　朱某，女，77岁。胆囊腺癌根治术后1月半，胸胁闷痛，精神萎靡，面黄不华，大便或干、2~3天1次，稍有腹胀。舌红、苔薄黄，脉细滑。证属肝胆湿热郁滞，腑气不调。治以大柴胡汤加减，处方如下：

柴胡、九香虫各5g　　　　熟大黄6g

赤芍药、枳实、黄芩、法半夏、莪术、太子参、麦门冬、延胡索、神曲各10g

茵陈、全瓜蒌各12g　　　黄连3g

每天1剂，水煎服。

二诊：服药2月，胸胁闷痛缓解，食纳增多，大便每天1~2次，精神状态尚好，略有疲劳感，舌暗红有裂纹、苔薄黄腻，脉小滑。宗前方加桃仁、南沙参、北沙参、神曲、鸡内金各10g，泽漆、山慈菇各15g，肿节风20g，砂仁（后下）3g，青皮、陈皮各6g善后。

 按语

仲景用大柴胡汤治少阳邪热未解，阳明里热炽盛，以和解少阳，内泻热结。症见往来寒热，胸胁苦满，呕不能食，郁郁微烦，心下痞硬，或心下满痛，大便秘结，舌苔黄。本案患者以胸胁部满闷疼痛为主，病位属肝胆，虽无恶心、口苦口干之症，但腹胀、便结，为热结里实，腑气不调之征。治当理气通腑，疏利肝胆为法。故周老以大柴胡汤加味，因术后体质未复，故加以太子参、麦门冬轻补之，以防苦辛之剂伤正。

［霍介格．周仲瑛教授运用经方治疗肿瘤验案 5 则．新中医，2009，41（2）：119－120］

第三节　柴胡桂枝汤

发热，微恶寒，肢节烦疼，是太阳桂枝证；微呕，心下支结，是少阳柴胡证。故柴胡桂枝汤为少阳病兼表证而设。本方取小柴胡汤、桂枝汤各用半量，合方而成。桂枝汤调和营卫，解肌辛散，以治太阳之表；小柴胡汤和解少阳、宣展枢机，以治半表半里。本方乃太少表里双解之轻剂，故仲景于条文中叠用两"微"字，以示太少之证具轻。本方较之小柴胡汤又兼外证，故合用桂枝汤组成柴胡桂枝汤，乃仲景合方法则的具体运用。

此方在《伤寒论》中主治太阳少阳合病引起的发热，微恶寒、肢节烦疼，微呕，心下支结；或心腹卒痛、胁下痞块、癫痫等症。

【方药】

桂枝一两半（去皮）　　芍药一两半　　黄芩一两半　　人参一两半　　甘草一两（炙）半夏二合半（洗）　　大枣六枚（擘）　　生姜一两半（切）　　柴胡四两

【用法】

上九味，以水七升，煮取三升，去滓，温服一升。（现代用法：水煎两次温服）。

【原文】

伤寒六七日，发热，微恶寒，支节烦疼，微呕，心下支结，外证未去者，柴胡桂枝汤主之。（146）

【临证运用】

一、任继学医案

［案例］　张某，男，49 岁，河南省人。入院日期：1989 年 9 月 27 日，病历号：529060。因头痛、发热 1 周，经自服解热镇痛药以及银翘解毒丸不见好转而来求治，门诊以"感冒"收入院。入院时其症见：微发热恶寒，肢节疼痛，脘腹满闷，恶心欲呕，舌质淡红苔薄，脉微略数。医生诊为"风寒表证"，投桂枝汤以调和营卫，予鲜竹沥水以降逆止呕。4 剂药后罔效，请任老会诊。任老诊毕谓："此太少合病，可与柴桂各半汤治之。"药用：

柴胡 10g　　　　桂枝 7.5g　　　　人参 10g　　　　黄芩 10g

半夏10g	甘草7.5g	大枣6g	生姜3g
			每日1剂，水煎服。

服药6剂，而告痊愈出院。

按语

任老谓"此外证虽在而病机已见于里，非柴桂各半汤双解两阳而不能治之也"。盖此证属太阳病迁延日久，又误以桂枝汤失治，故罔投桂枝汤而不效。该患外感已1周余，本当寒热退之，而今反见发热恶寒之表证，更见脘腹满闷之里证。然而表证虽不去但已轻，仅见微发热恶寒，肢节疼痛，里证虽已见但未甚，仅见脘腹满闷，恶心欲呕，可见部分邪气已由太阳传入少阳形成太少并病之局。故投桂枝之半以散太阳未尽之邪，取柴胡之半以解少阳微结之证。但因疾病迁延日久，邪气虽未解而正气已虚故不减方中之人参。此发表与和里兼用之法，药味虽少而用药精良，故任老药到而病除矣。

[封婉君. 任继学医案四则. 吉林中医药，1990（2）：8－9]

二、张灿玾医案

[案例]　患者，男，壮年。1960年，我在灵岩寺中医进修班任课。某星期日，有六里庄一病人来请求出诊，以门诊病人较多，遂至其家中。

患者卧床不起，蒙被呻吟，寒热往来较重，胁腹部不适，二便正常，口渴不甚，头痛无汗，舌红苔白微黄，脉弦数，此当系感冒风寒后，太少合病之证，当以小柴胡桂枝汤方，令其微汗，使邪从外解，既可和其太少两经，又可和其营卫也。处方如下：

柴胡三钱	桂枝二钱	黄芩二钱	党参二钱
制半夏二钱	白芍药二钱	生甘草一钱	生姜三片
大枣三枚（去核）			

　　　　　　　　　　　　　　　　　　　　水煎，温服。

次日，病人家属来告，此药服后特效，病人自云，药下后，似觉哪里有病，药向哪里去。药后全身汗出，已觉热退身安，腹部与胁部亦无不适感，遂以前方减量再服1剂小和之。

按语

（引原按）柴胡桂枝汤方，本在《伤寒论》，本云："伤寒六七日，发热微恶寒，支节烦痛，微呕，心下支结，外证未去者，柴胡桂枝汤主之。"仲景虽未明言太少合病，实则伤寒六七日，太阳症未尽解，阳明病未现，"微呕，心下支结"，属少阳也，故以小柴胡汤与桂枝汤合为一方以两解之。又此方本云"如柴胡法"，详小柴胡汤下云"温覆微汗愈"，是此类方虽云"和解"，仍需得汗而从外解。张老治外感前期，类此证者，常用此方，每收奇效。

（张灿玾．张灿玾医论医案纂要．北京：科学出版社，2009）

三、郭子光医案

[案例] 祝某，女，27 岁，农民。半月前因受凉感冒，出现恶寒发热，微汗出，头身疼痛，尤以四肢疼痛更甚，去当地医院诊治，服中西药物未效。更见心跳心累，口苦咽干，呕恶欲吐，于 1975 年 11 月 11 日来院就诊。察其面色暗淡，精神欠佳，头围帕子，身着厚衣，有畏风之感，舌质淡、苔白，脉弦细而浮。此寒邪入里化热，少阳兼表，营卫失和之证。治宜和解表里，调和营卫，方予柴胡桂枝汤。处方如下：

柴胡 12g	黄芩 12g	法半夏 12g	党参 15g
大枣 6 枚	桂枝 12g	白芍药 12g	生姜 3 片
甘草 3g			

服上方 1 剂症减，2 剂而愈。

按语

《伤寒论》第 151 条云："伤寒六七日，发热，微恶寒，支节烦痛，微呕，心下支结，外证未去者，柴胡桂枝汤主之。"本案寒邪入里化热，既有表，复有里，治疗若先解其表，则少阳之证难愈，如先治其少阳之证，则太阳表虚之证不解，郭老详辨其证，表里同治，方用小柴胡汤和解表里，桂枝汤调和营卫，表解里和，故效如桴鼓。

[周天寒．郭子光应用经方验案．实用中医药杂志，1994，（1）：6－7]

四、颜德馨医案

[案例] 吴某，女，43 岁。时行感冒 7 日，形寒发热，咳嗽，胸闷。查血常规：白细胞 5.8×10^9/L，分类无异常；胸部透视无异常。在院外注射青霉素、庆大霉素未效。高热持续在 39℃ 左右，烦躁不安，呻吟不已。医者曾怀疑为伤寒，嘱住院检查，病者不愿，遂来中医科求治。诊脉小数，舌苔白腻。外证未罢，里热内蕴，急投柴胡桂枝汤：

柴胡 6g	桂枝 6g	党参 9g	甘草 3g	半夏 9g
黄芩 6g	白芍药 9g	大枣 5 枚	生姜 3 片	

1 剂汗出热退，再剂病愈。

上呼吸道感染俗称伤风、感冒。此类病多由病毒感染引起，用抗菌素效果不显，改投清热解毒，反使外邪遏伏，荣卫乖违，以致延绵时日。《伤寒论》柴胡桂枝汤，原为太阳少阳并病而设，藉小柴胡之力转送太阳，桂枝汤则达太阳之邪。颜老说："于正邪相峙之时投之，每每1剂知，2剂已。今之医者，治外感每忽仲景六经分症，视麻、桂、柴胡为畏途，多取香苏饮、十神汤等浅近通套之方，有效有不效，于古法未能精悉，所以胸中茫无定见。外感病，不读《伤寒论》终不能得其规矩"。由此可见颜老精读《伤寒论》推崇经方的思想及理念，实为学《伤寒》用经方之楷模。

[颜乾珍，屠执中．颜德馨教授用经方治疗急难重症举案．国医论坛，1992，3（33）：22-23]

第四节　柴胡加龙骨牡蛎汤

本方由小柴胡汤去甘草，加桂枝、大黄、龙骨、牡蛎、铅丹而成。为伤寒误下，病入少阳，邪气弥漫，烦惊谵语等病症而设。因病入少阳，故治以小柴胡汤，以和利枢机、扶正祛邪为主；一身尽重，不可转侧，乃阳气内郁，不得宣达于外，故加桂枝通阳和表；大黄除热清里；龙骨、牡蛎、铅丹重镇理怯而安神明，以治烦躁惊狂；茯苓宁心安神并可通利小便，因邪热弥漫于全身，故去甘草之缓，以专除热之力，使表里错杂之邪，得以速解；半夏、生姜和胃降逆；大黄泻里热，和胃气；人参、大枣益气养营，扶正祛邪。共成和解清热，镇惊安神之功。应该注意的是，铅丹有毒，用量切勿过大，而且不要连续长期服用，以免造成蓄积性铅中毒。

此方在《伤寒论》中用以治疗胸满、烦、惊、小便不利、谵语，一身尽重，不可转侧。此外还可见不寐、烦躁、谵语、惊恐、心悸、抑郁、发狂、易怒、抽搐等症。其他常见症状有头晕、便秘、胸胁满、口苦、纳差、目眩、头痛等。

【方药】

柴胡四两　　龙骨、黄芩、生姜（切）、铅丹、人参、桂枝（去皮）、茯苓各一两
半夏二合半（洗）　　大黄二两　　牡蛎一两半（熬）　　大枣六枚（擘）

【用法】

上十二味，以水八升，煮取四升，内大黄切如棋子，更煮一两沸，去滓，温服一升。（现代用法：水煎两次温服，先煎龙骨、牡蛎、铅丹）。

【原文】

伤寒八九日，下之，胸满烦惊，小便不利，谵语，一身尽重，不可转侧者，

柴胡加龙骨牡蛎汤主之。（107）

【临证运用】

一、张琪医案

［案例］ 邓某，男，46 岁，2000 年 6 月 16 日初诊。主诉：失眠 1 年半。患者入睡困难，每晚必服地西泮片 10～15mg 方能入睡，入睡后亦多梦纷纭，日间焦虑、紧张、恐惧、倦怠、手抖、胸闷心悸、心烦易怒，舌边尖红、苔白腻，脉弦。中医诊断为不寐，证属肝胆气郁，内生痰湿，郁而化热。治以清肝利胆，泻热安神，方以柴胡加龙骨牡蛎汤化裁。处方如下：

茯苓、白芍药、生地黄、百合、酸枣仁、珍珠母、甘草、柴胡、生龙骨、生牡蛎各 20g，五味子、远志、红参、黄芩、麦门冬、半夏、桂枝各 15g，代赭石、夜交藤各 30g，石菖蒲 25g，大黄 7g。每天 1 剂，水煎服。

14 剂后患者诉每晚服地西泮 5mg 即可入睡，对睡眠比较有信心，焦虑消失，恐惧减轻，手不抖，舌红、苔白，脉弦。郁热已减，魂仍未定，前方去黄芩，茯苓改茯神，继服 14 剂。再诊诉焦虑、恐惧感消失，睡眠好转，偶尔服地西泮 5mg，舌尖红、苔白略厚，脉弦。前方加竹茹 15g，继服 14 剂后，诸症悉除未再复诊。

按语

张教授常以本方治疗不寐，其辨证要点在于失眠或者多梦、心烦、易惊、口苦、舌红、苔白腻或黄厚、脉弦或弦滑。本方由小柴胡汤化裁而成，其中小柴胡汤和解少阳枢机，扶正祛邪；桂枝通阳和表；大黄泻热清里；生龙骨、生牡蛎、代赭石重镇安神；茯苓清心安神。本例患者心烦较甚，故张老合用百合地黄汤，并加酸枣仁、远志、石菖蒲、五味子、夜交藤、白芍药、麦门冬等养阴柔肝安神之品。

［赵德喜. 张琪教授以古方治疗神志病验案 3 则. 新中医，2008，48（6）：117－118］

二、张灿玾医案

［案例］ 刘某，女，老年。

猝发发热恶寒，周身不适，时觉恶心烦悸，二便不利，食欲不振，舌红苔微黄，脉数大有力。此少阳与阳明热盛，热邪循经，内结于府，导致下则二便不利，上则厌食，必当清泻少阳与阳明之热，则寒热可解，二便可通。处方如下：

柴胡三钱	黄芩二钱	制半夏二钱	茯苓二钱
泽泻二钱	生龙骨二钱	生牡蛎二钱	党参二钱
桂枝二钱	大黄三钱	生姜三片	大枣三枚（去核）

水煎，温服。

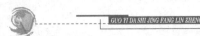

复诊：服上方1剂后，大便略通，小便亦稍利，病人稍安。此少阳与阳明之热，有所缓解，脉中取见数，已有缓和之意。然二便尚未畅通，可依前方继服。

复诊：用前方继服3剂后，寒热尽退，二便亦尽通，病去身安，遂嘱饮食调养，避风寒之袭扰。

按语

（引原按）此案初起似由外感引起，然不见太阳之表证，而逐发太阳与阳明之腑证者，实因膀胱与大肠二腑，郁热在里，故一旦有外邪诱发，立现二便不利之里证，此证若不急为治，常易导致二便闭结不通之重证，下窍一闭，上窍则难启，关格之证作，则险情顿生，尤其是老年人患此证，必当早医为是。此方乃仲景先生柴胡加龙骨牡蛎汤加减而成。若伤寒治法，当先少阳后阳明，然本案以二便不畅，恐形成内闭之证，故特加大黄，两阳并治可也。故法据病定，非病随法生。张老治病，遵经方而不泥古，随证加减实为经方活用也。

（张灿玾．张灿玾医论医案纂要．北京：科学出版社，2009）

第五节　柴胡桂枝干姜汤

柴胡桂枝干姜汤是小柴胡汤的一个变方，治疗邪传少阳、枢机不利、三焦气寒、津液不布。从本方的药物组成来看，由于内含小柴胡汤、甘草干姜汤、桂枝甘草汤三个基本方，所以常用于治疗少阳气郁而兼脾阳不足或心阳不足之病变。刘渡舟教授将此方的病机概括为"胆热脾寒，饮停津亏"。方中柴胡、黄芩同用，能和解少阳之邪；瓜蒌根、牡蛎并用，能逐饮解结；桂枝、干姜、炙甘草同用，能振奋中阳，温化寒饮。因不呕，故去半夏、生姜；因水饮内结，故去人参、大枣之甘温壅补。此是和解少阳、疏利枢机，宣化寒饮之剂。故初服则正邪相争，而见微烦，复服则阳气通、表里和，故汗出而愈。

此方在《伤寒论》中主治伤寒少阳证，少阳病兼停饮，症见胸胁满微结，小便不利，渴而不呕，但头汗出，往来寒热，心烦；疟病，症见寒多微有热，或但热不寒者；胆热脾寒，症见口苦、口渴、心烦、胁痛、便溏、腹胀、纳差、脉弦而缓等。

【方药】

柴胡半斤　桂枝三两（去皮）　　干姜二两　栝蒌根四两　黄芩三两　牡蛎二两（熬）　甘草二两（炙）

【用法】

上七味，以水一斗二升，煮取六升，去滓，再煎取三升，温服一升，日三服。（现代用法：水煎两次温服）。

【原文】

伤寒五六日，已发汗而复下之，胸胁满微结，小便不利，渴而不呕，但头汗出，往来寒热，心烦者，此为未解也，柴胡桂枝干姜汤主之。(147)

【临证运用】

一、邓铁涛医案

[案例] 王某，男，54岁。2000年9月21日初诊。患肝硬化已4年余，近检验：乙肝两对半示"大三阳"，肝功能示 TLT：16U/L，ALT：70U/L，余正常。B超示肝硬化。症见右肋下时有胀痛不适，下肢乏力，双下肢胫前浮肿，肝掌，舌体胖嫩、舌边尖布满红点、苔薄白，脉沉弱，形体丰，其他无不适。据舌苔脉症，证属胆热脾寒，水湿内停，予柴胡桂枝干姜汤加减。处方如下：

醋柴胡10g	黄芩6g	法半夏12g	桂枝10g
茯苓30g	生牡蛎30g（先煎）	白术12g	猪苓15g
泽兰15g	香附10g	延胡索15g	太子参15g

嘱先服7～10剂，如水肿好转，再换方。

2000年10月31日二诊：按9月22日初诊处方，各药按比例加大剂量，制成蜜丸90粒，每丸约9g，每次1粒，日服3次。

服药1个月，胁下胀疼基本消失，近日因阴雨天气，又开始腹胀，仍下肢乏力，畏寒，二便正常，苔薄白舌稍赤，尖边红点、边有齿痕、舌体胖嫩，脉稍弦滑。前方桂枝加至12g，黄芩改为5g，加大腹皮10g，继服。

按语

患者肝硬化已达4年余，邓老详辨其证，本例为慢性肝炎迁延不愈发展而来，除脾气亏虚外，病久已伤及肝肾，肝、脾、肾三脏功能失调，以致气血痰水淤积于腹内而成。证属胆热脾寒，水湿内停，予柴胡桂枝干姜汤加减和解少阳，温脾利胆，宣化寒饮，达到邪去病安之效果。

（邱仕君．邓铁涛医案与研究．北京，人民卫生出版社，2009）

二、周仲瑛医案

[案例] 杨某，女，21岁。

病史：7月16日开始，形寒发热，测体温40℃，热势以上午10时左右，午后日晡之时为著，汗出不多，经某医院给予抗菌消炎药治疗，至今8日，身热未降，故予住院。

症状：身热汗少，阵有恶寒，寒后则热势更甚，测体温40℃，但身热不扬，胸闷厌食，恶心欲吐，口中频频渗吐黏沫，口苦黏，渴不欲饮，头昏，尿少深黄，舌苔白嫩，脉濡数。检查：血 WBC10.4×10^9/L（10400/mm^3），N 0.88，L 0.12，尿常规：蛋白微量，脓细胞（＋）、上皮细胞少、颗粒管型少，胸透（－），肥达反应："0" 1∶8，"H" 80，疟原虫（－），导尿培养 3 次，白色葡萄球菌，凝固酶（＋），大便培养 3 次（－），血培养（－）。

治疗：先从暑湿外客，湿热内蕴论治，予芳化解表、淡渗利湿之剂，仿藿朴夏苓汤、香薷饮，继用连朴饮清热化湿，经旬效均不显，寒热起伏，热盛之前先有形寒，热势弛张于 38℃～40℃，汗出热降，但仍然复升，胸闷，腹胀，小便黄，乃从湿热郁阻少阳，水饮内停，膀胱气化不利施治，用柴胡桂姜合五苓、二妙等方，药予柴胡 5g，桂枝 5g，黄芩 6g，干姜 3g，猪苓 12g，赤茯苓 12g，苍术 6g，黄柏 5g，薏苡仁 12g，泽泻 10g，车前子 10g（包），滑石 10g，通草 3g，药后汗出热降，盘旋于 37～38℃之间，不复升高，自无热感，症状改善，考虑久病体虚，湿蕴不化，湿重于热，从原方加党参 10g 补气，并入甘草 3g，法半夏 6g，生姜 2 片，红枣 3 枚以和中，热得纯解，诸症消失。原意出入善后。查血 WBC5.6×10^9/L（5600/mm^3），N 0.78，L 0.26，小便蛋白微迹、脓细胞少。

本治例邪热虽在少阳，但太阳余邪不尽，故周老既用柴芩以和少阳，又用桂枝太少同治，因水饮内蓄，病在膀胱之府，症见恶心，口渗黏沫，渴不欲饮，尿少深黄，故合五苓散以通阳化饮利水，有别于原方水饮逆于胸胁；饮停津渴之用瓜蒌根、牡蛎以润燥生津，开结逐饮；因寒热并见，而以寒为主，故既取干姜佐桂枝以散寒，又取黄芩佐柴胡以除热。全方和解与温化并重，已非一般和解清利之法。此案体现了周老对疾病辨证准确，用经方而不固守，随证变通加减，药效非凡。

［周仲瑛．经方的变通应用．继续医学教育，2007，21（19）：35－36］

第五章　承气汤类

自仲景创制三承气汤后，经后世医家的临床实践，使其治疗范围不断扩展，并由此衍化出不少具有通下作用的方剂，这类以三承气汤为母方，经过加减变化而发展形成的方剂即是承气汤方族。此类方剂，在组成上均以三承气汤为基础进行加减化裁，但组方法度不拘一格，各具特色，功效主治也同中有异，各有侧重，以应病变之百端。例如吴鞠通在《伤寒论》三承气汤的基础上，根据温病伤阴的病理特点，结合温热之邪所袭脏腑部位的不同，经过加减化裁，制定了7首加减承气汤，不但处方用药有了新的发展，而且使其适应症有所扩充。由此可见，此类方剂在临床中应用很广，且疗效极佳，颇切临床实际。

第一节　大承气汤

本方为寒下的重要方剂。在《伤寒论》中所治证候凡十九条，治疗范围广泛，但以伤寒邪传阳明之腑，入里化热，与肠中燥屎相结而成之里热实证为主治重点。由于实热与积滞互结，浊气填塞，腑气不通，故大便秘结，频转矢气，脘腹痞满疼痛，里热消灼津液，糟粕结聚，燥粪积于肠中，故腹痛硬满而拒按。热邪盛于里，上扰心神，故见谵语。四肢禀气于阳明，阳明里热炽盛，蒸迫津液外泄，则手足濈然汗出。热盛伤津，燥实内结，故见舌苔黄燥，甚或焦黑起刺，脉沉实。"热结旁流"，是因里热炽盛，燥屎结于肠中不得出，但自利清水，色青而臭秽不可闻，并见脐腹部疼痛，按之坚硬有块；热灼津液，阴精大伤，不能上承，故口燥咽干，舌苔焦黄燥裂。若实热积滞闭阻于内，阳气受遏，不得达于四肢，则可见热厥之证；热盛于里，阴液大伤，筋脉失养，又可出现抽搐，甚至胸满口噤，卧不着席，脚挛急之痉病；如邪热内扰，则可见神昏，甚至发狂。

上述诸证，症状虽异，病机则同，皆由实热积滞内结肠胃，热盛而津液大伤所致。此时宜急下实热燥结，以存阴救阴，即"釜底抽薪，急下存阴"之法。方中大黄泻热通便，荡涤肠胃，为君药。芒硝助大黄泻热通便，并能软坚润燥，为臣药，二药相须为用，峻下热结之力甚强；积滞内阻，则腑气不通，故以厚朴、枳实行气散结，消痞除满，并助硝、黄推荡积滞以加速热结之排泄，共为佐使。

此方在《伤寒论》中主治阳明腑实证。大便不通，频转矢气，脘腹痞满，腹痛拒按，按之硬，甚或潮热谵语，手足濈然汗出。舌苔黄燥起刺，或焦黑燥裂，脉沉实。热结旁流，下利清水，色纯青，脐腹疼痛，按之坚硬有块，口舌干燥，脉滑实。里热实证之热厥、痉病或发狂等。使用本方时，应以痞（心下闷塞坚硬）、满（胸胁脘腹胀满）、燥（肠有燥屎，干结不下）、实（腹中硬满，痛而拒按，大便不通或下利清水而腹中硬满不减）四证及苔黄、脉实为依据。正如张秉成说："此方须上中下三焦痞满燥实全见者，方可用之"。吴瑭亦说："承气非可轻尝之品，……舌苔老黄，甚则黑有芒刺，脉体沉实的系燥结痞满，方可用之"。

【方药】

大黄四两（酒洗）　厚朴半斤（炙，去皮）　枳实五枚（炙）　芒硝三合

【用法】

上四味，以水一斗，先煮二物，取五升，去滓；内大黄，更煮取二升，去滓。内芒硝，更上微火一两沸，分温再服。得下，余勿服。（现代用法：水煎服，大黄后下，芒硝溶服）。

【原文】

阳明病，脉迟虽汗出，不恶寒者，其身必重，短气，腹满而喘；有潮热者，此外欲解，可攻里也。手足濈然汗出者，此大便已硬也，大承气汤主之。（208）

伤寒，若吐若下后，不解，不大便五六日，上至十余日，日晡所发潮热，不恶寒，独语如见鬼状。若剧者，发则不识人，循衣摸床，惕惕而不安，微喘直视，脉弦者生，涩者死，微者，但发热谵语者，大承气汤主之。若一服利，则止后服。（212）

阳明病，谵语，有潮热，反不能食者，胃中必有燥屎五六枚也，若能食者，但硬耳，宜大承气汤下之。（215）

汗出谵语者，以有燥屎在胃中，此为风也。须下者，过经乃可下之。下之若早，语言必乱，以表虚里实故也。下之则愈，宜大承气汤。（217）

二阳并病，太阳证罢，但发潮热，手足漐漐汗出，大便难而谵语者，下之则愈，宜大承气汤。（220）

阳明病，下之，心中懊恼而烦，胃中有燥屎者，可攻。腹微满，初头硬，后必溏，不可攻之。若有燥屎者，宜大承气汤。（238）

大下后，六七日不大便，烦不解，腹满痛者，此有燥屎也。所以然者，本有宿食故也。宜大承气汤。（241）

病人小便不利，大便乍难乍易，时有微热，喘冒不能卧者，有燥屎也，宜大承气汤。（242）

伤寒六七日，目中不了了，睛不和，无表里证，大便难，身微热者，此为实也。急下之，宜大承气汤。(252)

阳明病，发热汗多者，急下之，宜大承气汤。(253)

发汗不解，腹满痛者，急下之，宜大承气汤。(254)

腹满不减，减不足言，当下之，宜大承气汤。(255)

阳明少阳合病，必下利。其脉不负者，为顺也。负者，失也，互相克贼，名为负也。脉滑而数者，有宿食也，当下之，宜大承气汤。(256)

少阴病，得之二三日，口燥咽干者，急下之，宜大承气汤。(320)

少阴病，自利清水，色纯青，心下必痛，口干燥者，急下之，宜大承气汤。(321)

少阴病，六七日，腹胀不大便者，急下之，宜大承气汤。(322)

【临证运用】

一、任继学医案

［案例］ 张某某，男，65 岁。1996 年 3 月 18 日入院。该患 29 年前因工作繁忙、生活不规律而出现便秘，初起每日排便 1 次，继之 2～4 日 1 次，以后每半月 1 次，伴有腹胀痛、肠鸣，大便溏结不调，便后腹痛减轻。1990 年后，病人大便质硬色黑，但非柏油状，曾历更数医，久治不效，亦曾行灌肠输液等对症治疗，其效不显，后则非灌肠不能便，故来我院求治。

刻诊：便秘，腹胀痛，手足凉，气短乏力，嗜卧懒言，食少纳呆，消瘦尿少，平素急躁易怒，面色青黄，舌淡苔白，脉沉虚无力，血压 16.63/10.64kPa（125/80mmHg），左下腹可触及条索样硬块。任老诊毕，认为该患五脏俱伤，脾气不升，胃气不降，肝失疏泄，肾失开合，大肠传导失司，故致便秘。中医诊断：虚劳便秘。治法：益气养阴，壮阳通便。方药如下：

桃仁、紫菀各 15g	当归、杏仁各 10g	肉苁蓉 30g
青皮、枳实、荷叶各 5g	煨皂角 2g	鸡内金 20g
黑芝麻 50g	枸杞子 20g	党参 10g
		每日 1 剂，水煎服。

另用皂角粉 3g，麝香 0.1g，大黄 5g，当归 25g，蜂蜜调敷神阙穴，加热水袋外敷，1 日更换 1 次。

上药 1 剂，服后效果不显，又予硫黄粉 5g，分 2 次冲服。病人药后自觉腹部温暖，有便意而不能排，复又投用大承气汤加味 1 剂，药用：大黄 10g，芒硝 5g，枳实 5g，川厚朴 15g，当归 20g，党参 20g，甘草 5g。水煎服。药后大便已能自行排泄，为巩固疗效，任老又嘱调理五脏、益气养阴润燥，又投药如下：紫菀 20g，杏仁 5g，白芍药 15g，黑芝麻 50g，肉苁蓉 20g，鸡内金 15g，麦门冬

30g，党参 10g，当归 15g，火麻仁 5g，远志 15g，煨皂角 3g。水煎服。另服硫黄粉 1g，1 周服用 2 次。病人服药 1 个月，痊愈出院。

 按语

《素问·五脏别论》云："魄门亦为五脏使"，故心阴不降、肺失肃降、肝失疏泄、脾失转输、肾失开合，五脏功能失常则不能启动大肠传导之能，导致便秘。该患便秘近 30 年，始终治不得法，致使阴亏阳衰，五脏俱虚，任老根据阴阳互根之理，调其五脏，益气养阴，壮阳通便。初诊方中，桃仁、当归养血活血，润肠通便；紫菀、杏仁宣肺降气而润肠；肉苁蓉、黑芝麻、枸杞子阴阳两补而滋肾润肠；青皮、枳实理气宽中，防诸润药滋腻不行；鸡内金健脾消积；党参配荷叶则益气升清而降浊，使浊阴归下窍而排出体外，更稍加煨皂角，"利九窍，疏导肠胃壅滞"（《神农本草经疏》），性味辛烈而导滞通便。更结合外治法，用皂角、大黄、当归三药通便导滞，借少许麝香辛烈香窜之气，则开关更灵。上方服 1 剂后效果不显，并非药不对证，而是患者病久五脏俱伤，阳气不足，无力推动肠腑运行，"有火则转输无碍，无火则幽阴之气闭塞"，故又予硫黄粉补火助阳通便。药后腹部温暖，已见效机，但仍不能排便，系肠腑无力已久，故予大承气汤加味补气养血而导滞。药后显效。后又宗"六腑以通为用"之旨，补气养血、滋肾润肠、导滞通便，待腑浊下行，中州有健运之机，则心阴下降，肾液上承，肺气肃降，肝气疏泄，便秘顽症得以痊愈。

［刘艳华．任继学教授治疗疑难杂症医案二则．中医药信息，2008，25（1）：51－52］

二、颜正华医案

［案例］　某女，79 岁，2006 年 11 月初诊。大便 3 天未行，且 3 天未进食，胃脘痛，口苦，纳呆，口不渴，不喜饮水，舌暗、苔薄微黄，脉弦细。平素有慢性胃炎、胃下垂。证属脾胃不健，热积肠腑，腑气不通。治以通腑泄热，健运脾胃。处方如下：

枳实、厚朴、大黄（后下）、玄明粉（冲）各 10g

白术、瓜蒌仁、决明子、冬瓜仁各 30g　焦三仙、鸡内金各 12g　谷芽 15g

3 剂，每天 1 剂，水煎服。

二诊：大便已通，每天 1 次、质稀，口苦消失，胃脘痛减，仍纳呆。守方去大黄、玄明粉，加佩兰、炒枳壳、陈皮各 10g，砂仁（后下）3g，龙胆草 1.5g。7 剂，每日 1 剂，水煎服。

三诊：胃脘舒畅，惟纳食不佳，大便偏干，数天 1 次。守方酌加滋润之品，补脾润肠和胃。处方如下；

郁李仁、鸡内金、瓜蒌仁、火麻仁各15g

生何首乌、蜂蜜（冲）、生黑芝麻、生白术、决明子、冬瓜仁各30g

陈皮、炒枳壳各10g   焦三仙各12g   砂仁（后下）3g

14剂，每日1剂，水煎服，调理善后。

按语

本案患者平素脾胃虚弱，中气不足，致肠道推动无力，糟粕积滞肠腑，蕴湿生热，出现便秘、口苦、苔黄，为肠腑热结。方用大承气汤为主，佐以润肠、开胃之品，并重用生白术大补中洲，健脾运肠，与攻下剂合用，标本兼顾。大便通，便质偏稀，恐过下伤正，故停用大黄、玄黄粉，以补脾润肠为主。患者便秘日久，加之脾胃虚弱，虚实夹杂，病程缠绵反复，故三诊时加大润下之力，以补脾润肠和胃之剂为主方，缓缓图之。

[高新颜．张冰，杨红莲．颜正华教授应用通腑三法经验介绍．新中医，2008，40（5）：19－20]

第二节　小承气汤

本方有泻热通便，除满消痞之功。方中大黄荡涤实热，攻下积滞，推陈致新；厚朴行气泄满；枳实破结消痞。与大承气汤相比，本方无芒硝，大黄不后下，厚朴、枳实用量减轻，故泻下力量较缓。柯琴对此论云："夫方分大小，有二义焉：厚朴倍大黄，是气药为君，名大承气；大黄倍厚朴，是气药为臣，名小承气。味多、性猛、制大，其服欲令泄下也，因名曰大；味少、性缓、制小，其服欲微和胃气也，故名曰小。二方煎法不同，更有妙义。大承气用水一斗，先煮枳、朴，煮取五升，内大黄，煮取三升，内硝者，以药之为性，生者锐而先行，熟者气纯而和缓。仲景欲使芒硝先化燥屎，大黄继通地道，而后枳、朴除其痞满。缓于制剂者，正以急于攻下也。若小承气则三物同煎，不分次第，而服只四合。此求地道之通；故不用芒硝之峻，且远于大黄之锐矣，故称为微和之剂。"

此方在《伤寒论》中主治伤寒阳明腑实痞满证或热结旁流证。症见大便硬、腹胀满、心下痞硬、烦躁、谵语、潮热、多汗、脉滑而疾、舌苔黄等。除大便不通较为常见外，亦有下利者，此种下利属肠胃热实、积滞内蓄，故多下利黏秽而不爽，或伴有腹痛拒按。

【方药】

大黄四两（酒洗）　厚朴二两（炙，去皮）　枳实三枚（大者，炙）

【用法】

上三味，以水四升，煮取一升二合，去滓，分温二服。初服当更衣，不尔者尽饮之，若更衣者勿服之。（现代用法：水煎服）。

【原文】

若腹大满不通者，可与小承气汤微和胃气，勿令至大泄下。（208）

阳明病，潮热，大便微硬者，可与大承气汤，不硬者，不可与之。若不大便六七，恐有燥屎，欲知之法，少与小承气汤，汤入腹中，转矢气者，此有燥屎也，乃可攻之；若不转矢气者，此但初头硬，后必溏，不可攻之，攻之必胀满不能食也。欲饮水者，与水则哕。其后发热者，必大便复复硬而少也，以小承气汤和之。不转矢气者，慎不可攻也。（209）

阳明病，其人多汗，以津液外出，胃中燥，大便必硬，硬则谵语，小承气汤主之。若一服谵语止者，更莫复服。（213）

太阳病，若吐、若下、若发汗后，微烦，小便数，大便因硬者，与小承气汤和之愈。（250）

得病二三日，脉弱，无太阳柴胡证，烦躁，心下硬，至四五日，虽能食，以小承气汤少少与微和之，令小安。（251）

下利，谵语者，有燥屎也，宜小承气汤。（373）

【临证运用】

一、张灿玾医案

[案例] 董某某，男，中年。

由气怒之激，饮食所伤，腹部暴痛，胀满拒按，大便不通，舌红苔黄，脉沉而有力，此乃饮食滞留于中，气机难行于下，胃肠难以传化，谷道闭塞不通。急需以将军之力，荡涤之法，急下其实，且缓其急，则痛可止。处方如下：

枳实五钱	厚朴三钱	槟榔三钱	大黄三钱
鸡内金三钱	延胡索二钱	川楝子二钱	

水煎，温服。

服上方1剂，大便剧下，停滞之物，尽行排出，腹部胀痛亦解，遂嘱节食几日，善自调养，即可愈矣。

（引原按）本案以原无是证，体质亦健，偶因气有所滞，食有所伤，虽痛胀剧作，而尚未热，大便虽通，而尚无结硬之便，仅以小承气汤加味者，尚未成大实大结大闭之证也。虽非割鸡，亦不必用牛刀。方中重用枳实者，借其推荡之力也，特加槟榔助之，力尤大矣，别加鸡内金之化滞，延胡索、川楝子之利气止痛，故可一战成功，不必再战。

（张灿玾. 张灿玾医论医案纂要. 北京：科学出版社，2009）

二、路志正医案

[案例1] 沈某，男性，66岁，退休干部，2004年5月13日初诊。眩晕、头痛月余。已患眩晕（高血压病）20余年，常服复方降压片等维持血压在150～170/90～100mmHg。4月6日过生日时，心情愉悦并饮酒助兴。下午5时在送别亲友时，突感头痛加剧，伴眩晕、呕吐，随即意识不清，牙关紧闭，四肢抽搐，当时血压31.92/15.96kPa（240/120mmHg）。立即肌注硫酸镁等药，抽搐控制，急住某医院，诊为"高血压脑病"，静滴甘露醇、呋塞米、硝普钠、清开灵等药，6小时后意识转清，头痛好转，但仍眩晕，时有恶心呕吐，用甘露醇、呋塞米可缓解，停用则病复如初。经用天麻钩藤饮、镇肝熄风汤、泽泻汤等中药，效果不著。特请路老会诊，症见眩晕，目不敢睁，天旋地转，时有恶心、呕吐，心胸烦闷，脘腹胀满，口出浊气熏人，大便10余日未行，小便短赤，面红目赤，舌红苔黄厚腻，脉沉弦有力，血压180/110mmHg。从辨证分析属痰热内结阳明，腑气不通，浊热上扰之候。治宜小承气汤合小陷胸汤加味以通腑泄热化浊，佐以平肝熄风：大黄10g（后下），厚朴15g，枳实12g，全瓜蒌20g，法半夏15g，黄连6g，天麻10g，钩藤15g（后下），蔓荆子12g。3剂，水煎服，嘱频频服用。1剂后患者腹中矢气频转；2剂后恶心呕吐止，眩晕减，矢气仍频，味极臭；3剂后下大便10余枚，腹胀顿减。建议停用静脉输液，上方大黄减为6g，再进3剂诸症皆逝，察舌微红、苔薄微腻，脉弦细滑，血压150/95mmHg。热势见去，腑气已通，易以健脾化痰、平肝熄风之半夏白术天麻汤善其后。半年后随访，患者饮食起居及血压如常。

按语

本例高血压脑病患者属中医学"眩晕、头痛"范畴，用甘露醇、呋塞米等有短暂效果，服泽泻汤合小半夏加茯苓汤效果不佳，可见与前者脱水利尿机制并不相吻合。天麻钩藤饮、镇肝熄风汤虽为治疗高血压病之常用方，然此例用之无效，可见病机有异。观其脉症，路老认为，患者胸腹胀满，呼吸急促，面目俱赤，口中浊气熏人，大便十余日未行，舌苔黄厚腻，脉沉有力，显为阳明痰热内结，腑气不通之候；眩晕、头痛、时有呕恶，乃浊热上蒸清窍之征。《素问·至真要大论》曰："诸风掉眩，皆属于肝"，眩晕亦为浊热上扰、引动肝风之象，故以小承气汤合小陷胸汤清热通腑，导痰浊邪热从大肠而出；加天麻、钩藤、蔓荆子以平肝熄风。药后腑气通，浊热除，诸症随之而愈。可见路老诊病细致而入微，用药胆大而果断，纵顽疾重症，亦随手而效。

[魏华，路洁，王秋风. 路志正教授运用脏腑相关理论救治心脑血管病经验举要. 中国中医急症，2006，15（12）：1369-1370]

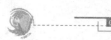
[案例2]　相某某，女，23岁，2006年12月9日初诊。主诉：口腔溃疡10年。10年来经常发作口腔溃疡，约每月发1次。伴大便干燥，2~3次一行。刻下：左、右侧下唇内黏膜及右侧牙龈处各有一黄豆大小溃疡，溃疡面色白，局部肿而发热，初时晨起疼痛，现疼痛症状消失，纳食可，睡眠安，晨起口气较重，大便干燥，2天1次，量少难解，小腹胀满，舌体胖大、边有齿痕、质淡、苔薄白，脉弦滑。证属脾胃热盛伤津，腑气不通，内热煎灼口舌而致。治以清热泻火，通腑导滞。方药如下：

藿香梗10g（后下）	紫苏梗10g（后下）	防风12g	生石膏30g（先煎）
焦栀子8g	牡丹皮12g	茵陈12g	厚朴12g
生大黄3g（后下）	炒薏苡仁15g	炒枳实15g	砂仁6g（后下）
当归12g	甘草6g		

服药14剂后，口腔溃疡基本痊愈，小腹胀减轻，口气减轻，大便不成形，舌体稍胖大、舌淡红、尖稍红、苔薄白，脉沉弦小滑。继以上方进退，巩固疗效。

按语

通腑导滞：脾胃互为表里，主腐熟运化水谷。脾喜燥，胃喜润，燥润相济，升降配合，共同完成精微物质的转运传输。如饮食不节，过食辛热肥甘，热蕴中焦，食滞不化，则脾胃积热，热邪循经上炎，煎灼口腔而发口疮。热盛伤津，肠道积滞，腑气不通而致便秘。治疗此类口疮，应上病治下，清泻脾胃，通腑导滞，常用枳实导滞丸合清胃散、三黄泻心汤加减。

本证为腑气不通，腑热上煎而致口疮，故治以泻胃散、茵陈蒿汤、小承气汤清胃热，通便泻热，酌加和胃降气，健脾理气化湿之品，使胃热清，脾气和，腑气通，引火下行，则口疮之证自宁。

[苏凤哲．路志正教授从脾胃论治口疮临床经验．世界中西医结合杂志，1994，4（8）：533－534]

第三节　桃核承气汤

本方由调胃承气汤加桃仁、桂枝组成。邪在太阳不解，随经入腑化热，血热搏结于下焦，故见少腹急结。因系下焦蓄血而非蓄水，故小便自利；热在血分，故谵语烦渴；瘀热甚，则心神不安，故其人如狂。诸症所见，皆因血热互结所致，治当破血下瘀以泄下焦结于血分之热。桃仁，其性辛润，主瘀血内闭，擅长逐血行瘀而散邪；大黄既可泻热攻实，又能下瘀血积聚，二药合用，瘀热并泄。桂枝通行血脉；芒硝主清气分之热，以推血分之瘀，又助大黄下瘀泄热；甘草益气和中，并缓诸药峻烈之性，使祛瘀而不伤正。五味配合，共奏破血下瘀之功，服后"微利"，使蓄血去，瘀热清，诸症自平。

此方在《伤寒论》中用于治疗下焦蓄血证。症见少腹急结硬痛拒按，其人如狂，下血，大便色黑或便秘，小便利或赤涩不利，妇人经闭或经行不畅，产后恶露不尽，癫狂，谵妄，不寐，烦躁等症。若蓄血不去，反郁于上，则可见头痛，目赤，齿龈肿痛，吐衄等。其脉沉涩或沉实，舌质紫黯、或有瘀斑。

后人对本方的临床应用有所发展，如对跌打损伤，瘀血停留，疼痛不能转侧，二便秘涩者；火旺而血郁于上，头痛头胀，目赤齿痛者；血热妄行而致鼻衄，或吐血紫黯者；以及妇人血瘀经闭，或产后恶露不下，少腹坚痛，喘胀欲死等证，都有很好疗效。总之，不外乎破血下瘀，引热下行。如表证未解者，当先解表，而后再用本方。

本方现代多用于治疗急性盆腔炎、胎盘残留、附件炎、肠梗阻；亦可用于急性坏死性肠炎、精神分裂症、脑外伤后头痛、胸腰椎压缩性骨折、血小板减少性紫癜、脑血管病、宫外孕、子宫肌瘤等证属瘀热互结者。

【方药】

桃仁五十个（去皮尖）　　大黄四两　　桂枝二两（去皮）　　　甘草二两（炙）
芒硝二两

【用法】

上五味，以水七升，煮取二升半，去滓，内芒硝，更上火微沸，下火，先食温服五合，日三服，当微利。（现代用法：水煎两次温服）。

【原文】

太阳病不解，热结膀胱，其人如狂，血自下，下者愈。其外不解者，尚未可攻，当先解其外。外解已，但少腹急结者，乃可攻之，宜桃核承气汤。(106)

【临证运用】

一、张琪医案

[案例] 崔某，男，59岁，1973年11月29日初诊。

有慢性肾炎病史，经治疗症状缓解，但尿中仍有持续性微量蛋白。于本月26日过劳后出现腰酸乏力、小腹痛、尿血色紫有块、尿道时有阻塞感（未发现结石），伴左下腹隐痛拒按，手足心热、口干，食少纳呆，舌质紫、无苔少津，脉沉滑有力。辨证属瘀血夹热，内结伤络。治宜泄热逐瘀，凉血止血。药物组成：

桃仁 20g　　　　　大黄 10g　　　　　桂枝 15g　　赤芍药 20g
甘草 10g　　　　　生地 30g　　　　　茅根 50g　　小蓟 30g
侧柏叶 20g

水煎，日 1 剂。

12月3日二诊：服上方3剂，肉眼血尿消失，尿道已无阻塞感。大便日行2次而不溏，手心热，左侧小腹微痛，舌质紫稍润，脉沉滑。尿检红细胞50个以上/高倍镜，蛋白（＋＋＋），前方去赤芍药，大黄改为7.5g，加蒲黄炭15g。

12月7日三诊：服上方3剂，诸证全消，舌质红苔薄，脉沉稍滑。尿检：蛋白（＋＋）、红细胞15～20个/高倍镜。此为下焦瘀热已减，病人年老久病，阴津已亏，继以前方去桂枝，加枸杞20g，以滋补肾阴。

服上药9剂，尿检尿蛋白（＋），自觉症状良好，嘱停药观察，1年半后随访未复发。

按语

仲景《伤寒论》中桃核承气汤为治疗瘀热互结下焦的蓄血发狂证所设。伤寒之膀胱蓄血发狂与此之尿血虽有相异之处，然皆为瘀热互结于下焦所致。故张老用泄热逐瘀、凉血止血之桃核承气汤加减。待药中病机，瘀热得除，又加滋肾养阴之品，以善其后。张老谨遵经方，药中病机病人得以痊愈。

（古凤江，张少麟．张琪验案4则．中医杂志，1997，38（3）：148～149）

二、周仲瑛医案

[案例] 陈某，男，52岁，干部。1982年12月23日入院。5天前形寒发热，全身酸痛，继之身热加剧，高达40℃，头痛，身疼，恶心呕吐。在乡医院拟诊为流行性出血热，采用西药补液、纠酸、抗感染、激素等。1天来热退，神萎，腰痛明显，尿少，日400ml左右，小便短赤，口干口苦，渴而多饮，大便5日未行，舌苔焦黄、舌红绛，脉细滑。因病情加重，转来住院治疗。体检：T36.9℃，P80次/分，R22次/分，BP17.82/12.77kPa（134/96mmHg），呈急性病容，神萎倦怠，颜面潮红，双睑轻度浮肿，球结膜下出血，胸背两侧腋下有散在出血点，两肺未闻及干、湿音，心律齐，80次/分，心音稍低钝，无病理性杂音，腹满无压痛，肝脾（－），两肾区有叩击痛，神经系统（－）。查血WBC 58×10⁹/L，N 0.49，L 0.14，PC 210×10⁹/L，Hb135g/L，尿素氮23.2mmol/L。尿检：色黄，蛋白（＋＋＋），脓细胞少，红细胞少。

辨治经过：热毒壅盛，弥漫三焦，血瘀水停，治予泻下通瘀。药用：生大黄30g（后下），芒硝24g（分冲），桃仁12g，怀牛膝12g，鲜生地黄60g，大麦门冬20g，猪苓3g，泽泻12g，白茅根30g、配合西药支持疗法，药后大便日行六七次，小便随之增多，呃逆亦除。2日后原方去芒硝加车前子15g，继服4日，小便日行5600ml，渴喜冷饮，寐差多言，烦扰不宁，舌红少苔，脉细数。BP19.95/14.63kPa（150/110mmHg），查血WBC 16.9×10⁹/L，N 0.92，L 0.08，PC66×10⁹/L，尿素氮33.9mmol/L。热毒劫阴，心肾两伤，治予滋肾清心、养阴清热。药用：北沙参 15g，石斛 15g，生地黄 30g，玉竹 12g，淮山药 12g，山萸肉 12g，牡丹皮 10g，知母 10g，龙骨 30g，覆盆子 15g，莲心子 3g，白茅根 30g，服 4 日后烦渴已解，神静，尿量递减至 2200mL/日，尿检（－）。查血 WBC6.2×10^9/L，L 0.40，N 0.60，尿素氮 10mmol/L。转予滋阴固肾善后。

按语

桃仁承气汤原出《伤寒论》，功能泻下逐瘀，主治太阳病下焦蓄血，瘀热互结，少腹硬满，小便自利、夜晚发热，烦渴谵语，甚则如狂、脉沉实等症。药用：大黄、桃仁泻下瘀热，芒硝咸寒软坚以增泄热下瘀之力，桂枝温通血脉，相反相成，炙甘草缓和诸药峻烈之性。后世《温疫论》用治温疫病下焦蓄血则去桂枝、甘草，加芍药、牡丹皮、当归，《温病条辨》亦沿用之，称为苦辛咸寒法。表明方药的具体应用，当据病证的不同而变通，周老曾用治出血热急性肾功能衰竭获得显效，对卒中之瘀热阻窍证，亦常用之。

[周仲瑛. 经方的变通应用. 南京中医药大学学报，2005，21（4）：205 - 208]

三、班秀文医案

[案例] 廖某某，女，25 岁，公共汽车司机。第一胎剖腹产术后 5 天，恶露少、色暗红、夹紫块，少、小腹硬痛，按之加剧，潮热，口渴，大便 3 天未解，苔薄黄干，脉沉实、证属瘀血内停，邪热积滞，拟活血祛瘀，通便泄热之法。

桃仁 10g	熟大黄（后下）5g	桂枝 5g	元明粉 5g
益母草 10g	延胡索 10g	炙甘草 5g	
			水煎服 1 剂。

大便通，少小腹疼痛减轻，防其滑脱，改用桃红四物汤活血化瘀治之。

按语

《伤寒论·辨太阳病脉证并治》有："太阳病……外已解，但少腹急结者，乃可攻之，宜桃核承气汤。"本例剖腹产后，少腹硬痛，且有潮热便秘，班老仿太阳病邪热传腑之蓄血证而用桃核承气汤加益母草、延胡索治之。

[班秀文. 班秀文妇科医论医案选. 北京：人民卫生出版社，1987，(1)：26.]

四、郭子光医案

[案例] 胡某某，男，33 岁。1998 年 7 月 15 日初诊。自诉 2 年前突发尿频尿急，西医诊为"尿路感染"，用抗生素注射而缓解。此后反复发作数次，均以

抗生素加中药而好转，似未根治，常有轻度腰胀痛及小腹不适感。10天前再度复发，住市某医院诊治，尿常规、尿培养及B超检查均正常，并排除前列腺炎症。膀胱镜提示：膀胱三角区炎。曾用抗生素和中药石韦散、知柏地黄丸和金钱草等，效果不明显，前来求治。现小腹连及尿道有急胀烧灼之感，颇为痛苦。小便频急，尿色清，大便干结难解。口苦口干，但身无寒热。察其形体偏瘦，面色萎黄，痛苦病容。舌上有瘀点，苔薄黄而干，脉沉细。此为病久入络，瘀久化热，瘀热积于膀胱所形成之膀胱蓄血证。腑以通为用，以通下逐瘀法治之，用桃核承气汤加减。处方如下：

| 桃仁15g | 大黄6g | 桂枝12g | 牡丹皮15g |
| 车前仁5g | 枳壳15g | 生甘草6g | 赤芍药15g |

水煎，1日1剂，服3剂。

7月19日二诊，自诉大便通畅，每日泻下3~4次，自觉舒畅。下腹及尿道胀、烧灼，尿频急及腰痛均已消失。尚有疲乏之感。舌干少津，瘀点色淡，脉沉弱，是瘀热去而气阴有亏。惟恐余邪残留，嘱上方再服2剂后，改以知柏地黄丸善后。随访至半年后，未复发。

按语

据郭老经验，以少腹急结为主症的膀胱三角区病变，当多属《伤寒论》膀胱蓄血证范畴，且多瘀久化热为患。西药抗生素或中药清热利湿之剂，往往效果不佳。遵久病入络之义，用通下瘀热，凉血活血法，旨在祛除络中瘀热，则收效显著。郭老认为，膀胱蓄血与膀胱湿热之辨别在于小便清与黄。该患者虽有小便频急但尿色清白，若是膀胱湿热岂有尿不黄赤者，加之舌上瘀点，进一步证明有病久入络，血脉瘀滞之理。瘀久则化热，瘀热积于膀胱，气化不利，故见小腹连及尿道急结烧灼等症状。膀胱居下焦，下焦瘀热盛，故其大便干结。腑以通为用，自当以通下逐瘀为法。方中大黄苦寒泄热，通下逐瘀，为涤荡下焦瘀热之要药；桃仁辛润，破血逐瘀，擅解小腹急结；用桂枝之辛通而不在解外，因辛能行气，气行血行，以助桃仁破血以清除络中瘀滞之用；而枳壳行气，则是助大黄推荡之功；赤芍药、牡丹皮凉血活血，擅清血中瘀热；车前子擅利血中邪热；生甘草具泄火解毒之义。药味不多，针对性强，旨在抓住久病入络之病机，祛除络中瘀热，故收效显著。

[黄学宽. 郭子光教授运用"久病入络"学说临证经验. 中医教育, 2009, 19 (1): 59-60]

第四节　抵当汤

"抵当"的方名意义，说法不一：一谓非大毒猛厉之剂不足以抵挡其热结蓄血之证；一谓抵当乃抵掌之讹，抵掌是水蛭一药的别名（陆渊雷引山田氏语），本方以其为主药，因而得名。但也有谓"抵当"为"至当"者，如王晋三曰："抵当者，至当也。蓄血者，至阴之属，真气运行而不入者也，故草木不能独治其邪，务必以灵幼嗜血之虫为向导。飞者走阳路、潜者走阴路，引领桃仁攻血，大黄下热，破无情之血结，诚为至当不易之方，毋惧乎药之险也。"（《古之选注》）或曰，本方有攻逐蓄血之功，可宜抵当攻之处，故名。

本方为祛瘀逐血之峻剂，适用于蓄血重证而病势较急者。方中水蛭、虻虫为虫类破血药，攻瘀逐血之力峻猛，配桃仁破血祛瘀；大黄荡涤邪热，且入血分，再用酒浸，行血导瘀之力更强。四药相配，破血逐瘀，有单刀直入之势，故攻瘀之力优于他方。正如成无己所说："水蛭味咸苦微寒，《内经》曰：咸胜血，血蓄于下，血胜者，必以咸为主，故以水蛭为君；虻虫味苦微寒，苦走血，血结不行，破血者，必以苦为助，是以虻虫为臣；桃仁味苦甘平，肝者，血之源，血聚则肝气燥，肝苦急，急食甘以缓之，散血缓急，是以桃仁为佐；大黄味苦寒，湿气在下，以苦泄之，血亦湿类也，荡血逐热，是以大黄为使。四物相合，而方剂成，病与药对，药与病宜，虽苛毒重疾，必获全济之功矣。"

此方在《伤寒论》中用于治疗太阳蓄血，症见少腹硬满，发狂或如狂，小便自利，身黄，脉微而沉，或沉结。阳明蓄血，症见善忘，屎虽硬而大便反易，其色黑，或发热脉数，消谷善饥，六七日不大便。《金匮要略》中用于治疗瘀血所致妇人经水不利证。此外，还可见癥积肿块，疼痛拒按，闭经，产后恶露不下，跌打损伤所致肢体瘀血。其舌紫或有瘀斑，脉沉涩、沉结或沉而有力。

【方药】
水蛭（熬）、虻虫各三十个（去翅足，熬）　　桃仁二十个（去皮尖）　　大黄三两（酒洗）

【用法】
上四味，以水五升，煮取三升，去滓，温服一升。不下，更服。（现代用法：水煎两次温服）。

【原文】
太阳病六七日，表证仍在，脉微而沉，反不结胸，其人发狂者，以热在下焦，少腹当硬满。小便自利者，下血乃愈。所以然者，以太阳随经，瘀热在里故也，抵当汤主之。（124）

太阳病，身黄，脉沉结，少腹硬，小便不利者，为无血也；小便自利，其人如狂者，血证谛也，抵当汤主之。太阳病六七日，表证仍在，脉微而沉，反不结胸，其人发狂者，以热在下焦，少腹当硬满。小便自利者，下血乃愈。所以然者，以太阳随经，瘀热在里故也，抵当汤主之。（125）

阳明证，其人喜忘者，必有蓄血。所以然者，本有久瘀血，故令喜忘。屎虽

硬，大便反易，其色必黑者，宜抵当汤下之。(237)

病人无表里证，发热七八日，虽脉浮数者，可下之。假令已下，脉数不解，合热则消谷善饥，至六七日不大便者，有瘀血，宜抵当汤。(257)

【临证运用】

一、周仲瑛医案

[案例1]　丁某，男，54岁，工人。2000年5月9日初诊：有腰痛史多年，近期病发，住当地医院治疗无效，今用机动小拖车送来就诊。卧不能动，痛不能忍，两下肢不能站立，左手臂不能活动，疼痛，麻木，食纳尚可，大便偏干，舌苔薄黄腻、质红偏黯，脉弦。腰部CT示：L_{3-4}，L_{4-5}，L_5，S_1椎间盘突出；查MRI排除脊髓占位。辨证：湿热痰瘀阻络，气血涩滞。方宗抵当汤加减，方药如下：

熟大黄5g	桃仁10g	炙水蛭5g	炮穿山甲（先煎）10g
泽兰15g	炙全蝎5g	制南星10g	片姜黄10g
川续断15g	怀牛膝12g	骨碎补10g	

14剂，日1剂，水煎服。

5月23日二诊：腰痛减轻，但双下肢肿胀，尤以双踝、左前臂更甚。瘀阻水停，治守原意：原方加木防己12g，天仙藤15g，晚蚕沙10g（包），威灵仙15g，黄柏10g，改熟大黄为10g。方药如下：

熟大黄10g	桃仁10g	炙水蛭5g	炮穿山甲（先煎）10g
泽兰15g	炙全蝎5g	制南星10g	片姜黄10g
川续断15g	怀牛膝12g	骨碎补10g	木防己12g
天仙藤12g	晚蚕沙（包煎）10g	威灵仙15g	黄柏10g

7剂，日1剂，水煎服

5月30日三诊：左手臂已可活动，疼痛亦减，仍感麻木，双下肢肿胀减轻，余症同前，舌苔薄黄腻、质黯，脉弦。上方加土鳖虫6g。方药如下：

熟大黄10g	桃仁10g	炙水蛭5g	炮穿山甲（先煎）10g
泽兰15g	炙全蝎5g	制南星10g	片姜黄10g
川续断15g	怀牛膝12g	骨碎补10g	木防己12g
天仙藤12g	晚蚕沙（包煎）10g	威灵仙15g	黄柏10g
土鳖虫6g			

7剂，日1剂，水煎服。

7月4日四诊代诉：左下肢已可缓慢搀扶行走，左上肢仅能做轻微劳动，有时肢体酸痛，大便正常，食纳良好，精神转佳，舌苔薄黄腻、质红偏黯，脉小弦。上诊原方加路路通12g。方药如下：

熟大黄 10g	桃仁 10g	炙水蛭 5g	炮穿山甲（先煎）10g
泽兰 15g	炙全蝎 5g	制南星 10g	片姜黄 10g
川续断 15g	怀牛膝 12g	骨碎补 10g	木防己 12g
天仙藤 12g	晚蚕沙（包煎）10g	威灵仙 15g	黄柏 10g
土鳖虫 6	路路通 12g		

14 剂，日 1 剂，水煎服。

8月17日五诊：左下肢可举步自由行走，左手可自由转动，两膝仍有酸痛，苔脉如前。上方去炮穿山甲，加生黄芪 20g，油松节 12g。方药如下：

熟大黄 10g	桃仁 10g	炙水蛭 5g	生黄芪 20g
泽兰 15g	炙全蝎 5g	制南星 10g	片姜黄 10g
川续断 15g	怀牛膝 12g	骨碎补 10g	木防己 12g
天仙藤 12g	晚蚕沙（包煎）10g	威灵仙 15g	黄柏 10g
土鳖虫 6	路路通 12g	油松节 12g	

14 剂，日 1 剂，水煎服。

按语

　　腰椎间盘突出症是常见难治性疾病，本例治疗辨证以湿热痰瘀阻络、气血涩滞为病机特点，方选抵当汤加味。药用熟大黄为君，取其活血化瘀之性，使下部瘀滞得散，如李东垣曰："大黄之苦寒，能走而不守，泄血闭也。"伍以水蛭、穿山甲、桃仁、怀牛膝活血通络止痛，南星、全蝎化痰散结、通络止痛，川续断、骨碎补既补肝肾、又行血脉、强筋骨，泽兰活血利水。二诊症状有所缓解，但又现肢体肿胀，遂加木防己、天仙藤、晚蚕沙、黄柏、威灵仙调理气血、清利湿热。三诊时再增土鳖虫加大活血力度，与穿山甲共代虻虫，既寓抵当汤意，又显示了土鳖虫治疗血瘀腰痛的专长。五诊时患者诸症明显改善，于是去炮穿山甲破血之品，加生黄芪 20g，油松节 12g，益气止痛，以善其后。综观周老，辨治思路，用药以通为主，通则不痛，故取效甚捷。

　　[周仲瑛. 经方的变通应用. 继续医学教育，2007，21（19）：35－36]

　　[案例2]　胡某，男，66 岁。1999 年 10 月 29 日初诊患高血压病多年，1994年 6 月中风，1995 年 3 月突发 1 次癫痫，1996 年 4 月又发 1 次。当时 CT 查见左侧多发性脑梗死，右侧出血。症见行路站立不稳，难以自主，右手活动欠灵，有时足肿，大便干结，近来血压波动，苔黄薄腻、舌质黯，脉细滑。病为类中风，属风痰瘀阻，气血失调，肝肾亏虚。取抵当汤意加减。

　　药用：熟大黄 5g，生大黄 5g（后下），桃仁 10g，水蛭 3g，地龙 10g，鬼箭羽 12g，胆南星 10g，炙僵蚕 10g，豨莶草 15g，石斛 12g，生地黄 15g，怀牛膝

10g，桑寄生 15g，续断 15g。服 14 剂后，大便通畅，但小便有时失控，守前方加煨益智仁 10g，路路通 10g。服 1 个月后再诊时，又诉大便三四日一行，且小便不畅，右手时有抖动，原方生大黄加至 10g，并加炒枳实 10g。

药治 3 个月后，大便尚调，隔日 1 次，但苔黄厚腻、质黯红，脉细滑。拟方：生大黄 10g（后下），桃仁 10g，炙水蛭 5g，地龙 10g，炙僵蚕 10g，胆南星 10g，鬼箭羽 12g，石斛 12g，稀莶草 12g，怀牛膝 12g，赤芍药 12g，红花 6g，泽兰 15g，泽泻 15g，加减进退近 1 年，病情平稳。

2001 年 2 月再诊时，复查 CT：梗死灶明显缩小。右下肢乏力，但不麻，头不昏，大便又秘，苔黄腻、质黯红，脉小弦滑。仍属风痰瘀阻，肠腑热结，肝肾亏虚，且属实多虚少。处方如下：

生大黄 15g（后下）	芒硝 6g（分冲）	桃仁 10g	水蛭 5g
地龙 10g	稀莶草 15g	红花 10g	石斛 12g
牛膝 12g	炙僵蚕 10g	陈胆南星 10g	天麻 10g

14 剂后，大便通畅，一般情况良好，因血脂偏高，上方又加生山楂肉 15g、泽泻 15g、决明 15g，并进一步用白薇 15g、泽兰 15g、炮穿山甲 10g，活血通络、清热凉血，加减服用半年余后，肢体活动明显改善。10 月 3 日再诊，诸症近平，乃间断服药，调理善后。

按语

综观本例诊疗经过，患者"热、瘀、痰、风、虚"明显，尤其肠腑瘀热较为突出，周老用药从生、熟大黄到生大黄，用量从 5g 直到 15g，才使热清瘀消，病情稳定，后期方中配芒硝，还寓桃核承气之意，助抵当以泄肠腑之瘀热，使上逆之气血得以顺降，取得上病下取的效果。周老善用经方，变通应用，病人顽疾得以治愈。

[周仲瑛. 经方的变通应用. 继续医学教育，2007，21（19）：35-36]

[案例 3] 纪某，男，70 岁。患椎管占位病变而行椎管狭窄手术。术后大便干结如栗、难解，用泻药后稀溏不尽，从心下当脘不舒，渐肿胀，腹部胀满硬，足跗浮肿，双下肢冷，腿足麻木，口干尿黄，矢气多，舌暗红、苔薄黄中部微腻，脉小滑兼数。证属肾督受损，痰瘀阻络。治以抵当汤加味，处方如下：

熟大黄、桃仁、石斛、路路通各 10g	怀牛膝 12g	续断 25g
细辛、水蛭各 4g	炙蜈蚣 3 条	附子、全蝎、土鳖虫各 6g
天仙藤、莱菔子、槟榔、晚蚕沙（包煎）各 15g		陈葫芦瓢（煎汤代水）30g
		每天 1 剂，水煎服。

二诊：服药 40 多剂，症状明显改善，大便每 2 天 1 次，质软易行，两足跗

浮肿渐消，胀痛缓解，两下肢亦渐觉有力，大便有明显改善，质软易排，仍以前方替后。

按语

　　抵当汤原方治疗伤寒太阳蓄血重症，"太阳病，身黄，脉沉结，少腹硬，小便不利者，为无血也；小便自利，其人如狂者，血证谛也，抵当汤主之。"周老曾著书阐发瘀热论，认为瘀热互结为内伤杂病的一个重要病机，上可到脑腑，痹阻脑络，而致中风；下可结于下焦，蓄血留瘀，水热互结，见尿少重症；内可结于厥阴、少阴，络热血溢；外可著于肌肤、筋脉，非独治太阳蓄血证。故在临床上周老用抵当汤化裁治疗疾病甚广，如脑血管、免疫、泌尿生殖、皮肤等系统病症，肿瘤患者亦习用之，如脑瘤、前列腺癌、肝癌等。本例患者因椎管占位术后，便结尿黄，下肢肿胀，周老认为属痰瘀阻滞，络脉不通，当祛瘀通脉，化痰通络，以抵当汤化裁加味。此案药证合拍，收效较好。

　　[霍介格．周仲瑛教授运用经方治疗肿瘤验案 5 则．新中医，2009，41（2）：119－120]

二、颜德馨医案

　　[案例]　张某，男，60 岁，住院号：26543。有慢性支气管炎、肺气肿病史10 余年，每因气候交变而发作。2 周来因受凉而病情加剧，咳喘，胸闷，夜间不能平卧，下肢浮肿，呼吸喘急，口唇紫绀，精神萎软，白昼神志尚清，傍晚则出现嗜睡，呼之尚能睁眼，小便失禁，颈静脉怒张，眼睛球结膜水肿，两下肺闻及干湿性啰音。实验室检查结果如下：血常规：白细胞 7.8×10^9/L，中性粒细胞0.80。血气分析：pH7.296，$PaCO_2$79.5mmHg，$PaO_2$30mmHg，SaO_2（％）48％。诊断为肺性脑病，属中医"肺胀"危候。急予吸氧，给予呼吸兴奋剂可拉明、洛贝林及抗生素青霉素、洛氟沙星、哌拉西林等，并使用解痉剂喘定，利尿剂氢氯噻嗪、安体舒通及补液支持，纠正电解质失衡，中药小青龙汤加味等中西药抢救，病情未得好转。患者神志逐渐昏糊，烦躁不安，语无伦次，颜面浮肿，眼睛球结膜水肿，舌质红绛无苔，脉细滑。颜老诊视后认为证属痰瘀交阻，蒙蔽心脑，肺失清肃，宣降无权，郁久化热，暗耗阴液。急当下瘀泄热，宣窍豁痰。方用抵当汤合葶苈大枣泻肺汤加减，处方如下：

水蛭 3g	大黄 9g	葶苈子 30g	大枣 7 枚
半夏 30g	石菖蒲 30g	海浮石 30g	紫苏木 4.5g
降香 2.4g	枳实 9g		

　　　　　　　　　　　　　　　　2 剂，每日 1 剂，水煎服。

　　进服 1 剂，当天大便畅解，量多，至次日神志清醒，应对清晰，精神略振，咳喘稍平，口干欲饮，纳食思进，小便畅利，颜面浮肿消减，球结膜水肿消退。方药颇合病机，病势已衰，乃小其制而进。前方改葶苈子15g、大黄6g，再进3剂，诸证悉平。复查血气分析：pH7.344，$PaCO_2$55.9mmHg，$PaO_2$97mmHg，$SaO_2$96.9%。遂以健脾宣肺、养阴化痰之剂善后。

肺性脑病，一般多责肺肾之虚，痰涎之盛。颜老认为，本病除具有咳喘、咯痰等痰浊蕴肺症状外，往往伴见不同程度的面色晦滞，甚至黧黑，口唇紫绀，颈静脉怒张，肝肿大有压痛，舌质淡紫或黯红、或瘀斑，舌下静脉青紫、粗大屈曲，脉象迟、涩、促、数等瘀血指征。肺性脑病乃肺源性心脏病之危象，病及肺、心、脑等重要脏器。肺主气而心主血，脑为元神之府，至高至上，乃清灵之地，纯者灵而杂者钝。若津凝成痰，血凝成瘀，痰瘀阻于肺，蒙蔽于心，交阻于脑，以致肺失宣肃而喘促，神明失主而妄言，脑府失灵而昏昧。种种危象，皆因痰瘀作祟，治疗亟当逐瘀、涤痰，以合"必伏其所主，而先其所因"之旨。方以抵当汤合葶苈大枣泻肺汤同用。

方中水蛭、大黄为抵当汤意，属逐瘀峻剂，主治瘀结实证；葶苈大枣泻肺汤本治肺痈初期之实证，但本案患者肺病通调失职，水气逆行，故颜面虚浮，球结膜水肿，下肢浮肿；肺失肃降，故咳逆上气，喘鸣迫急，皆为邪气壅实之候，当开肺逐邪，故以葶苈大枣泻肺汤开泄肺气，泻水逐痰。另取紫苏木加强方中活血之力，海浮石、半夏祛痰，石菖蒲、远志宣窍醒神。颜老巧用经方，选方用药标本兼顾，遂获明显疗效。

（颜新，夏韵，吴鸿洲．颜德馨教授运用经方治疗顽疾的经验．上海中医药杂志，1997，07：14-15）

第五节　厚朴三物汤

本方主治实热内积，气滞不行，腹部胀满疼痛，大便不通。本方与《伤寒论》小承气汤药味相同，但药量不同。小承气汤意在荡积攻实，故以大黄为君；本方意在行气泄满，则以厚朴为主。方中厚朴行气消满；大黄、枳实泻热导滞。三药相合，使气滞通畅，实积消除，腑气得以通畅，则诸证自解。

《金匮玉函经二注》：闭者，气已滞也。《经》曰塞也，通因通用，此之谓也。于是以小承气通之。乃易其名为三物汤者，盖小承气君大黄以一倍，三物汤君厚朴以一倍者，知承气之行，行在中下也；三物之行，因其团在中上也。绎此，可启悟于无穷矣。《金匮要略心典》：痛而闭，六腑之气不行矣。厚朴三物汤与小承气同，但承气意在荡实，故君大黄；三物意在行气，故君厚朴。

【方药】

厚朴八两　大黄四两　枳实五枚

【用法】

上三味，以水一斗二升，先煮二味，取五升，内大黄，煮取三升，温服一升，以利为度。

【原文】

痛而闭者，厚朴三物汤主之。（胸痹心痛短气病脉证治第九·十）

【临证运用】

一、任继学医案

[案例1]　杨某，女，24岁，工人。1952年8月5日初诊。产后1月，因阵发性全腹剧痛入院1周。发作时腹痛难忍，辗转反侧肢冷汗出，腹满呃逆时恶心呕吐。1日数发约持续1~2h，经注射哌替啶（杜冷丁）、阿托品后渐可暂缓。血、尿淀粉酶、尿常规均正常值，白细胞计数：21.6×10^9/L。遂请任老诊云："病起产后，面色晦滞喜热畏寒，全腹痛而拒按且便燥不转矢气，舌苔白滑脉象弦滑，乃是产后气血未复，脾胃虚弱，寒邪乘之；久食肉蛋厚味重伤脾胃，致宿食不化寒邪内聚，停滞中焦，气机不行，大肠传导失司。《金匮要略》有"痛而闭者，厚朴三物汤主之"。处方如下：

厚朴40g	枳壳15g	柿蒂15g	独活15g
川楝子15g	川大黄5g	木香5g	白芷5g
杏仁5g	皂角3g		

每日1剂，水煎服。

服药后排出少量褐色黏液便2次，腹满痛减轻，入夜复痛。诊其脉沉弦有力，其气已行但寒积未散，拟温中行气导滞法：

厚朴15g	枳实15g	橘核15g	附子15g
生地黄20g	元参25g	川楝子25g	川花椒5g
木香5g	皂角3g		

再诊：服药后肠鸣，矢气频转，翌日解褐色黏液便数次，腹满大减，可进粥食。于前方减皂角、生地黄、元参，加石斛、玉竹、扁豆各5g，益津和胃调理而愈。

按语

该患产后体虚，食伤脾胃，寒凝中焦，气机阻滞致腹剧痛不已。任老初以厚朴三物汤加味行气开闭；继则以川花椒、附子祛寒散积；生地黄、元参复已伤之津，调理自愈。任老临证，审因辨证精详，遣方用药灵活，即法前人又自出机抒，不拘一方一法，故每临大证，应手取效。

[黄显达.任继学教授治急症验案二则.陕西中医，1985，5（12）：545－546]

[案例2] 杨某某，女，24岁，服务员。该患产后乳痈50天不愈，近4天全腹胀满疼痛难忍，呕吐，大便秘结，多次用滋阴通便剂无效，故于1982年8月3日入我科治疗。入院第2天，病情加重。证见：全腹绞痛拒按，呕吐频作，不大便、无矢气，舌质红、苔黄腻，脉弦数有力。查白细胞：21.6×10^9/L（21600/mm³），分叶：73%。腹痛加剧时，呈阵发性绞痛，彻夜难眠。此为产后乳痈并发肠结。立理气通闭泻实法。方用厚朴三物汤加减：

厚朴 40g	川大黄 5g	枳实 15g	木香 5g
皂角 3g	白芷 5g	桃仁 5g	柿蒂 15g
川楝子 5g	羌活 10g		

服1剂，阵阵腹痛，有排便感，但欲便不得。故上方去羌活、白芷，加枳核、橘核各50g，附子10g，生地黄、元参各25g，投三剂。服后排出黑褐色便多次、量多，腹痛大减，病情大有好转。查白细胞：9800/立米毫米，遂前方去皂角、附子、川花椒、枳核、橘核，加石斛30g、玉竹15g、扁豆15g，以生津养胃。再以党参、白术、茯苓、甘草善共后。1周后，饮食增进，二便复常、痊愈出院。

本例乃因气机受阻，邪气内结所攻。任老认为不应拘泥于产后之应，故用"有此病则用此药"之法。今重用厚朴、木香、枳实行气导滞散满，佐以皂角泄泻之妙，共凑通闭导泻，行气荡实之效，诸结乃解。此乃"通则不痛"，"痛随利减"之理也。任老辨证精准，用药大胆而选方细致，故收效甚佳。

[南征，温学义.任继学副教授治验二则.吉林中医药，1983，（5）：34]

第六节 十枣汤

十枣汤有攻逐水饮之效，用于治疗实水、悬饮之证，为攻逐水饮之峻剂。故而柯琴说："仲景利水之剂种种不同，此其最峻者也。"本方所治诸证，皆由水饮壅盛于里，随气攻窜，上下充斥，内外泛滥所致。治疗时非一般化饮渗利之品所能胜任，当以峻剂攻逐。本方中甘遂善行经隧水湿，大戟善泄脏腑水湿，芫花善消胸胁伏饮痰饮，三药君烈，各有专攻，合而用之，其逐水饮、除积聚、消肿满之功甚著，经隧脏腑胸胁积水皆能攻逐。由于三药皆有毒，易伤正气，故以大枣之甘，益气护胃，并能缓和诸药之峻烈及其毒性，使下不伤正。正如柯琴所说："然邪之所凑，其气已虚，而毒药攻邪，脾胃必弱，使无健脾调胃之品主宰其间，邪气尽而元气亦随之尽。故选大枣肥者为君，预培脾土之虚，且制水势之横，又和诸药之毒。既不使邪气之盛而不制，又不使元气之虚而不支，此仲景立法之尽善也。"

本方为攻逐水饮之峻剂，如服后虽泻不爽，水饮未尽去者，次日渐加再服，总以快利为度。如患者体虚邪实，又非攻不可者，可用本方与健脾补益剂交替使用，或先攻后补，或先补后攻。

此方在《伤寒论》中用于治疗太阳中风后引动水饮，致饮邪结于胁下，其表证已解者，用此汤攻之。症见心下痞硬满，引胁下痛。由于水气攻窜，尚可见到下利、呕逆、漐漐汗出、发作有时、头痛、短气、咳烦、胸中痛等症状。《金匮要略》中用此方治疗咳唾、胸胁引痛、脉沉而弦的悬饮证；咳家脉弦、咳逆倚息、气短不得卧、其形如肿之支饮等证。

【方药】

芫花（熬）、甘遂、大戟各等份

【用法】

上三味，等份，各别捣为散；以水一升半，先煮大枣肥者十枚，取八合去滓，内药末。强人服一钱匕，羸人服半钱。温服之，平旦服。若下后病不除者，明日更服加半钱，得快下利后，糜粥自养。（现代用法：上三味等分为末，或装入胶囊，每服 0.5～1g，每日 1 次，以大枣十枚煎汤送服，清晨空腹服。得快下利后，糜粥自养）。

【原文】

太阳中风，下利呕逆，表解者，乃可攻之。其人漐漐汗出，发作有时，头痛，心下痞硬满，引胁下痛，干呕短气，汗出不恶寒者，此表解里未和也。十枣汤主之。（152）

【临证运用】

颜德馨医案

［案例］ 祁某，男，28 岁。患者以发热恶寒、咳嗽、咽痛，胸透右下肺片状模糊阴影，拟诊为"右下肺炎"而入院。入院后症见神昏谵语，手足躁动，经投人参白虎汤和牛黄至宝丹益气生津、清热开窍，病情渐趋稳定，但胸痛剧烈，不能忍受，超声波检查为"右肺包裹性胸膜炎"。此水湿与瘀浊胶滞，予十枣丸法。

甘遂、芫花、大戟等份研末，取 1g，枣肉作丸。每日 1 次，红枣汤送下。

2 天后疼痛锐减，1 周后胸透复查，积液明显吸收，共调治 2 周而愈。

胸膜炎症有咳嗽、胸胁痛、干呕短气等临床特点，一般将其归属中医学"悬饮"范畴。《金匮要略》云："病悬饮者，十枣汤主之。"十枣丸乃丹溪本仲景十枣汤意而作，方中甘遂善行经隧水湿，大戟善泄脏腑水湿，芫花善攻胸胁癖饮，三味药逐水虽同，各有所长，合而用之，攻逐经隧、脏腑、胸胁积水之力甚著。十枣改汤为丸，有两层含义：①"治之以峻，行之以缓"；②三物与枣同煎，服后当出现呕吐、脘腹彻痛等强力不良反应，而且不能与其他药物配伍使用，限制了辨证加减，"得快下后，糜粥自养"又不利于病体恢复，故颜老主张用丸代汤，凡遇有痰热互结、恶寒发热、干咳少痰、胸胁疼痛者，可加黄芩、栝蒌、桔梗、杏仁、葶苈子以清化痰热；痰饮聚而不退，咳嗽气短、胸胁满痛者，可加茯苓、桂枝、橘络、半夏、白芥子温化蠲饮；低热延绵之属阴虚者，加银柴胡、鳖甲、白薇、青蒿、地骨皮以育阴泄热，使十枣汤的临床运用得以拓展。颜老尝曰："读古人书，不得执死方以治活病，用古人法而不必拘其法，用古人方而不必泥其方，方有所得"。此乃颜老博学运用巧妙之处。

［颜乾珍，屠执中.颜德馨教授用经方治疗急难重症举案.国医论坛，1992，3（33）：22－23］

第七节　小陷胸汤

本证因于伤寒表证误下，邪热内陷，痰热互结于心下而致。痰热互结，气郁不通，故胸脘痞闷，按之则痛。治宜清热涤痰，理气散结。方以瓜蒌实为君，清热化痰，通胸膈之痹；以黄连为臣，泻热降火，除心下之痞；以半夏降逆消痞，除心下之结，与黄连合用，一辛一苦，辛开苦降，得瓜蒌则清热涤痰，其散结开痞之功益著。药仅三味，配伍精当，诚乃痰热互结，胸脘痞痛之良剂。由于本方善能清热化痰，宽胸散结，故亦可用于热痰咳嗽，痰稠色黄，胸膈不快之证。

本方证为痰热互结心下，按之则痛的小结胸病，故方名小陷胸汤。较之水热互结胸腹，从心下至少腹硬满而痛不可近之大结胸病为轻。因其证有轻重之殊，故方有大小之别。大陷胸汤用硝、黄与甘遂配伍，而成峻下逐水之剂；本方则以连、半与瓜蒌配伍，而成清热涤痰之方。

钱璜论曰："此因陷入之热邪较轻，故治法亦变其制而为小陷胸汤也。然其小也，非若小承气之减其制而曰小，亦非若小青龙之变其法而曰小也。此所谓小者，名同而药实不同，药虽不同而用意则同，用意虽同而其功用又不同也。夫邪结虽小，同是热结。故以黄连之苦寒主之。寒以解其热，苦以开其结，非比大黄之苦寒荡涤也。邪结胸中则胃气不行，痰饮留聚，故以半夏之辛温滑利，化痰蠲饮而散其滞结也。"栝楼实,李时珍谓其甘寒不犯胃气,能降上焦之火,使痰气下降,盖亦取其滑润也,亦非比芒硝甘遂之咸寒逐水之峻也。然半夏瓜蒌,皆取其滑者,何也?盖滑乃十剂之一,谓滑可去着也。着者,有形之邪,留着于胸膈肠胃之中。无形之邪,留着于经络脏腑之间也。古人云:"着而难去者,以滑去之,如油之洗物也。"此方之制,病小则制方亦小,即内经所云:"有毒无毒,所治为主,适大小为制也。"

此方在《伤寒论》中主要用于治疗小结胸病,症见心下按之则痛,脉浮滑。此外,还可见心下痞硬,胸中烦闷,呼吸急促,痰涎多而黏稠,咳嗽胸痛,舌苔黄腻或黄滑等。

【方药】

黄连一两　半夏半升(洗)　栝楼实大者一枚

【用法】

上三味,以水六升,先煮瓜蒌,取三升,去滓;内诸药,煮取二升,去滓,分温三服。(现代用法:水煎两次温服)。

【原文】

小结胸病,正在心下,按之则痛,脉浮滑者,小陷胸汤主之。(138)

【临证运用】

路志正医案

[案例]　沈某,男性,66岁,退休干部,2004年5月13日初诊。眩晕、头痛月余。已患眩晕(高血压病)20余年,常服复方降压片等维持血压在19.95~22.61/11.97~13.3kPa(150~170/90~100mmHg)。4月6日过生日时,心情愉悦并饮酒助兴。下午5时在送别亲友时,突感头痛加剧,伴眩晕、呕吐,随即意识不清,牙关紧闭,四肢抽搐,当时血压31.92/15.96kPa(240/120mmHg)。立即肌注硫酸镁等药,抽搐控制,急住某医院,诊为"高血压脑病",静滴甘露醇、呋塞米、硝普钠、清开灵等药,6小时后意识转清,头痛好转,但仍眩晕,时有恶心呕吐,用甘露醇、呋塞米可缓解,停用则病复如初。经用天麻钩藤饮、镇肝熄风汤、泽泻汤等中药,效果不著。特请路老会诊,症见眩晕,目不敢睁,天旋地转,时有恶心、呕吐,心胸烦闷,脘腹胀满,口出浊气熏人,大便10余日未行,小便短赤,面红目赤,舌红苔黄厚腻,脉沉弦有力,血压180/110mmHg。从辨证分析属痰热内结阳明,腑气不通,浊热上扰之候。治宜小承气汤合小陷胸汤加味以通腑泄热化浊,佐以平肝熄风:大黄10g(后下),厚朴15g,枳实12g,全瓜蒌20g,法半夏15g,黄连6g,天麻10g,钩藤15g(后下),蔓荆子12g。3剂,水煎服,嘱频频服用。1剂后患者腹中矢气频转;2剂后恶心呕吐止,眩晕减,矢气仍频,味极臭;3剂后下大便10余枚,腹胀顿减。建议

停用静脉输液，上方大黄减为6g，再进3剂诸症皆逝，察舌微红、苔薄微腻，脉弦细滑，血压19.95/12.64kPa（150/95mmHg）。热势见去，腑气已通，易以健脾化痰、平肝熄风之半夏白术天麻汤善其后。半年后随访，患者饮食起居及血压如常。

按语

　　本例高血压脑病患者属中医学"眩晕、头痛"范畴，用甘露醇、呋塞米等有短暂效果，服泽泻汤合小半夏加茯苓汤效果不佳，可见与前者脱水利尿机制并不相吻合。天麻钩藤饮、镇肝熄风汤虽为治疗高血压病之常用方，然此例用之无效，可见病机有异。观其脉症，路老认为，患者胸腹胀满，呼吸急促，面目俱赤，口中浊气熏人，大便十余日未行，舌苔黄厚腻，脉沉有力，显为阳明痰热内结，腑气不通之候；眩晕、头痛、时有呕恶，乃浊热上蒸清窍之征。《素问·至真要大论》曰："诸风掉眩，皆属于肝"，眩晕亦为浊热上扰、引动肝风之象，故路老以小承气汤合小陷胸汤清热通腑，导痰浊邪热从大肠而出；加天麻、钩藤、蔓荆子以平肝熄风。药后腑气通，浊热除，诸症随之而愈。可见路老诊病细致而入微，用药胆大而果断，纵顽疾重症，亦随手而效。

　　[魏华，路洁，王秋风. 路志止教授运用脏腑相关理论救治心脑血管病经验举要. 中国中医急症，2006，15（12）：1369–1370]

第六章 泻心汤类

泻心汤类方剂的特点是温寒并用,辛开苦降甘调于一炉共治,为和解脾胃寒热而设。此法为临床治疗脾胃疾病开辟了一条新途径,故而为后世医家所习用。在《伤寒论》五个泻心汤中,调和脾胃阴阳而治心下痞气的只有半夏泻心汤、生姜泻心汤、甘草泻心汤三方。余如大黄黄连泻心汤和附子泻心汤,乃是针对寒热具体情况而制定的,然气机痞于心下,而使胃脘之气不和则一。在此将国医大师们在临床实践中对于泻心汤类方剂的运用一并论述。

第一节 生姜泻心汤

此方为胃虚不化水气致痞的证治而设。本方由半夏泻心汤减少干姜用量,再加生姜而成,其组方原则与半夏泻心汤大同小异,仍属辛开苦降甘调之法。因本证胃虚食滞,兼有水饮内停,故加生姜四两为君,加强了消水散饮的作用,所以治疗重点在于胃中不和而挟水饮。半夏与生姜相伍,则降逆化饮和胃之力更强。生姜、半夏与黄芩、黄连配合,辛开苦降,以开泄寒热痞塞之结滞。佐以人参、甘草、大枣健脾益胃,以复中焦升降之职。

此方在《伤寒论》中主要用于治疗心下痞硬,干噫食臭,胁下有水气,腹中雷鸣,下利。此外,尚可见小便不利,脉弦,舌苔水滑等。

【方药】

生姜四两(切)　甘草三两(炙)　人参三两　干姜一两　黄芩三两　半夏半升(洗)　黄连一两　大枣十二枚(擘)

【用法】

上八味,以水一斗,煮取六升,去滓,再煎取三升,温服一升,日三服。(现代用法:水煎两次温服)。

【原文】

伤寒汗出,解之后,胃中不和,心下痞硬,干噫食臭,胁下有水气,腹中雷鸣,下利者,生姜泻心汤主之。(157)

【临证运用】

路志正医案

[案例] 王某，女，38 岁，1981 年 3 月 14 日初诊。腹痛，下黄白色脓性便，1 天 3 次，伴里急后重，肠鸣，口苦，无寒热，近年来凡进食生冷即易腹泻，劳累则右眼睑、右口角抽搐。苔薄微白、舌淡红而润，脉细无力。证属饮食不当而感湿热，而素体脾虚气血不足，络脉失养。治宜清热祛湿，益脾养血，通营活络，扶正祛邪。方用生姜泻心汤加减：当归 6g，白芍药 15g，枳壳 6g，生姜 3 片，半夏 9g，黄芩 9g，黄连 6g，党参 10g，甘草 6g。6 剂，每日 1 剂，水煎服，药后胃肠湿热清，腹痛、里急后重、大便脓液均除。

生姜泻心汤方即半夏泻心汤加生姜，主治胃虚水饮食滞之痞证。方中生姜、半夏散水和胃，降逆止呕；干姜温中化水；芩、连泄热消痞；参、枣、草补中益气，共奏和胃散水消痞之功。本例为饮食不慎，湿热侵犯胃肠，阻滞气机故腹痛，肠鸣，排黄白色脓性便；热邪内迫，湿性重滞，故口苦，里急后重；脾虚运化失司，故进食生冷易腹泻；脾虚水谷精微运化失常，气血生化无源，络脉失养，故劳累则眼睑、口角抽搐；苔薄白、舌淡红而润，脉细无力，乃脾虚有湿，气血两虚之征。路老详辨其证，选生姜泻心汤加减清热祛湿、益脾养血、通营活络、扶正祛邪，药仅 6 剂，诸证悉除。

[易瑞云. 五种泻心汤的临床运用和体会. 广西中医药.1984，7（2）：25－27]

第二节　甘草泻心汤

此方为脾胃气虚痞利俱甚的证治而设。此方药物组成与半夏泻心汤相同，但重用炙甘草四两为君，其义有二，一方面能补中益气，加强裨益脾胃以复升降之职而消痞的作用，另一方面又能甘温除热。本方亦属于辛开苦降甘调之法，仲景用本方治疗脾胃虚弱而内生虚热之心下痞证和狐惑病。

此方在《伤寒论》中用于治疗下利日数十行，谷不化，腹中雷鸣，心下痞硬而满，干呕，心烦不得安。《金匮要略》中用治狐惑病，症见状如伤寒，默默欲眠，目不得闭，卧起不安，不欲饮食，恶闻食臭，其面乍赤、乍黑、乍白，蚀于上则声喝。

【方药】

甘草四两（炙）　黄芩三两　半夏半升（洗）　大枣十二枚（擘）　黄连一两
干姜三两

【用法】

上六味，以水一斗，煮取六升，去滓，再煎取三升，温服一升，日三服。（现代用法：水煎两次温服）。

【原文】

伤寒中风，医反下之，其人下利日数十行，谷不化，腹中雷鸣，心下痞硬而满，干呕，心烦不得安。医见心下痞，谓病不尽，复下之，其痞益甚。此非结热，但以胃中虚，客气上逆，故使硬也。甘草泻心汤主之。（158）

【临证运用】

一、何任医案

[案例]　姜某某，女，34岁。1979年4月28日初诊：唇及口腔出现瘰疹及溃疡，亦见于外阴部。大便较干，舌上红瘰，以经行时更甚，证类狐惑，治宜清解。方药如下：

生甘草 9g	黄连 3g	黄芩 6g	忍冬花 9g
连翘 9g	当归 6g	赤芍药 6g	白芍药 6g
淡竹叶 6g			

5 剂，日 1 剂，水煎服。

5月3日二诊：口唇、外阴部瘰疹及溃疡，药后有所好转（某医院西医诊断为白塞综合征），以清解为续。方药如下：

生甘草 9g	黄连 3g	黄芩 6g	忍冬花 12g
连翘 9g	当归 6g	赤白芍药各 6g	生山栀 9g
淡竹叶 6g	川黄柏 9g		

7 剂，日 1 剂，水煎服

5月10日三诊：狐惑经以甘草泻心法后，溃疡未见再发，惟舌上红瘰而已，原方加减。方药如下：

生甘草 12g	黄连 3g	黄芩 9g	龙胆草 3g
忍冬花 12g	当归 6g	赤芍药 6g	白芍药 6g
连翘 9g	生山栀 9g	黄柏 9g	薏苡仁 9g

7 剂，日 1 剂，水煎服。

5月17日四诊：前方加珍珠粉外用，7剂后溃疡未见复发，舌上红瘰亦除。

按语

甘草泻心汤是《金匮要略》治疗狐惑病的方剂："狐惑之为病……蚀于喉为惑，蚀于阴为狐，不欲饮食，恶闻食臭，……甘草泻心汤主之"。此为湿热内蕴，上蒸下注的一种疾患。由于湿热蕴结而胃气不和，故不欲饮食，湿热塞遏不得宣泄，腐蚀于咽喉部可引起声音嘶哑，腐蚀于下，则可见外阴、肛门瘰疹、溃疡，可用本方治疗。

本方由甘草、黄芩、人参、干姜、黄连、大枣、半夏七味组成。方中甘草解毒，且合人参、大枣以补中扶正，黄芩、黄连清热燥湿解毒，半夏、干姜化湿散结，全方苦降泄热，辛开散结，甘以缓中，使中气健运而湿热自化。因此临床应用，并不限于狐惑病，对于湿热留恋，胃气虚弱，胃失和降而成痞的，此方亦用得较多。至于用治狐惑，可随证加减，方中甘草宜生用为好，用量可适当加大，尚可加强解毒、利湿药的作用；由于湿热久蕴，会蒸腐气血而成湿浊，故常加入当归、赤白芍药等和血活血，能增强疗效。

本例西医诊断为白塞综合征，临床表现与《金匮要略》的"狐惑"证颇相类似，是湿热内蕴，上蒸下注所致。《金匮要略》治用甘草泻心汤、赤小豆当归散内服，苦参汤外洗。本例内服药何老按《金匮要略》甘草泻心汤化裁，服药月余而愈，疗效满意。方中甘草生用，且量较大，旨在清热解毒。倘若炙用，则意在补虚和中。生、炙之差，治疗上有所不同的。

（卢良威．何任老师对金匮方的应用．浙江中医药大学学报，1980，04：20）

二、张琪医案

[案例]　男，57岁，自述1年来胃脘痛时伴烧心吞酸，痛如刀割，有时为饥饿痛，进食稍缓解，大便秘结3天1行。舌红紫、苔白而少津，脉弦滑。经胃镜检查：十二指肠球部溃疡。辨证为脾胃不和寒热互结之证。治以甘草泻心汤加味。药用：

甘草20g　　川黄连10g　　黄芩15g　　干姜7.5g　　大黄5g

服药14剂，胃脘胀痛烧心吞酸俱消除，食欲增加，大便通畅2日1行，仍觉胃脘欠舒适，舌质淡紫、白苔已退，脉沉缓。药用：

甘草20g　　　川黄连10g　　枳壳10g　　　黄芩15g
砂仁15g　　　陈皮15g　　　干姜7.5g　　　公丁香5g

又服21剂，胃脘疼痛基本消失，经X线钡餐复查，龛影缩小，嘱继服前方巩固。

按语

经过大量临床观察，张老发现该病相当于中医"心下痞"之症，求治于中医者多为西医常规治疗无效的顽固病人，辨证多属于寒热互结，脾胃不和。脾与胃居于中州，脾喜燥而恶湿，喜热而恶寒；胃喜润而恶燥，喜清凉而恶浊热；脾主运化，主升清；胃主受纳，主降浊，二者相互为用，为气机升降之枢纽。脾寒则清阳不升，胃热则浊阴不降，导致清浊混淆而心下痞满。仲景之半夏、甘草、生姜三泻心汤，芩连与干姜配伍为辛开苦降合用，治疗脾寒与胃热互结之心下痞，张老用此方治心下痞满诸症及胃脘痛，属脾胃不和，升降失司，见痛、呕、胀满等疗效甚佳。对于十二指肠溃疡症见舌红苔白、口干苦、胃脘胀痛、泛酸、呕逆者用半夏泻心汤有桴鼓之效，张老认为辨证应注意脾寒胃热轻重之比重，若脾寒甚者，如脘腹遇寒则痛胀加重，或有便溏，可加重干姜用量，亦可酌加公丁香、砂仁温脾祛寒；若胃热偏重，如舌干，口苦臭，胃脘灼热，可加重芩、连用量，亦可酌加龙胆草；大便秘结，则须用大黄以泻热通便。

[孙元莹，吴深涛，姜德友等. 张琪诊治疑难脾胃病经验5则. 山西中医，2008，24（2）：6－8]

三、路志正医案

[案例] 焦某，女，20岁，1972年12月29日初诊，病历号257826。口腔、阴部溃疡已6年余。6年前患口腔，阴部溃疡反复发作，始终未愈，伴头晕，视力模糊，双膝关节疼痛，畏寒，发热（38℃），下肢浮肿。在某医院诊为"口腔炎"，"风湿性关节炎"，给予抗菌素，维生素等治疗，未见显效。胃纳差，渴不欲饮，脉弦细，苔薄白、舌质稍红。检查：咽不红，扁桃体不肿大，颈、腋、腹股沟淋巴结均不肿大，心肺无异常，肝大右肋下及0.5cm。局部检查：口唇，舌及上腭可见小片状糜烂，呈浅在性溃疡，表面附有灰白色渗出物，有触痛。鼻腔黏膜亦发现有溃疡。妇科检查：大阴唇及阴阜可见3个豌豆大较深之溃疡，边缘不整齐，无明显红晕，表面有白膜覆盖。曾在首都医院做口腔或阴部溃疡分泌物涂片检查，未发现致病菌。中医诊断：狐惑病。西医诊断：白塞综合征。此为湿热化浊，上下相蚀，湿热阻络，气滞血瘀而致病。治以苦辛通降，清化湿热。

方用甘草泻心汤与导赤散合方加减：生甘草50g，川黄连6g，黄芩9g，干姜6g，制半夏6g，黄柏9g，黄芪6g，生地黄15g，木香12g，木通15g，肉桂1.5g，细辛1.5g，车前草9g。每日1剂，水煎服。

二诊：服上方加减7剂后，诸症减轻。再服13剂，自觉症状消失，口腔、阴部溃疡愈合。嘱仍服前方6剂，以巩固治疗。1975年9月随访病未发。

按语

"伤寒中风，医反下之，其人下利日数十行、谷不化，腹中雷鸣，心下痞硬而满，干呕，心烦不得安。医见心下痞，谓病不尽，复下之，其痞益甚，此非结热，但以胃中虚，客气上逆，故使硬也，甘草泻心汤主之"（宋本《伤寒论》158条）。该方主治再次误下，脾胃重虚之痞。在《金匮要略》中用以治疗狐惑病。本案路老选用甘草泻心汤合导赤散清心通降，清化湿热，治疗狐惑病疗效卓著。

[易瑞云. 五种泻心汤的临床运用和体会. 广西中医药. 1984，7（2）：25－27]

第三节　半夏泻心汤

本方证病人中气受伤，脾胃、大小肠功能失调，因为寒热互结其中，清浊升降失常。其症状为心下痞满、干呕、肠鸣下利。本方是由小柴胡汤化裁得到，即去柴胡、生姜，而加川黄连、干姜。本方中法夏、干姜辛温除寒，和胃止呕；川黄连、黄芩苦寒泄降除热，清肠燥湿；人参、大枣、炙甘草补中益气，养胃。

此为伤寒误下而成寒热错杂之心下痞证而设。本方证以呕吐为主症，故用半夏降逆和胃止呕为君。盖痞因寒热错杂、气机痞塞而成，故用黄芩、黄连苦寒以泄热，用干姜、半夏辛温以散寒，佐以人参、甘草、大枣甘温建中，以补脾胃之虚，而复其升降之职，诸药配合，为辛开苦降、寒温并用、阴阳并调之法，从而达到恢复中焦升降、消除痞满的目的。因本方具有和阴阳、顺升降、调虚实的作用，故亦属和解剂。方后注云"去渣重煎"者，使其药性和合、不偏不烈，而利于和解之义。

此方在《伤寒论》中用于治疗心下痞，但满而不痛，呕而肠鸣，苔多滑腻，脉或弦或滑。本方主治虚实互见之证，若因气滞或食积所致的心下痞满，不宜使用。在现代临床实践中，本方常用于急慢性胃肠炎、慢性结肠炎、慢性肝炎、早期肝硬化等属中气虚弱，寒热互结者。

【方药】

半夏半升（洗）　黄芩、干姜、人参、甘草（炙）各三两　黄连一两　大枣十二枚（擘）

【用法】

上七味，以水一斗，煮取六升，去滓，再煎取三升，温服一升，日三服。（现代用法：水煎两次温服）。

【原文】

伤寒五六日，呕而发热者，柴胡汤证具。而以他药下之，柴胡证仍在者，复与柴胡汤。此虽已下之，不为逆，必蒸蒸而振，却发热汗出而解。若心下满而硬痛者，此为结胸也，大陷胸汤主之；但满而不痛者，此为痞，柴胡不中与之，宜半夏泻心汤。(149)

【临证运用】

一、邓铁涛医案

[案例] 某女，26 岁，2000 年 11 月 11 日初诊。患者饮食无规律，近 2 年来常有反胃，恶心，呕吐，时吐清水，伴口臭。曾到某市求医，效果不明显。中医认为，口臭多因胃热吐清水又属胃寒。证乃寒热错杂，中焦痞塞。拟半夏泻心

汤加减。处方如下：

姜半夏、太子参各12g　　黄芩、干姜、陈皮、炒竹茹、炒枳壳各10g

炙甘草5g　　沉香曲6g　　姜汁炒黄连2g　　生姜3片　　大枣3枚

5剂，每天1剂，水煎服。

1月29日二诊：服5剂后反胃除，纳食增，未再呕吐，舌苔白。守方黄芩减半，太子参改为15g。

12月19日三诊：上方服后胃胀，局部有冷感，舌苔白。守二诊方加麦芽、谷芽各12g，继服。

12月19日四诊：服10剂，稍有反胃。后以上方合香砂养胃丸服用，以资巩固。

按语

邓老详辨病证，用半夏泻心汤合温胆汤，巧用经方，活用经方同病异治，辨证论治，疗效卓著。

[杨利.邓铁涛教授运用经方治验4则.新中医，2004，36（6）：11-12]

二、周仲瑛医案

[案例]　患者，男，47岁。胃病史5年余，经胃镜检查确诊为"胃窦部浅表性胃炎"。近来胃脘痞闷、满胀、隐痛，食后明显，纳谷减少，脘部怕冷，嗳气，泛酸不多，大便欠实。舌质红、苔黄薄腻，脉细弦。证属脾寒胃热，湿阻气滞。拟法苦辛通降，清热化湿，理气和胃。半夏泻心汤加减：潞党参10g，黄连3g，炒黄芩6g，制半夏10g，淡干姜3g，炒枳壳10g，厚朴5g，橘皮6g，竹茹6g，紫苏梗10g。服7剂痞胀减半，隐痛消除，嗳气少作；但口干、口黏，大便转实而排解欠爽。证兼热郁津伤，腑气不畅，原方去党参，加太子参10g，芦根15g，全瓜蒌10g，7剂。药后痞胀消失，食纳改善，大便通调，惟诉口干，舌见花剥、苔淡黄腻，脉细弦。原方去干姜，加川石斛10g，继服7剂巩固。随访3年，恙平未发。

按语

脾寒胃热，心下痞胀有阻塞感，纳呆，脘中有灼热感，局部畏冷喜温，口干，热饮为舒，或呕吐黄浊苦水，肠鸣，便溏，舌苔白罩黄、舌质淡、边尖露红，脉弦。周老治以清热散寒，和胃消痞，温脾阳而泻胃热，寒热并用。方选半夏泻心汤，药用黄连、黄芩、半夏、干姜、砂仁、枳壳、陈皮。寒甚加肉桂、附子片，去半夏；热重加山栀子、蒲公英，并适当调配姜、连用量比例；肠鸣、便溏加生姜；气虚神疲加党参。周老选方用药精准，5年顽疾仅14剂药便得以治愈，3 年随访未发。

［王晓岩，曹学君．周仲瑛胃病治验．中国社区医师，2007，23（20）：35－36］

三、路志正医案

［案例 1］ 胡某，女，50 岁，1981 年 3 月 14 日门诊，病历号 2676170。心下痞，腹胀，胃中嘈杂喜矢气，嗳气，心慌气短，四肢肿胀，时有自汗，背痛，寒热往来，胸中懊恼，失眠，小便时黄，大便时干或不爽，苔薄黄、舌红，脉弦细微数。以辛开苦降、健脾利气、宣通气机为治，用半夏泻心汤减大枣之腻，加香橼皮理气宽胸，白芍药和营卫。处方如下：

| 半夏 9g | 干姜 2g | 黄连 6g | 黄芩 9g |
| 太子参 9g | 甘草 6g | 香橼皮 9g | 白芍药 12g |

5 剂，每日 1 剂，水煎服。

二诊：药后心下痞、腹胀、胸闷、气短诸症减轻。继以代赭石汤加减 5 剂而收功。

半夏泻心汤方主治脾胃虚弱，湿热中阻，脘腹胀满，以呕为主的痞证。其方为小柴胡汤去柴胡、生姜，加黄连、干姜。本方以半夏为君，配干姜辛开温散，降逆止呕，芩连苦寒降泻，人参、大枣、甘草健脾和胃，辛开苦降，共起降逆开结、和中泻热消痞之作用。《金匮要略》用以治疗寒热夹杂之呕吐痞证，《温病条辨》用本方加减治阳明暑温浊痰、湿热互结心下之痞或阳明湿温呕甚而痞者。

本例为邪热阻滞心下，气机不利，则心下痞，腹胀，胃中嘈杂喜矢气，嗳气，脾虚气分不足，故心慌气短，四肢肿胀，时自汗，营卫不和而背痛及寒热往来，热扰心经，波及小肠，故胸中懊恼，失眠，小便有时黄，脾虚气机失常，则大便时干或不爽；脾虚湿郁化热，故口干不思饮，苔薄黄、舌红，脉弦细微数。证属脾虚湿滞化热，阻滞胃脘，气机不利而致痞。路老辨治用半夏泻心汤，药到而收功。

［易瑞云．五种泻心汤的临床运用和体会．广西中医药，1984，7（2）：25－27］

［案例 2］ 候某，男，39 岁。2005 年 6 月 20 初诊。患者无明显原因，出现反复口腔溃疡，阴部溃疡 5 年，原来每年发作 2～3 次，每次发作时伴皮肤疖肿，低热，且伴双膝关节疼痛不适，到某医院诊断为"白塞综合征"，给秋水仙碱、扶他林、甲氨蝶呤等口服，症状减轻，因惧怕西药的不良反应而停药。今年春节后上述症状反复发作，且伴腹泻，每日 2～3 次，呈溏便。舌质暗、舌、苔白厚腻，脉滑。路老认为此例患者为脾虚不运，湿热内蕴，上蚀于口，则反复口腔溃

疡；风湿之邪阻于经络则伴关节疼痛不适；风湿热邪郁于皮肤，则皮肤疖肿；湿热盛则发热；苔白厚腻，脉滑为湿热内盛之象。辨证为狐惑，脾虚湿蕴型。治疗以健脾化湿清热和胃为法。方药如下：

生石膏 15g	生薏苡仁 15g	炒薏苡仁 15g	丹参 15g
太子参 12g	牡丹皮 12g	泽泻 12g	清半夏 10g
干姜 10g	藿香 10g	防风 10g	佛手 10g
砂仁 10g	生甘草 10g	厚朴 10g	黄柏 9g

日 1 剂，水煎服。

同时嘱其少吃冷食。

2005 年 7 月 24 日再次就诊，用前方加减治疗月余，口腔溃疡明显好转，偶尔出现一个溃疡，也很快好转。

按语

路老用半夏泻心汤健脾化湿清热，加藿香、砂仁、厚朴、生佛手、炒薏苡仁，泽泻以醒脾理气化湿；用黄柏、生石膏加强清热化湿之效；加防风本"火郁发之"之旨，以发火郁，牡丹皮、丹参化瘀通络，生甘草健胃且调和诸药。共凑益气健脾，清热化湿之功。方合病情，使攻邪而不伤脾，健脾而不恋邪。且告诉病人少吃冷食，以免进一步伤及脾阳。可见：路老治痹重视脾胃见于细微之处。因辨证用药准确，且加之注意饮食宜忌，故取效甚捷。

[张永红. 路志正论治痹证不忘脾胃. 陕西中医，2007，28（1）：84]

第四节　大黄黄连泻心汤

《古方选注》：痞有不因下而成者，君火亢盛，不得下交于阴而为痞，按之虚者，非有形之痞，独用苦寒，便可泄却。如大黄泻营分之热，黄连泄气分之热，且大黄有攻坚破结之能，其泄痞之功即寓于泻热之内，故以大黄名其汤。以麻沸汤渍其须臾，去滓，取其气，不取其味，治虚痞不伤正气也。

此方为热痞而设，乃中焦邪热痞塞不通而成。故用大黄苦寒泻热和胃开结，黄连苦寒以清心胃之火，二者合用，使热祛结开，则痞满自消。又因苦寒药物气厚味重，煎煮之后，多走肠胃而具泻下作用，故本方用法不取煎煮，而以麻沸汤浸泡少顷，绞汁即饮，以取其气，薄其味，使之利于清上部无形邪热，而不在泻下里实之法。

此方在《伤寒论》中用于治疗心下痞，按之濡，其脉关上浮者。由于无形火热充盛于上，还可见吐血、衄血、目赤肿痛、口舌生疮、烦渴、头痛、面赤、舌红等表现。

【方药】

大黄二两　黄连一两

【用法】

上二味，以麻沸汤二升渍之须臾，绞去滓，分温再服。（现代用法：滚水浸渍）。

【原文】

心下痞，按之濡，其脉关上浮者，大黄黄连泻心汤主之。(154)

伤寒大下后，复发汗，心下痞，恶寒者，表未解也，不可攻痞，当先解表，表解乃可攻痞。解表，宜桂枝汤，攻痞，宜大黄黄连泻心汤。(164)

【临证运用】

一、路志正医案

［案例］　周某，女，22岁，1979年7月21日初诊。鼻出血1周，量多色红，心烦心悸，胸闷气短，苔薄舌红，脉弦细数。心主血属火，肺主气属金，开窍于鼻，心脉连肺，肺脉贯心。心经蕴热，故现心烦心悸；热灼肺府，则胸闷气短；热伤血络，迫血妄行则现鼻衄，上述诸证皆属心火刑肺，灼伤血络，治宜泻热凉血。方投大黄黄连泻心汤加味：大黄3g（后下），黄芩10g，马尾连4.5g，白茅根15克，牛膝9克。3剂，每日1剂，水煎服。

7月24日二诊：服上方1剂后，翌日鼻出血1次，血量减半；服2剂后，晨起仅见鼻腔残留血痂；服3剂药后，未见出血，但仍觉气短。仍守上方，继服3剂。

7月27日三诊：仅觉心悸气短，予益气养心之品调理而愈。

"心下痞，按之濡，其脉关上浮者，大黄黄连泻心汤主之"。（宋本《伤寒论》154条）。本方主治关脉浮之热痞证。其脉浮非表证，乃邪热奎聚中焦之候。药用大黄泻营分之热，芩、连泻气分之热，共奏清热泻痞之功。《金匮要略》用以治疗热盛之吐血证；《温病条辨》用以治疗湿热痢，中焦痞结，神识昏乱或疟邪痞结心下等。本案心火刑肺，灼伤血络，路老以大黄黄连泻心汤治疗，药到病除，疗效甚佳。

［易瑞云．五种泻心汤的临床运用和体会．广西中医药，1984，7（2）：25-27]

第五节　附子泻心汤

此为热痞兼阳虚而设。因见"心下痞"之热痞证，故用泻心汤之苦寒，以麻沸汤浸渍，少顷，绞去渣，取其味薄气轻，以清泄上部无形之邪热，达到消痞的目的。又症见"恶寒汗出"之阳虚证，故取附子久煎别煮取汁，使辛热之药发挥温经扶阳固表的作用。于此，尤在泾："按此证，邪热有余而正阳不足，设治邪而遗正，则恶寒益甚，若补阳而遗热，则痞满愈增。此方寒热补泻并投互治，诚不得已之苦心，然使无法以制之，鲜不混而无功矣。方以麻沸汤渍寒药，别煮附子取汁，合和与服，则寒热异其气，生熟异其性，药虽同行，而功则各奏，乃先圣之妙用也。"

此方在《伤寒论》用于治疗心下痞，而复恶寒、汗出。还可见心烦、便秘、上身热而有汗、面赤、吐衄、口干等热证，又可见肢冷、下利腹痛、腰以下恶风、欲近衣被等阳虚证。

【方药】

大黄二两　黄连一两　黄芩一两　附子一两（炮，去皮，破，别煮取汁）

【用法】

上四味，切三味，以麻沸汤二升渍之，须臾，绞去滓，内附子汁，分温再服。（现代用法：附子另煎取汁，余药沸水浸泡绞汁去渣，兑入附子汁）。

【原文】

心下痞，而复恶寒汗出者，附子泻心汤主之。（155）

【临证运用】

一、任继学医案

［案例］　焦某，男性，67岁，长春市人，1982年10月中旬初诊。

该患1年前因发怒致两胁胀满闷痛，继而腹满，胃脘部不适，经疏肝理气之品治疗不愈，日益加重，故来我处就诊。证见：胃脘痞满，饭前轻、饭后重，逸则轻、劳则重，嗳气不出，遇寒亦甚，遇热亦甚，二便如常，舌质淡红、苔腻、黄白相兼，脉沉弦而迟。任老认定此乃肝郁克脾土，中焦不运所致之痞满证。惟用附子泻心汤辛开苦降，方可除痞。药用：附子15g，姜黄连5g，酒黄芩15g，酒大黄3g，加蜜升麻子3g，半夏4g，水煎服，共进8剂，其病霍然而愈。

按语

本案肝气郁滞，木克脾土，脾之运化无权，脾气不升、胃气不降、中焦不运，而致痞满。又过用理气之品，一伐肝木，二伤中土，中焦壅滞，痞塞加重。任老用附子泻心汤以三黄泻热除痞，附子温经扶阳，诸药合用，共建其功。

［南征，任喜尧. 任继学教授医案选. 吉林中医药，1987，（2）：4－5］

二、裘沛然医案

[案例] 王某，男，46 岁，工人。1994 年 4 月 23 日诊。患者胃痛 6 年，1990 年胃镜检查示：慢性浅表性胃炎、十二指肠球部溃疡。5 天前用力过度后胃痛发作，泛酸，恶心，呕吐，心烦，口渴，畏寒，汗自出，大便色黑如柏油，每日 2～3 次，BP13.97/9.98kPa（105/75mmHg）。大便潜血试验（＋＋＋＋）。舌淡红、苔黄，脉沉细。此乃胃中蕴热，过劳诱发，胃络受损，阳气虚衰。治拟苦寒清胃，辛热扶阳。以附子泻心汤加味治疗。处方如下：

大黄6g　　黄连6g　　　　黄芩10g　　制附子（先煎）10g

白芨3g　　参三七粉（另冲）3g　大贝母10g　乌贼骨15g

　　　　　　　　　　　　　　　3 剂，每日 1 剂，水煎服。

水煎，每日 1 剂，分 2 次服。服药后胃痛减轻，大便潜血试验（＋＋）。继服 3 剂，胃痛已蠲，大便潜血试验（－）。

按语

在运用一般寒、热、攻、补药无效的情况下，采用反击逆从法往往能收到意外之效。例如在治疗热盛火炎病症的大剂寒凉方剂中加入一些温通之品，在治疗寒盛阳微病症的温热重剂中加入少量苦寒之药，在治疗气血阴阳虚衰病症的补益方剂中略加消导药物，在治疗寒热气血壅实病症的攻泻方剂中加入适当补益之品等，体现了相反相成的道理。它与反佐法的不同点在于：一是不局限于寒热药的使用范围；二是不局限于疾病出现假象的范畴，广泛应用于各种疑难病症。本案胃中蕴热，阳气虚衰。裘老用附子泻心汤攻补兼施，收效甚良。

[章进．裘沛然教授治疗疑难病症八法应用举隅．江苏中医药，2003，24（10）：6－8]

三、路志正医案

[案例] 高某，女，48 岁，1981 年 2 月 14 日初诊，病历号 777840。心下痞，不欲食，手足麻木，大便略干不爽，善忘，无故欲哭，胃中冷，阵发性心中热气冲巅顶渐出汗，汗后心神稍爽，复而如故，苔黄腻、舌暗红、有齿痕，脉沉弱。证属素体心阳不足，兼湿热困阻中焦，气机不畅，升降失司。治宜扶阳泻痞。方用附子泻心汤：黄连3g，黄芩6g，大黄6g，上三味开水泡15 分钟，熟附子7.5g煎20 分钟，两汤相合，日服 2 次。

2 月 16 日二诊：服上方 2 剂后，痞满大减，食欲见增，阵热、汗出亦减，大便见爽。劳累后仍有阵热、汗出，口苦不欲食。舌质转红、尖微赤，苔淡黄，脉沉滑微数。原方继进 2 剂。

2月18日三诊：诸症基本消失，因药店未将药单包，病人将药同煎，冲服黄连末，服后大便略溏，但无所苦，胃中由冷变热而舒适，口微苦而黏，不欲食，舌紫红、苔白腻亦减轻，脉弦微数。治宜清热祛湿，调理脾胃。方用藿朴夏苓汤加减4剂，药后，心阳复，湿热祛，气机调畅，痞证自除。

按语

附子泻心汤方主治痞而复恶寒汗出之阳虚痞证，方中大黄、黄连、黄芩苦寒清热泻痞，附子辛热温经回阳。诸药共奏扶阳泄热消痞之功。本例乃湿热阻滞胃脘，气机不畅，腐化失司，故痞而不欲食；邪困脾胃，脾主四肢，胃通肠府，营气不布，气机失畅，故肢麻大便不爽；心阳不足，不能温煦脾土则胃中冷；正祛邪出，故阵发性心中热气上冲巅顶渐汗出，汗后心神稍爽；但因阳气不足，祛邪不尽，故复而如故。苔黄腻、舌边有齿印乃湿热之征；心阳不足，无力鼓动血脉故舌质暗红，脉沉弱。路老辨其证，方选附子泻心汤清热祛湿，调理脾胃，而使气机调畅，病证自除。

[易瑞云. 五种泻心汤的临床运用和体会. 广西中医药，1984，7（2）：25－27]

第六节　泻心汤

本方主治邪火内炽，迫血妄行，吐血，衄血，便秘溲赤；或湿热内蕴而成黄疸，胸痞烦热；三焦积热，眼目赤肿，口舌生疮，外证疮疡，心胸烦闷，大便秘结；湿热黄疸，胸中烦热痞满，舌苔黄腻，脉数实者。

《医宗金鉴》：心气"不足"二字，当是"有余"二字。若是不足，如何用此方治之，必是传写之讹。心气有余，热盛也，热盛而伤阳络，迫血妄行，为吐、为衄。故以大黄、黄连、黄芩大苦大寒直泻三焦之热，热去而吐自止矣。《金匮要略浅注》：此为吐衄之神方也。妙在以芩、连之苦寒泄心之邪热，即所以补心之不足；尤妙在大黄之通，止其血，而不使其稍停余瘀，致血瘀后酿成咳嗽虚劳之根。《金匮要略今释》：黄连、黄芩治心气不安，即抑制心脏之过度张缩，且平上半身之充血也。大黄亢进肠蠕动，引起下腹部之充血，以诱导方法，协芩、连平上部充血也。

【方药】

大黄二两　黄连一两　黄芩一两

【用法】

上三味，以水三升，煮取一升，顿服之。（现代用法：水煎两次温服）。

【原文】

心气不足，吐血，衄血，泻心汤主之。（惊悸吐血下血胸满瘀血病脉证治第

十六·十七）

【临证运用】

一、何任医案

[案例] 袁某，女，39岁。2006年5月4日初诊。因宫颈癌手术后3个月，放疗、化疗后1周，全身乏力，大便稀烂，而来求诊。患者半年前发现白带里夹有血丝，后来又出现同房后阴道出血，于是去当地医院求治，医院诊为宫颈癌。3个月前在浙江省妇保做了宫颈癌手术，后又放疗28次，化疗2次。上周第2次化疗刚刚结束。现实验室检查：白细胞 2.8×10^9/L，血红蛋白7.8g/L，普通生化指标、肿瘤标志物指标正常。刻诊：全身乏力，语音低弱，面色苍黄，心下痞满，大便日下五六次，稀烂。舌淡红、苔薄，脉弦。辨证属宫颈癌手术、放疗、化疗后，本虚标实证，以自拟扶正祛邪汤合泻心汤加减治疗。处方如下：

太子参30g	黄芪30g	乌毛豆30g	制何首乌30g
制黄精30g	女贞子15g	煅龙骨15g	煅牡蛎15g
平地木15g	川厚朴10g	黄芩10g	干姜6g
黄连4g	薏苡仁（另包）60g	红枣20g	

共14剂，水煎服，每日1剂。

5月28日复诊：服药后，体力恢复较好，胃口改善，心下痞满消解，大便次数仍然较多，不成形，未做实验室检查。续用原方14剂治疗。

6月11日三诊：药后大便恢复正常，1日1次，成形，爽利，精力恢复，胃纳舒展，舌淡红、苔薄，脉濡。实验室检查：白细胞 5.2×10^9/L，血红蛋白10.8g/L，普通生化指标、肿瘤标志物指标正常。辨证属宫颈癌手术、放疗、化疗后恢复稳定期，以自拟参芪苓蛇汤加减巩固治疗。处方如下：

太子参30g	黄芪30g	猪苓30g	茯苓30g
枸杞子30g	猫人参30g	白花蛇舌草30g	制何首乌30g
制黄精30g	焦麦芽30g	焦山楂30g	焦神曲30g
女贞子15g	平地木15g	制香附10g	薏苡仁（另包）60g
红枣20g			

14剂，水煎服，每日1剂

病人服用14剂后又自行按原方配服60剂，病情稳定。后因求诊不便，又加自感身体良好，故自我辍药。经电话询问，至今病情依然稳定。

本例患者宫颈癌手术后又行放疗、化疗，来诊时第2次化疗后仅1周，全身乏力，语音低弱，面色苍黄，心下痞满，大便日下五六次，稀烂，舌淡红、苔薄，脉弦，证属宫颈癌手术、放疗、化疗后本虚标实证。何老认为，此患者之证候表现，与《伤寒论》所述之泻心汤证相合。《伤寒论·太阳病篇》第158条云："伤寒中风，医反下之，其人下利日数十行，完谷不化，腹中雷鸣，心下痞硬而满，干呕，心烦不得安。医见心下痞，谓病不尽，复下之，其痞益甚。此非结热，但以胃中虚，客气上逆，故使硬也。甘草泻心汤主之。"文中所述，为伤寒病后遭医生误下，导致邪入肠胃，寒热夹杂，虚实交错，升降失常，出现"其人下利日数十行，心下痞硬而满"之证，而此例患者，为宫颈癌手术后又行放疗、化疗，同样出现在正气本虚基础上寒热之邪交错于肠胃之间，导致肠胃不和，升降失常，故用药时应在扶正治疗宫颈癌基础上加减使用泻心汤方。治疗结果最终证实，此随证加减达到了良好的效果。待28剂药后肠胃之证候消除，进入宫颈癌手术、放疗、化疗后恢复稳定期，即以"不断扶正"、"适时祛邪"的自拟参芪苓蛇汤加减巩固治疗。病人依方服用70余剂，病情一直稳定至今。

［徐光星，何若苹.加减化裁，随证治之——何任治疗癌症学术经验探究下.浙江中医杂志，2007，42（12）：696］

第七节　黄连汤

此为上热下寒，腹痛欲呕的证治而设。胸中烦热，欲呕吐，舌苔黄，乃胸中有热之见证；腹中痛，肠鸣泄泻，脉弦紧系胃中有寒之见证。此证因胸热胃寒而致升降失司，方中黄连苦寒以清胸中之热；干姜辛温以去胃中之寒，二药合奏清上温下，平调寒热之功而为君。半夏和胃降逆，桂枝温阳升清二药与共，使升降复司，胃肠安和而为臣。党参、大枣补中益气，共奏扶正以祛邪之功可为佐，甘草调和诸药而为使。本方乃治寒热之邪分居于上下，其症以腹中痛、欲呕吐为主，故重用黄连，并加桂枝，而与半夏泻心汤治疗寒热杂糅、痞结心下、中挟痰气而以呕吐为主有本质区别。

此方在《伤寒论》中用于治疗胸中有热，胃中有邪气，腹中痛，欲呕吐。此外还可见下利或便秘、胃脘疼痛、痞满、呕吐等症。

【方药】

黄连三两　甘草三两（炙）　干姜三两　桂枝三两（去皮）　人参二两　半夏半升（洗）　大枣十二枚（擘）

【用法】

上七味，以水一斗，煮取六升，去滓，温服，昼三、夜二。（现代用法：水煎两次温服）。

【原文】

伤寒，胸中有热，胃中有邪气，腹中痛，欲呕吐者，黄连汤主之。(173)

【临证运用】

一、何任医案

[案例1] 陈某某，男，38岁，1981年4月初诊右胁及脘部疼痛，时发时瘥，已历多日，胸部闷滞，略有热灼感，泛泛欲吐，饮食减少，大便溏烂，苔腻，脉弦。经B超示胆囊大，诊断为慢性胆囊炎。药物组成：

黄连5g	党参9g	炙甘草6g	桂枝6g
姜半夏9g	干姜6g	红枣12枚	

7剂，水煎日1剂

复诊谓服药2帖后，胁脘痛减轻，大便较成形，服完7剂，饮食有增加。再服原方14剂。以后未闻复发。

按语

本案何老根据《伤寒论》用黄连汤之指征，首辨其上热下寒，腹痛与呕吐。因阳气内郁胸中，胃有邪气，致脾胃失于升降，胃不得降，则胸中有热而欲呕吐；脾不得升，则中焦有寒而腹中痛，邪气阻滞于中，寒热分据上下，故投本方，以升降阴阳，效果显然。

[何任.治胆囊炎之升降阴阳法.浙江中医学院学报，1988，12 (6)：44-45]

[案例2] 患者，女，45岁。右上腹部时痛，痛时放射至右肩胛部。曾有溲黄及胆红质阳性，血谷丙转氨酶轻度增高。B超诊断胆囊炎伴少量小结石。曾因进食油腻等物而反复发作多次。发作时用阿托品及中药胆石冲剂、小柴胡汤等。现胸膈闷滞，腹痛并有热灼感，泛泛欲吐，纳滞厌食，大便偏溏，舌苔黄腻，脉弦。药物组成：

党参15g	黄连6g	炙甘草6g	桂枝6g
姜半夏10g	干姜6g	红枣10g	

7剂，水煎，日1剂。

复诊谓药后胸闷腹痛减轻，泛恶亦平，大便渐成形，胃纳有增。再续原方14剂，以后较长时期未再复发。

按语

胆囊炎之主要症状，属中医学胁痛、腹痛、胆胀、癜黄一类。凡饮食失当，情绪失调，或受外邪，湿热蕴结，肝气郁滞，升降失司，胆汁阻滞，可以见身热、胁痛、黄疸等症。肝胆之气失和又常致脾胃受病而厌食、呕吐等。常见之"胁痛"，其病机总包括在肝气郁结或瘀血停着、肝阴不足、外邪侵及诸端。而此四端又可互相影响，互相兼见，可据症而辨治。其处方如小柴胡汤、柴胡疏肝散、旋覆花汤、逍遥散等为常用。《伤寒论》谓："伤寒，胸中有热，胃中有邪气，腹中痛，欲呕吐者，黄连汤主之。"本案见症为黄连汤证，故何老投黄连汤，采用张仲景升降阴阳之治法。按胆囊炎见症，多为寒热错杂，阴阳失其升降。在急性发作时有寒热、胁腹痛、呕恶等。以六经分证，当在少阳范畴，可用此法。此例为慢性胆囊炎，其证"虽无寒热往来于外，而有寒热相传于中"（柯韵伯语）。虽亦可用小柴胡解少阳，而小柴胡和表里之方，不如黄连汤以和上下，升降阴阳更为恰当。何老遇慢性胆囊炎或伴有胆石症，证见"胸中有热，胃中有邪气"，胁腹痛欲呕者，即以黄连汤为首选方，寒热并投，用以升降阴阳，上下兼治，则寒散热消，胃和逆降，其症自愈，且愈后少复发。黄连汤不仅对胆囊炎疗效明显，而且对急慢性肠胃炎、某些溃疡病以及其他肠胃病，只要见证有胁痛、心下痞满、恶心呕吐、腹痛、食少，或下利等，辨证属于阴阳失调、寒热上下者，均可以和调升降。

[何若苹. 何任治疗杂病验案 2 则. 江西中医药，2001，32（2）：17]

第八节　旋覆代赭汤

此方为痰气痞的证治所设。本方证因胃气虚弱，痰浊内阻所致。治宜降逆化痰为主，兼以益气补虚。方中旋覆花下气消痰，降逆止噫，是为君药。代赭石质重而沉降，善镇冲逆，但味苦气寒，故用量稍小为臣药；生姜用量独重，一为和胃降逆以增止呕之效，二为宣散水气以助祛痰之功，三可制约代赭石的寒凉之性，使其镇降气逆而不伐胃；半夏祛痰散结，降逆和胃，并为臣药。人参、炙甘草、大枣益脾胃，补气虚，扶助已伤之中气，为佐使之用。诸药配合，共成降逆化痰，益气和胃之剂。

此方在《伤寒论》中用于治疗伤寒发汗吐下后，心下痞硬，噫气不除。还常见呕吐痰涎、或泛清水、头目眩晕、饮食不下、甚则吞咽哽噎不顺、或大便秘结等症。其舌质淡、舌苔白滑、脉弦。

【方药】

旋覆花三两　人参二两　生姜五两　代赭一两　甘草三两（炙）　半夏半升（洗）　大枣十二枚（擘）

【用法】

上七味，以水一斗，煮取六升，去滓，再煎取三升，温服一升，日三服。（现代用法：水煎两次温服）。

【原文】

伤寒发汗，若吐，若下，解后，心下痞硬，噫气不除者，旋覆代赭汤主之。（161）

【临证运用】

一、周仲瑛医案

[案例1] 赵某某，女，50岁。教师。1996年2月2日就诊。

于1995年1月因膀胱癌手术治疗，术后出现肾盂积水，导致肾功能损害。西医对症处理，难以改善，颇感棘手，故来求助中医。诊见头昏头痛，晨起恶心欲吐，食不知味，腿软乏力，小便量少，尿意不畅，背有寒意，下肢清冷。舌质黯红、苔薄黄，脉细。X线摄片见两侧肾盂肾盏明显扩张增大，提示双肾积水；血查尿素氮12.1mmol/L，肌酐168.1μmol/L。此乃肿瘤术后，肾虚不复，脾胃虚弱，水饮内停，胃气上逆所致。治拟和胃降逆，通阳利水。药物组成：

旋覆花6g	苍术6g	代猪石20g	法半夏15g
猪苓15g	茯苓15g	党参10g	炒枳实10g
炙桂枝10g	焦白术10g	泽兰10g	泽泻10g
黄连3g	淡干姜3g	吴茱萸2g	沉香（后下）3g

水煎，日1剂。

3月1日二诊：药后恶心、背冷有减，但仍头昏头痛，自觉两肾区酸痛，并有火热感，尿少色黄，多有泡沫，尿意欠畅，两腿酸软。舌质黯红、苔薄，脉细。拟从脾肾两虚，湿热内蕴，气化失司，血瘀水停，水饮上逆治疗。药物组成：

炙桂枝10g	泽兰10g	焦白术10g	乌药10g
黄柏10g	生地黄10g	怀牛膝10g	肉桂（后下）3g
猪苓20g	茯苓20g	泽泻15g	沉香（后下）3g
党参15g	生黄芪15g	知母6g	川续断12g

水煎，日1剂。

4月5日三诊：头昏恶心间作，时有背冷，小便量少不畅，尿沫不多。舌质紫薄，脉细。肾虚不复，气化失司，血瘀水停，水饮上逆。治以温肾助阳，化瘀利水为法。药物组成：

制附子片5g	猪苓20g	茯苓20g	肉桂（后下）3g
生黄芪20g	泽泻15g	泽兰10g	牡丹皮10g
熟地黄10g	白术10g	乌药10g	肉苁蓉10g
淫羊藿10g	怀牛膝10g	山萸肉6g	

水煎，日1剂。

4月11日四诊：日来精神转佳，恶心不著，尿量增多，偶有腰酸。舌质仍紫、苔薄，脉细。血查尿素氮 7.2mmol/L，肌酐 133umol/L。前法有效，原方加炒杜仲 12g，继服。

5 月 21 日五诊：症情改善，背冷消失，尿量基本正常。复查肾功能恢复正常，B 超提示肾盂积水有改善。然此属内伤难症，仍宜一长期调治，守前法巩固。

按语

此例病情复杂、据症细辨，周老先从饮证论治。水饮上逆，则恶心欲吐，食不知味，头昏头痛，此时以标实为急，故投旋覆代赭汤以和胃降逆，复入五苓散通阳利水，先治其标。继则仿肾气丸合五苓散意出入治其本，故收效甚捷。周老治肾病，先从饮证论治用经方旋覆代赭汤，实乃经方活用，遵古而不泥古。

（周学平，王志英. 周仲瑛肾病验案 3 则. 浙江中医杂志，1997：470－471）

[案例2] 徐某，男，69 岁。患贲门癌，手术后化疗 1 疗程，出现恶心等消化道反应，上腹部有梗塞感，大便干结，口稍干。舌偏暗、苔淡黄厚腻，脉小弦滑。证属痰气瘀阻，胃失和降。旋覆代赭汤加减，处方：旋覆花（包）6g，代赭石（先煎）、石打穿、白花蛇舌草各 20g，法半夏、太子参、麦门冬、失笑散（包）、炒枳壳各 10g，生薏苡仁、煅瓦楞子各 15g，山慈菇、泽漆各 12g，降香 3g。每天 1 剂，水煎服。配合中药治疗到化疗 6 疗程结束，消化道反应不明显，饮食顺利，临晚嗳气，餐后无饱胀感，两下肢麻木，大便正常。舌暗红、苔中薄黄腻，脉弦。仍以化痰消瘀、清中和胃为主法，上方加桃仁、莪术各 10g，砂仁、白豆蔻（均后下）各 3g，生薏苡仁 15g。服药后病情稳定，仍宗上方加益气健脾之剂调理善后。

按语

旋覆代赭汤为补虚降逆，消除痞噫之剂，"伤寒发汗，若吐，若下，解后，心下痞硬，噫气不除者，旋覆代赭汤主之。"许多癌症患者在化疗后有消化道不良反应，如恶心呕吐、不思纳谷等，以及部分晚期患者经常出现呃逆等，均为脾虚气弱，胃气上逆所致。本例患者，周老认为是术后、化疗后伤正，脾虚胃弱，一则消谷不能，二则运化不及，三则气逆不降，故以旋覆代赭汤为基础，加以散结化瘀之剂，配合和胃降逆之品，后期加入益气健脾、解毒抗癌之品结合辨病治疗，病情稳定。周老治病，辨证准确，分析透彻，用药灵活，运用经方，灵活而不泥古，实乃大家风范。

[霍介格. 周仲瑛教授运用经方治疗肿瘤验案 5 则. 新中医，2009，41（2）：119－120]

第七章 白虎汤类

白虎汤类方是指以白虎汤为母方，经过加减化裁而发展形成的一个方剂系列。白虎汤善清气分之热而效如桴鼓，无论伤寒还是温病，凡邪热不解，而大烦渴、脉洪大者，皆可任用。古人用方贵在化裁，以曲应病情之变。从张景岳之玉女煎到吴鞠通之化斑汤；从陶华之如神白虎汤到张锡纯之镇逆白虎汤，都可谓是运用本方的典范。今人在临床中亦常应用白虎汤类方剂，现将国医大师对于此类方剂的应用医案列述如下。

第一节 白虎汤

此方为阳明病表里俱热的证治而设。方中重用生石膏为君，取其辛甘大寒之性，质重气轻，辛能解肌热，寒能胜胃火，寒性沉降，辛能走外，两擅内外之能。知母辛苦寒滑而润，气寒主降，苦以泄火，润以滋燥，既可佐石膏以退热，更可防阳明热久者之耗真阴也。石膏与知母相合，清泄阳明独盛之热而有奇功。用甘草、粳米调和于中宫，作甘稼穑，寒剂得之缓其寒，苦药得之平其苦，使沉降之性皆得留连于味也，得此二味为佐，则大寒之品无损脾胃之虑，阳明热除而正气无伤耳。

此方在《伤寒论》中用于治疗三阳合病，邪热弥漫，症见腹满，身重，难以转侧，口不仁，面垢，谵语，遗尿，自汗出；热邪内伏，阳气不能外达，症见脉滑而厥，里有热。此外尚可见高热头痛、口干舌燥、烦渴引饮、面赤恶热、大汗出、舌苔黄燥、脉洪大有力或滑数。现用于流行性乙型脑炎、流行性脑脊髓膜炎、大叶性肺炎，夏季热等属于热在气分者。

【方药】

知母六两　石膏一斤（碎）　　甘草二两（炙）　粳米六合

【用法】

上四味，以水一斗，煮米熟汤成，去滓，温服一升，日三服。（现代用法：水煎至米熟汤成，去渣温服）。

【原文】

伤寒，脉浮滑，此表有热，里有寒，白虎汤主之。(176)

三阳合病，腹满身重，难于转侧，口不仁面垢，谵语遗尿。发汗则谵语，下之则额上生汗，手足逆冷。若自汗出者，白虎汤主之。(219)

伤寒，脉滑而厥者，里有热，白虎汤主之。(350)

【临证运用】

一、张灿玾医案

[案例]　郭某，女，中年。

数日前，面部发痒，次日便出现小红疙瘩，痒甚，遂去医院就诊，服用祛风凉血之药，效果不佳，医生介绍请张老为之诊治。经检，面部多处小红疙瘩，痒而不痛，面部潮红、壮热，口渴甚，舌红苔黄，肢体别部正常，脉浮而有力。此风热中于阳明经也，当以辛凉清热为法，取白虎汤加减。处方如下：

石膏30g　　知母15g　　金银花30g　　连翘15g

蒲公英15克　菊花10克　生甘草6克

水煎，温服

服2剂后，诸症均有所减轻，面部疙瘩有消退之势，口渴、面热等证均轻，痒亦不甚，遂以此方服数剂而愈。

按语

本案面痒者风也，面潮红而热者，热也。风热相搏，于理为是。古人云："治风先治血，血行风自灭。"然前方以凉血祛风之药治之而不效者，何也？定位未当也。面部在经属阳明，肢体别部无病，独发于面者，风热著于阳明也。面壮热，大渴者，白虎证也。今张老以白虎汤加减，不治风而风自灭，不治肿而肿自消者，求其所在以治其本也。此乃张老遵《伤寒》气血六经辨证选方用药，疗效甚著。

（张灿玾．张灿玾医论医案纂要．北京：科学出版社，2009）

二、郭子光医案

[案例]　夏某，女，59岁。2005年7月31日初诊。病史：2日前午后突发恶寒发热，自测体温：39.2℃，医院就诊时血常规示正常。予以输注头孢类抗生素、柴胡注射液等，一度汗出热退；次日午后体温又上升，全身酸软乏力。现证：体温39℃，恶风寒，发热，汗出，头疼身痛，口苦欲呕，咽干微痛，口渴喜冷饮，心烦，四肢烦软，两小腿疼痛，饮食尚可，小便正常，大便二日未解。察其面色红光，唇红而干，咽喉部红，舌质红、苔白干，脉浮洪滑数。辨治：患

者恶寒发热、头身痛是风寒在太阳之表；其高热、汗出、脉洪数等症，表明寒邪化热已入阳明之里；其口苦、心烦、欲呕诸症，提示病涉少阳之域；其咽干而痛、口渴等，表明温邪上受初感。故本案乃三阳合病，寒温合邪为患。治当寒温合法，三阳并治。

用柴胡、白虎合方加味：柴胡 20g，黄芩 20g，法夏 15g，生石膏 50g，知母 15g，防风 15g，羌活 15g，葛根 20g，金银花 20g，连翘 20g，牛蒡子 10g，板蓝根 30g，谷芽子 30g，甘草 10g。服 2 剂，1 日 1 剂，每剂煎 2 次，首次淡煎，2 次浓煎，两次药液混合，分 4 次（日 3 夜 1）服完。进清淡饮食。

8 月 5 日二诊：上方服完 1 剂，当天夜半汗出热退身凉，昨晨解大便 1 次，量甚多，诸症缓解；已服完 2 剂，体温一直正常，一身轻松，惟两小腿仍然疼痛，口干咽干，口淡乏味。察其神色正常，舌苔白干少津，扪其小腿，触痛明显，脉细缓。上诸症，系热病解后，津液损伤，脾胃未复，而其小腿之触痛，当是寒温之毒留滞筋肉，未能尽解，以及阴液损伤失于濡润之故。治以养阴生津，清热解毒之法。拟方：金银花 30g，连翘 15g，板蓝根 30g，牛蒡子 15g，麦门冬 30g，玄参 15g，生地黄 15g，沙参 15g，白芍药 30g，炙甘草 10g，谷芽 30g。1 日 1 剂，服 4 剂，每剂浓煎 2 次，两次药液混合，分 3 次服。

8 月 9 日三诊：服完 4 剂方药后，诸症皆消。

按语

患者初诊时二日不大便，提示阳明气分之热有入腑成实之兆，服药 1 剂即解大便，量甚多，是上焦得清，津液得下，胃气因和之故，不通腑而腑自通也。治疗上总以清热解毒、养肝柔筋、清热除湿为主。郭老认为上呼吸道感染多是细菌、病毒、支原体等混合感染，有时用抗生素疗效不满意，而中医却可取得较好疗效。

[骆丽娟，黄金珠．郭子光教授辨治外感发热的经验．四川中医，2006，24（1）：7-8]

第二节　白虎加人参汤

此方为阳明热盛、气阴两伤的证治而设。因阳明热盛之四大主症（大热、大渴、大汗、脉洪大）俱备，故用白虎汤清热生津；又因热盛耗气伤阴，症见大渴，以至饮水数升而不能解，故加人参以增强益气生津之力，此乃仲景用人参之经验。

此方在《伤寒论》中用于治疗伤寒表邪已解，热盛于里，津气两伤，症见表里俱热、时时恶风、大渴、舌上干燥而烦、欲饮水数升，或虽无大热，而口燥渴、心烦、背微恶寒，或大汗出后，大烦渴不解、脉洪大等。肺胃热盛之消渴，症见渴欲饮水、口干舌燥、多饮多尿等。夏季中暑，身热而渴，汗出恶寒。

【方药】

知母六两　石膏一斤（碎，绵裹）　甘草（炙）二两　粳米六合　人参三两

【用法】

上五味，以水一斗，煮米熟，汤成，去滓，温服一升，日二服（现代用法：水煎至米熟汤成，去渣温服）。

【原文】

服桂枝汤，大汗出后，大烦渴不解，脉洪大者，白虎加人参汤主之。(26)

伤寒，若吐、若下后，七八日不解，热结在里，表里俱热，时时恶风，大渴，舌上干燥而烦，欲饮水数升者，白虎加人参汤主之。(168)

伤寒，无大热，口燥渴，心烦，背微恶寒者，白虎加人参汤主之。(169)

伤寒，脉浮，发热无汗，其表不解，不可与白虎汤，渴欲饮水无表证者，白虎加人参汤主之。(170)

若渴欲饮水，口干舌燥者，白虎加人参汤主之。(222)

【临证运用】

一、周仲瑛医案

[案例]　凌某，女，26岁。病史：产后1周，从10月30日起恶寒发热，往来起伏不定，汗出不解，去某医院诊治，检查疟原虫（－），试从疟疾治疗不效，又见左下腹隐痛，乃至本院门诊妇科治疗，近日恶露呈黏稠块状，偶有淡红色，昨夜高热达40℃，汗出不解。迄今近20日，故予住院治疗。

症状：寒热往来不定，热重于寒，汗出不解，昨日热势加剧，头昏痛，腰脊肢节酸楚，口干而苦，有热臭气，恶露黏稠，偶有淡红色，左下腹隐隐作痛，大便尚调，唇干、呈紫褐色，苔薄白质红，脉濡数。

检查：精神倦怠，面红，头发湿润多汗，呼吸较快，肝大肋下1.5cm，剑突下3cm，左下腹有轻度压痛，左侧鼠蹊部有豌豆大淋巴结，有压痛、能活动，二侧肾区无明显压痛、叩击痛。妇科检查阴道见少量脓性分泌物，有臭味，左侧附件轻度增厚，稍有压痛。T 39.2℃，P 110/分，WBC 16.6×10^9/L（16600/mm^3），N 0.91，L 0.09，胸透（－），小便常规（导尿）尿酸盐（＋＋＋），以后重复3次（－），仅见脓细胞0~1/HP，尿培养（－），血培养（－），阴道分泌物培养：白色葡萄球菌、非溶血性链球菌。辨证治疗，产后气血虚弱，外邪乘袭，营卫不和，邪稽少阳，有热入血室、动风发痉之虑，治以扶正达邪，和解清热，方宗柴桂各半汤、清魂散出入。处方如下：

柴胡10g	桂枝10g	白芍药10g	炒黄芩10g
荆芥炭5g	青蒿10g	白薇10g	生黄芪10g
当归10g	川芎5g	茯苓10g	泽兰10g

甘草3g　　　　生姜2片　　　　红枣3枚

药后夜7时许身热仍有38.8℃，汗多，原方再投，翌晨热势不衰，汗出淋漓。中午热势升高至40℃，再度审证，大汗淋漓，畏风，面赤，心中烦热，口干欲饮，苔薄白、质红，脉数大而按之虚软，似为热在气分、津气不足之候，同时唇色紫暗，少腹隐痛，恶露不清，又有热入血分之势，急拟人参白虎汤清热生津，兼清血室之热，防其内传。处方如下：

白沙参10g　　　生石膏60g（先）　知母10g　　　　生甘草3g

牡丹皮10g　　　赤芍药10g　　　泽兰10g　　　　山栀10g

竹叶20片

于午后3时许服药，药后心中烦热大减，汗出减少，身热减轻，夜8时测体温38℃，乃从原方减生石膏、知母为半量，连夜加服，第3日上午，体温37.4℃，烦渴已平，汗少，舌红较淡，转以清营解热之剂，方用：

青蒿10g　　　　白薇10g　　　　赤芍药10g　　　白芍药10g

当归10g　　　　川芎3g　　　　泽兰10g　　　　牡丹皮10g

炒黄芩5g　　　　山栀10g　　　　白沙参10g　　　焦楂炭12g

茯苓12g　　　　竹叶20片

第4日热不再起，惟肠鸣隐痛便溏，方予归芍六君汤，补益气血，健运脾胃。复查白细胞计数 $5.4 \times 10^9/L$（5400/mm^3），中性粒细胞66%，淋巴细胞3%，嗜酸细胞4%。

周老治疗此例经验主要在于掌握白虎证大热、大渴、大汗、脉大的特点，结合产后高热，津气两伤，脉虚大的具体表现，用人参白虎汤后，在5h左右，即能使高热下降，症状改善，既显示有斯证用斯药的重要性，同时也提示了勿拘泥于产后宜温忌凉的说法。

[周仲瑛. 经方的变通应用. 南京中医药大学学报，2005，21（4）：207－208]

二、颜德馨医案

[案例] 许某，男，25岁。患者发热21天，体温在39.5～40.3℃之间，呈弛张型。初起伴畏寒，肌肉关节酸楚，咽稍红无明显咳嗽、咯痰，无腹泻，全身皮肤无斑疹和出血点，浅表淋巴结无明显肿大，心率98次/分，律齐，两肺无干湿性啰音，腹部无压痛。实验室检查：白细胞总数在 $2.3～4.5 \times 10^9/L$ 之间，血沉49mm/h，肥达反应阴性，血疟原虫检查阴性，结核抗体阴性。胸片未见异常。B超肝胆脾未见异常。心电图示：预激综合征。曾先后请西医内科、传染科会诊，经应用多种抗生素、病毒唑及中药辛凉解表、和解少阳、益气养阴、清热凉

血等方法治疗，体温虽稍有下降，但仍在39℃左右，遂请颜教授会诊。

证见：发热不畏寒，汗出热不解，口渴喜饮，神疲乏力，面色苍白无华，形体消瘦，舌质红绛、舌苔薄净，脉濡细数。此乃邪热日久，耗伤气阴，直逼营血，且有邪犯心包之虑。治拟人参白虎汤合紫雪丹，益气凉血，以分泄气营两燔之势。处方：西洋参9g，生晒参9g，生石膏（先煎）30g，知母15g，青蒿15g，石斛15g，天花粉15g，鳖甲（先煎）12g。共3剂。另：紫雪散0.75g，分早晚2次吞服。药后患者发热渐退，3天后体温降至37.3℃，精神渐增，胃纳亦振，转以育阴益气法善后。

按语

本证属风温发热，出现汗出、烦渴、壮热之阳明气分热盛之证，当以白虎汤清热生津，但患者同时出现形体消瘦、面色苍白、口渴乏力等症，提示邪正交争、壮火食气、热盛伤津，故颜老以人参白虎汤清热与益气生津并用。方中西洋参与生晒参同用，一为滋阴清热，一为益气培元，共奏益气养阴之功；石膏辛甘大寒，制气分内盛之热，明代缪希雍认为其"辛能解肌，甘能缓热，大寒而兼辛甘，则能除大热"；知母苦寒质润，一助石膏清肺胃之热，一偕苦寒润燥以滋阴。四药共用以清热除烦，生津止渴。

外感风热病邪，多从口鼻而入，肺卫居高，首当其冲，若肺卫之邪不解，其病情变化一则顺传于胃，或则逆传心包，此即叶桂谓"温邪上受，首先犯肺，逆传心包"。本案患者高热3周不退，已出现心悸怔忡等症，虑其邪热炽盛，内陷心包，故果断采用唐代王焘《外台秘要》的紫雪丹，以清热开窍，镇惊安神，防其变端。

本案患者见舌质红绛，脉细数等，此为营分灼热，阴液耗损之象，乃取《温病条辨》中青蒿鳖甲汤意，以鳖甲滋阴退热，"入络搜邪"，扶正不恋邪，达邪不伤正；青蒿芳香清热透络，引邪外出。鳖甲、青蒿与知母相配，共具养阴透热之功。方中石斛、天花粉增液生津，为"壮水之主，以制阳光"之意。

总之，本方特点是气营同治，心肺兼顾，益气清热与养阴开窍俱投，然轻重缓急，配伍精当，病药相合，故能一举获胜。

［颜新，夏韵，吴鸿洲. 颜德馨教授运用经方治疗顽疾的经验. 上海中医药杂志，1999，（7）：14－15］

第三节 竹叶石膏汤

本方证乃热病后期，余热未清，气津两伤，胃气不和所致。热病后期，高热虽除，但余热留恋气分，故见身热有汗不解、脉数；余热内扰，故心胸烦闷；口干，舌红少苔是阴伤之兆；气短神疲，脉虚是气虚之征；胃失和降，乃致气逆欲呕。气分余热宜清，气津两伤宜补。治当清热生津，益气和胃。方中竹叶配石膏清透气分余热，除烦止渴为君。人参配麦门冬补气养阴生津为臣。半夏降逆和胃以止呕逆为佐。甘草、粳米和脾养胃以为使。全方清热与益气养阴并用，祛邪扶正兼顾，清而不寒，补而不滞，为本方的配伍特点。本方实为一首清补两顾之剂，使热清烦除、气津得复，诸症自愈，正如《医宗金鉴》说："以大寒之剂，易为清补之方。"

本方由白虎汤化裁而来。白虎汤证为热盛而正不虚，本证为热势已衰，余热未尽而气津两伤。热既衰且胃气不和，故去苦寒质润的知母，加人参、麦门冬益气生津，竹叶除烦，半夏和胃。其中半夏虽温，但配入清热生津药中，则温燥之性去而降逆之用存，且有助于输转津液，使参、麦补而不滞，此善用半夏者也。

本方在《伤寒论》中治"伤寒解后，虚羸少气，气逆欲吐"证。在实际运用中，凡热病过程中见气津已伤、身热有汗不退、胃失和降等均可使用。对于暑温病发热气津已伤者，尤为适合。伤寒、温病、暑病余热未清，气津两伤证。身热多汗，心胸烦闷，气逆欲呕，口干喜饮，或虚烦不寐，舌红苔少，脉虚数。还可见久热不退、身倦心烦、不思饮食、恶心呕吐，或咽干唇燥、烦热口渴，或咽痛、咳嗽、口舌糜烂，或消渴善饥等。舌象多见舌红少苔，脉象多见细数、数而无力。本方现代常用于流脑后期、夏季热、中暑等属余热未清，气津两伤者。糖尿病的干渴多饮属胃热阴伤者，亦可应用。

【方药】

竹叶二把　石膏一斤　半夏半斤（洗）　麦门冬一升（去心）　人参二两、甘草二两（炙）粳米半升

【用法】

上七味，以水一斗，煮取六升，去滓；内粳米，煮米热汤成，去米，温服一升，日三服。（现代用法：水煎至米熟，温服）。

【原文】

伤寒解后，虚羸少气，气逆欲吐，竹叶石膏汤主之。（396）

【临证运用】

一、张镜人医案

［案例］　袁某某，女，33岁。初诊：1979年12月3日。主诉：发热6天，咽痛，头痛。病史：患者持续高热6天，咽喉疼痛，头痛，四肢酸楚，恶心，上腹部不适。舌脉：舌根白腻、前半苔黄少润，脉细数。检查：体温39℃，神志清楚，面赤，巩膜轻度黄染，咽部充血，扁桃腺Ⅰ°肿大，口唇干燥。化验：血白细胞（0.35～0.8）×10^9/L（350～800/mm^3），谷丙转氨酶95U/L，一分钟胆

红素 1.80mg%，总胆红素 2.04mg%，新鲜尿找到巨细胞病毒包涵体。辨证：风温时邪，挟湿交阻，有化热转气之象。诊断：巨细胞病毒感染，风温。治法：先拟清浊泄热。处方如下：

清水豆卷 12g　　炒牛蒡子 5g　　桑叶 9g　　　炒杭菊花 9g

炒黄芩 9g　　　连翘 9g　　　金银花 12g　　野荞麦根 30g

瓜蒌皮 9g　　　广郁金 9g　　　炒枳壳 9g　　益元散 9g（包）

钩藤 9g（后下）

3 剂，每日 1 剂，水煎服。

12 月 6 日二诊：热势壮盛，起伏不解，汗出不畅，头痛口干，巩膜色黄，胸闷不畅，右胁下按之疼痛，脉细滑数，舌苔黄腻满布、舌质边红。邪湿交遏，瘀热在里，少阳气郁，胆液外溢，拟予清温达邪，化湿泄热。处方如下：

清水豆卷 12g　　茵陈 30g（另煎冲入）　平地木 15g　　大青叶 12g

炒山栀 9g　　　连翘 9g　　　　金银花 30g　　瓜蒌皮 9g

白花蛇舌草 30g　炒黄芩 9g　　　　甘露消毒丹 12g（包）

3 剂，每日 1 帖，水煎服。

12 月 9 日三诊：热势朝衰暮甚，头痛，无汗，巩膜色黄，胸闷不畅，脉虚弦而带滑数，舌苔黄腻、质红，湿热熏蒸，气阴受烁，邪盛正虚，拟仿白虎加人参法。处方如下：

皮尾参 9g（另煎冲入）　　生石膏 30g（先煎）　　金银花藤 30g

杏仁 9g　　　　　　　　炒黄芩 9g　　　　　　炙远志 3g

茵陈 15g（另煎冲入）　　猪殃殃 30g　　　　　炒赤芍药 15g

左秦艽 9g　　　　　　　广郁金 9g　　　　　　白花蛇舌草 30g

连翘 9g　　　　　　　　甘露消毒丹 12g（包）

3 剂，每日 1 帖，水煎服。

12 月 12 日四诊：得汗热势大减，口干较缓，头痛胸闷亦瘥，惟巩膜仍黄染，脉转濡数，舌苔黄腻渐化、质红已淡。温邪虽获透达，温热逗留未彻，再守原方，宜慎饮食，以防反复。

12 月 14 日五诊：身热已退，巩膜黄染渐淡，脉濡数带滑，舌根黄腻未化净、质偏红，法当清理湿热余邪而和胃气，竹叶石膏汤加味调治。处方如下：

皮尾参 9g（另煎冲入）　　生石膏 9g（先煎）　　茵陈 15g（另煎冲入）

广郁金 9g　　　　　　　连翘 9g　　　　　　金银花藤 15g

秦艽 9g　　　　　　　　炙远志 3g　　　　　猪殃殃 30g

炒桑枝 12g　　　　　　　淮小麦 15g　　　　　白杏仁 9g

淡竹叶 15g　　　　　　　白花蛇舌草 30g　　　益元散 9g（包）

香谷芽 12g

患者住院 2 周，身热逐减，乃至退尽，体检：巩膜无黄染，咽部（－），化验：白细胞上升至 $4.4 \times 10^9/L$（4400/mm^3），肝功能恢复正常，尿检未找到巨细胞病毒包涵体，痊愈出院。

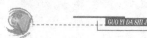

温病学家陈平伯称："风温为病，春月与冬季居多。"吴坤安亦谓："凡天时晴暖，温风过暖，感其气者，即是风温之邪。"由于风温属阳邪燥热，燥热从金，热归阳明，常先犯肺胃，症见身热、咳嗽、烦渴。然本案初起并无咳嗽，临床表现高热口干，巩膜黄染，右胁下疼痛，显系少阳、阳明湿热交遏，客邪再至，内外相引，煽动木火燔灼，胆液泄溢，致热势鸱张，面赤目黄，乃风温之变证。复以湿邪挟热内郁，耗伤气阴，故身热逾旬不解，脉见虚弦，实验室检查，白细胞仅 $(0.35 \sim 0.8) \times 10^9/L$（350~800/mm^3），提示邪盛正虚，预后堪虑。证变则论治亦更，遂张老仿白虎加人参法，参入化湿泄热之品，3 剂而热衰，6 剂热平而黄退，效如桴鼓。夫医者必须知常达变，深思果断，毋失时机。若惟务按图索骥，因循贻误，又安能咎药石之无灵耶！

（张镜人医案．中国中医药网．）

二、路志正医案

[案例 1]　马某某，女，72 岁，2006 年 1 月 15 日初诊。主诉：口腔溃疡反复发作多年，加重 2 周。2 周来因外感引起咳嗽，咳痰黄稠，胃脘胀满烧灼，恶心，口干苦不欲饮，大便 3d 未解，头晕耳鸣，心烦，夜寐不安，舌胖、质紫暗、苔薄黄，脉滑数。本证因外感引发宿疾，外邪犯肺，胃热内盛，引发口疮，咳吐黄痰，口苦便干，耳鸣心烦，胃脘胀满，一派肺胃热盛之象。治以化痰清热，和胃降浊方药如下：

瓜蒌 20g	桃仁 10g	杏仁 10g	枇杷叶 15g
桔梗 10g	紫菀 10g	百部 10g	紫苏梗 10g（后下）
半夏 10g	炒三仙各 10g	佛手 10g	黄芩 10g
鸡内金 6g	炒莱菔 10g	火麻仁 12g	当归 10g
甘草 6g	蒲公英 12g		

药后口腔溃疡未发，咳嗽及胃脘灼热减轻，口苦干，偶有恶心，痰黏难出，夜寐多梦。大便不爽，舌胖质黯、苔薄白，脉沉弦小滑。此为肺胃热已减，但余热未净，二诊予竹叶石膏汤加减。方药如下：

南沙参 15g	麦门冬 10g	生石膏 20g（先煎）	枇杷叶 15g
茵陈 10g	焦山栀子 3g	黄连 5g	石斛 10g
生谷芽 15g	生麦芽 15g	炒枳实 12g	大黄炭 2g

佛手 10g	石见穿 12g	蒲公英 12g	甘草 6g

药后口腔溃疡未作，余症亦大为减轻，遂以上方再进 7 剂，诸症悉除。

按语

肃肺和胃：口腔为肺、脾胃之门户，脾胃与肺，土金相生，肺脏有热，子病及母，致脾胃热盛，上熏于口而发为口疮。本案其证起病急，口疮周围红肿、水疱，伴发热头痛，咽痛咳嗽等。治以泻脾胃肃肺，清热解毒，用竹叶石膏汤合小陷胸汤加减。

本证先以清肺胃热，化痰和胃降浊法，继以清肺胃余热养阴法。治疗围绕脾胃与肺，随证施法，体现了路老审时度势的灵活辨证论治思想。

［苏凤哲．路志正教授从脾胃论治口疮临床经验．世界中西医结合杂志，1994，4（8）：535］

［案例2］ 张某，女，21 岁，学生。于 2006 年 2 月 18 日初诊，主诉：停经已有半年。自月经初潮至 2005 年 9 月月经正常，自 5 月经量略有减少，血色尚正常，8 月学习健美操量更减少，后旅游奔波劳顿，心身疲惫，致经停不至。曾服中药不效，而来就诊。刻下症见：神疲腰酸，睡眠轻易醒，四肢不温，口干欲饮，饮不解渴，纳差，大便稍干，夜尿 2～3 次，带下色黄。平素性情抑郁寡欢。超声检示：子宫小，舌体瘦小、质红绛、苔薄、舌尖红赤，脉弦滑。患者就诊时正因痄腮而服用中药，现风火渐除，而阳明胃热尚炽，故治宜清肺热，益气阴，仿竹叶石膏汤进退：

南沙参 15g	麦门冬 12g	姜半夏 10g	生石膏（先煎）20g
茵陈 12g	枇杷叶 15g	桔梗 10g	葛根 20g
乌梅 10g	玉竹 12g	黄连 8g	白茅根 20g
芦根 20g	佛手 10g	生谷芽 20g	麦芽 20g
炒酸枣仁 15g	知母 10g	紫石英（先煎）18g	

共 8 剂，水煎服，日 1 剂。

再诊睡眠进一步改善，四末已温，口渴有减，大便不干，体力较前有增，近日食后自觉肚脐带脉处有气滚动，得矢觉舒，味臭。带下黄色变浅，质清稀较前稍多，月经仍未至。继以前法，续进方药如下：

太子参 12g	五爪龙 15g	黄精 12g	炒白术 12g
茯苓 15g	当归 12g	白芍药 12g	川芎 9g
炒酸枣仁 15g	炒二仙各 12g	广木香（后下）10g	郁金 9g
合欢花 15g	益母草 12g	乌药 9g	炙甘草 6g

14 剂，水煎服，日 1 剂。

三诊仍觉肚脐带脉处有气滚动，余症见缓而月经未至。舌体瘦、质黯红、苔中稍黄而干，脉细弦。仍以清胆和胃为治：

太子参 12g	西洋参（先煎）12g	金蝉花 15g	生谷芽 18g
生麦芽 18g	鸡内金 10g	茯苓 18g	八月札 12g
砂仁 6g	薏苡仁 30g	黄连 6g	炒枳实 15g
红花 12g	甘草 6g	生姜 2 片	

14 剂，每日 1 剂，水煎服。

四诊：药后月经仍未行。脐部已无气体滚动现象，眠安，口渴除，食纳进，脘腹舒，偶有矢气，便黏腻不爽，白带量稍多，色微黄。舌体瘦、舌质红、尖赤、中根部苔薄黄，脉沉弦。此为气阴见复，脾虚湿热，带脉不固之症。治宜健脾益气，祛湿止带。处方如下：

太子参 12g	五爪龙 15g	炒苍术 12g	炒山药 15g
土茯苓 18g	车前子（包煎）15g	椿根皮 10g	乌药 9g
泽泻 12g	醋香附 10g	芡实 12g	生龙骨 20g
生牡蛎 20g	当归 10g	炒薏苡仁 20g	炙甘草 8g
炒二仙各 12g			

26 剂，每日 1 剂，水煎服。

五诊：于 2006 年 6 月 10 日月经来潮，但经量不多，色淡黯，有血块，余同前。治宜健脾益气，养血调经。方药：

太子参 12g	生白术 12g	炒山药 15g	莲子肉 12g
厚朴 10g	茯苓 15g	当归 12g	川芎 8g
桂圆肉 8g	炒柏子仁 15g	广木香 10g	醋香附 9g
炒二仙各 10g	阿胶珠（烊化）6g	炙甘草 6g	

4 剂，每日 1 剂，水煎服。

经进一步调理，月经按时而至，随访生活已步入正常。

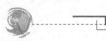

重视调理脾胃是路老治疗妇女闭经的另一大特点。脾胃为气血生化之源，气机升降之枢纽，脾胃功能正常，则气血生化有源，气机升降有序。若脾失健运，化源不足，则血海空虚，气机升降失常而闭经。《兰室秘藏》云："妇人脾胃久虚，或形羸气血俱衰，而致经行断绝不行"。或脾气不足，不能运化水湿，湿聚成痰，痰浊下阻胞宫而致闭经。《万氏妇人科》亦提出："妇人女子，闭经不行，一则脾胃损伤，饮食减少，气耗血枯而不行者。一则躯肢迫塞，痰涎阻滞，而经不行者"，说明脾虚失运，痰浊阻滞是导致闭经的病因病机之一。

[李万辉，苏凤哲. 路志正教授辨证治疗闭经临床经验. 世界中西医结合杂

志，2007，2（7）：378］

第四节　白虎加桂枝汤

本方主治温疟。其脉如平，身无寒但热，骨节疼烦，时呕。方中石膏为君，取其辛甘大寒，辛能透热，寒能胜热，故能外解肌肤之热，内能清肺胃之火，甘寒相合，又能除烦生津以止渴，可谓一举三得。配知母苦寒以清热泻火，质润以滋阴为臣；用甘草、粳米护胃和中为佐，庶乎大寒之品，无伤脾胃之虞；甘草调和诸药，兼作使药。诸药配伍，共成清热生津，止渴除烦之剂，使其热清烦除，津生渴止，由邪热内盛所致之主证自解。

历代医家对此方多有论述。《千金方衍义》：白虎以治阳邪，加桂以通营卫，则阴阳和，血脉通，得汗而愈矣。《古方选注》：本方方义原在心营肺卫，白虎汤清营分热邪，加桂枝引领石膏、知母上行至肺，从卫分泄热，使邪之郁于表者，顷刻致和而疟已。

【方药】

知母六两　甘草二两（炙）　石膏一斤　粳米二合　桂枝（去皮）三两

【用法】

上锉，每五钱，水一盏半，煎至八分，去滓，温服，汗出愈。

【原文】

温疟者，其脉如平，身无寒但热，骨节疼烦，时呕，白虎加桂枝汤主之。（疟病脉证并治第四）

【临证运用】

一、路志正医案

［案例］　患者张某，男，53岁，干部，2004年3月25日初诊。诉右侧第1跖趾关节、踝关节肿痛，反复发作2年余。患者素嗜膏粱厚味，烟酒无度，于2002年春节突然发生右侧第1跖趾关节红肿疼痛剧烈，伴右侧踝关节轻度肿痛。经某医院检查，血清尿酸832μmol/L、白细胞$16×10^9$/L、血沉28mm/h，诊断为"急性痛风性关节炎"。经用秋水仙碱、吲哚美辛（消炎痛）等药，肿痛缓解。但每因劳累、饮酒等疼痛复发，且逐渐加重，波及踝关节和膝关节，痛剧时关节功能活动受限，不能行走。近半年发作次数增多，服用西药及中药汤剂数十剂，未见好转。刻诊：右侧第1跖趾关节、踝关节肿痛剧烈，局部皮肤暗红而热，膝关节轻度疼痛，伴头痛头晕、心胸烦闷、时有汗出、口渴喜冷饮、小便短黄，舌红暗、苔黄腻、脉弦滑细数。证属风湿痹阻、郁久化热之痹证。治宜清热通络、祛风除湿。方用白虎加桂枝汤加味：生石膏30g、知母12g、桂枝10g、粳米15g，

防己 12g，生薏苡仁 30g，土茯苓等 20g，蚕沙 15g（包煎），制乳香 10g，制没药 10g，乌梢蛇 12g，全蝎 5g，忍冬藤 30g，甘草 10g。1 剂/天，水煎，分 2 次服，7 剂。嘱患者注意休息，多饮水，宜清淡饮食，忌酒等。

二诊：诸症明显减轻，舌偏红黯、苔薄黄微腻，脉弦细滑。原方去全蝎、忍冬藤、乳香、没药，加五爪龙 20g，生黄芪 15g，赤芍药 15g，萆薢 12g，生谷芽 20g，麦芽 20g，14 剂，每日 1 剂，水煎服。

三诊：诸症基本消失，再以上方 10 剂配制蜜丸，口服，10g／次，2 次/天，以善其后。随访 1 年，病未复发。

按语

《金匮要略·疟病脉证治第四》云："温疟者，其脉如平，身无寒但热，骨节痛烦，时呕，白虎加桂枝汤主之"。本案患者以骨节肿痛剧烈为主症，且有热盛内壅之心胸烦闷、汗出、渴饮、尿黄、舌苔黄腻等兼症，故路老以白虎加桂枝汤清热通络，加防己、生薏苡仁、土茯苓、制乳香、制没药、乌梢蛇、全蝎、忍冬藤祛风清热利湿、活血通络除痹。二诊时诸症减轻，故去全蝎、忍冬藤，加五爪龙、黄芪、萆薢等，以助健脾祛湿通络之功。

［高社光，刘建设．路志正教授运用经方治疗风湿类病经验．世界中西医结合杂志，2006，1（3）：130－133］

第八章　五苓散类

五苓散是治疗水湿内停之证的代表方剂，具有利水渗湿，温阳化气之功。《伤寒论》中用本方治疗太阳蓄水证，在《金匮要略》中治疗癫眩之水气病。仲景及后世医家又以本方为基础，化裁出茵陈五苓散，治疗湿热发黄；胃苓汤治伤湿食滞，脘腹胀痛泄泻，小便短少；四苓散治湿伤脾胃，便溏尿少；桂苓甘露饮，治湿热壅结，小便不利，烦热而渴等证。这些方剂都为临床医家所习用。大师们运用这些方剂可谓师古不泥，不落窠臼，新意自出。

第一节　五苓散

本方治太阳表邪未解，内传太阳之腑，以致膀胱气化不利，遂成太阳经腑同病之蓄水证。表邪未尽，故仍见头痛、发热、脉浮；邪入膀胱，气化不行，小便不利则为蓄水。水蓄下焦，气不化津，水精不布，故烦渴欲饮；饮入之水，不得输布，故水入即吐而成"水逆证"。故治以化气行水，兼解外邪。方中重用泽泻，取其甘淡性寒，直达膀胱，利水渗湿；以茯苓、猪苓之淡渗利湿，导水下行而增强利水化饮之功；白术苦温燥湿利水，健脾益气，转输脾气以行水生津；桂枝辛温，通阳化气，解肌祛风，既能温化膀胱而行水，又能解肌表之邪。诸药散服，多饮暖水以助药力，意在发汗以利小便，使外窍通则下窍利。五药合方，则水行气化，表解脾健，而蓄水留饮诸疾自除。

《医宗金鉴》对此方评道："乃治水热小便不利之主方也。君泽泻之咸寒，咸走水府，寒胜热邪；佐二苓之淡渗，通调水道，下输膀胱，则水热并泻也；用白术之燥湿，健脾助土，为之堤防以制水也；用桂之辛温，宜通阳气，蒸化三焦以行水也。泽泻得二苓下降，利水之功倍，则小便利，而水不蓄矣。白术须桂上升，通阳之效捷，则气腾津化，渴自止也。"

此方在《伤寒论》中用于治疗太阳蓄水证，症见汗出、脉浮、小便不利、微热、消渴、或发汗已、脉浮数而烦渴。水逆证，症见中风发热、六七日不解而烦、有表里证、渴欲饮水、水入则吐。水痞，症见心下痞、与泻心汤痞不解、其人渴而口燥烦、小便不利。霍乱，症见头痛、发热、身疼痛、热多欲饮水者。

《金匮要略》中用于治疗痰饮，脐下悸，吐涎沫而癫眩。此外，还可见头目眩晕、少腹满而胀急、心下膨满、胃脘部有震水音、身面浮肿、下利、心悸等症，舌苔白或水滑舌。

【方药】

　　猪苓十八铢（去皮）　　泽泻一两六铢　　白术十八铢　　茯苓十八铢　　桂枝半两（去皮）

【用法】

　　上五味，捣为散，以白饮和服方寸匕，日三服。多饮暖水，汗出愈。如法将息。（现代用法：改散作汤，水煎两次温服）。

【原文】

　　太阳病，发汗后，大汗出，胃中干，烦躁不得眠，欲得饮水者，少少与饮之，令胃气和则愈。若脉浮，小便不利，微热消渴者，五苓散主之。(71)

　　发汗已，脉浮数，烦渴者，五苓散主之。(72)

　　伤寒，汗出而渴者，五苓散主之。不渴者，茯苓甘草汤主之。(73)

　　中风发热，六七日不解而烦，有表里证，渴欲饮水，水入则吐者，名曰水逆，五苓散主之。(74)

　　本以下之，故心下痞，与泻心汤；痞不解，其人渴而口燥，烦，小便不利者，五苓散主之。(156)

【临证运用】

一、张灿玾医案

　　[案例1]　萧某某，男，老年。

　　久患肠胃病，曾经某医院诊为慢性胃肠炎，脘腹部痞胀疼痛，大便时溏，食欲不振，食后每感消化不良，脘中胀饱，感寒尤甚，泻重时则水食兼下，面色萎黄，气短乏力，且久患咳嗽，舌淡红、苔白而滑，脉沉而无力，此亦脾胃阳虚运化无力，水谷分消之功能紊乱，谷物难化，本走大肠，虚者益虚，实者益实，治当水谷分消，促其气化，温养中气，利其积滞。处方如下：

　　苍术三钱　　　厚朴三钱　　　陈皮三钱　　　白术三钱　　　茯苓三钱
　　猪苓二钱　　　泽泻二钱　　　肉桂二钱　　　炒山药三钱　　砂仁二钱
　　甘草一钱

　　　　　　　　　　　　　　　　　　　　　　每日1剂，水煎，温服。

　　复诊：服上方2剂后，脘部胀痛与腹泻均有减轻，自感腹部较前舒适，脉象亦有缓和之势，是方已对证。

　　处方：继用前方，砂仁加至三钱，复加鸡内金三钱，五味子一钱。鸡内金既有消导宿食之功，又具收涩之性，于胀于泻俱有利而无碍，五味子，有酸敛之性味，于久泻之病，亦颇有益，且又有益气之功，对虚怯之体，亦多有裨益。

复诊：服上方2剂后，诸证大减，食欲增加，胀痛等证，已大减，惟大便尚有些稀溏，继用前方加煨肉蔻三钱，以增敛气涩肠之功，所以不早加者，以防闭门助盗，则易有后患。

按语

（引原按）本案虽病在胃肠，且日久不愈，伤及脾胃阳虚，水谷运化无力。然水谷虽并入于胃中，而几经胃肠之化物作用，精气入营血，水精布诸经，继则谷入大肠，水出二焦，别出膀胱，各行其道。今水谷运化之功能紊乱，水走大肠，水谷并下。本方乃平胃散与五苓散合用，欲水谷分消，各有所归，此即所谓别开支河之法。对泄泻之证，固亦用收敛之剂，本证始未重用者，以胃肠消化功能无力，腹中必有积滞之物，若早用收涩，秽滓必留中不去，邪难除也。今特扶正导滞，化气利水，正邪兼顾，则无遗矣。

（张灿玾．张灿玾医论医案纂要．北京：科学出版社，2009）

[案例2]　张某，男，中年。食欲不振，消化不良，胃口有烧灼感，时发寒热，面色萎黄，目睛与皮肤均现黄色，小便黄赤。舌红苔微黄，脉浮弦。此肝胆湿热，殃及脾胃也。肝胆失于疏泄条达之力，脾胃则损其运化传导之职，湿热内蕴，郁而不发，遂成黄疸。治当清泻肝胆湿热为先。处方如下：

柴胡三钱	黄芩二钱	制半夏二钱	党参二钱	茵陈三钱
山栀子二钱	枳实二钱	广郁金二钱	生甘草一钱	

每日1剂，水煎，温服。

复诊：服上方2剂后，自觉胃口舒适，寒热发作亦轻，此中焦之气机已动，蕴郁之湿热已启，继服上方加鸡内金三钱，助消导之力，以通利肠胃，茵陈加至五钱，加大清利湿热之力。

复诊：按上方继服12剂，病情已大减，黄疸渐退，寒热发作亦微，惟觉胃中时有不适，仍以清利湿热，佐以消导为法。处方如下：

茵陈三钱	栀子三钱	黄柏二钱	鸡内金五钱
广郁金三钱	枳壳二钱	生甘草一钱	

每日1剂，水煎，温服。

复诊：上方共服10剂，黄疸尽退，胃气亦复，此肝胆之湿热已化，脾胃之运化亦通，惟小便尚未全清，此尚有余邪未尽也。再以清利之法，以祛其余邪。处方如下：

茵陈三钱	白术二钱	茯苓二钱	猪苓二钱
泽泻二钱	桂枝一钱		

每日 1 剂，水煎，温服。

复诊：服上方数剂，诸症均退，遂愈。

按语

（引原按）此案本属肝胆湿热内蕴，郁而为黄，然肝胆与脾胃，关系甚密，故肝胆之疾患，每涉及脾胃，然其本在肝胆，其标在脾胃，抑或谓其适在肝胆，其传在脾胃。此案先以小柴胡汤与茵陈蒿汤方加减而成。茵陈蒿汤原有大黄，今去而未用者，以湿热之邪，虽蕴于内，尚未阻结，当以化解为主，促其气机之转化，若大黄之苦寒沉降，不利于中焦之气化也。后继以清利湿热与利气导滞为法者，肝、脾二脏兼顾也。最后以五苓散加茵陈方，以利其余邪也。本案尽以仲景方为主。再证仲景方之所以久用而未衰者，方简而价廉，故谓之为经典医方也，然此中玄机，亦尽在活用也。

（张灿玾．张灿玾医论医案纂要．北京：科学出版社，2009）

[案例3] 刘某，男，青年。

近期猝发水肿，面目肿甚，按之凹陷，腹部肾囊肿大如水疱，食欲不振，小便不利，劳则气短，舌红苔白而滑，脉沉缓，此水病也。盖肾主水，三焦为决渎之官，肾不能主水，决渎之官不通，故水气泛滥，流于肌肤，急当通利水道，以启下窍。处方如下：

白术三钱	茯苓三钱	猪苓三钱	泽泻三钱	肉桂一钱
桑白皮三钱	大腹皮三钱	姜皮二钱	陈皮二钱	砂仁二钱
车前子二钱				

每日 1 剂，水煎，温服。

复诊：服上方 2 剂后，肿势见消，自感舒适，小便亦见长，是肾气有增强之势，可继服前方。

复诊：肿势已大消，诸症皆减轻，阴囊亦消肿，共服八剂而愈。

按语

（引原按）本案为水气致病，《内经》所言风水之病，即此证也。详此证与肾、膀胱、三焦三脏有关。三脏皆司水液运化者，三脏既病，故水气泛滥成灾，治之之法惟疏水，不可角逐，免伤脏气。

本方为五苓散与五皮饮合方加味而成。五苓散出自《伤寒论》。五皮饮，有同名异方者，今所用为宋《三因方·水肿门》方，另加砂仁，有温肾之功，可助膀胱之气化。加车前子，以助利水诸药也。

（张灿玾．张灿玾医论医案纂要．北京：科学出版社，2009）

二、周仲瑛医案

[案例] 赵某某，女，50岁，教师。1996年2月2日就诊。

于1995年1月因膀胱癌手术治疗，术后出现肾盂积水，导致肾功能损害。西医对症处理，难以改善，颇感棘手，故来求助中医。诊见头昏头痛，晨起恶心欲吐，食不知味，腿软乏力，小便量少，尿意不畅，背有寒意，下肢清冷。舌质黯红、苔薄黄，脉细。X线摄片见两侧肾盂肾盏明显扩张增大，提示双肾积水；血查尿素氮12.1mmol/L，肌酐168.1μmol/L。此乃肿瘤术后，肾虚不复，脾胃虚弱，水饮内停，胃气上逆所致。治拟和胃降逆，通阳利水。药物组成：

旋覆花6g	苍术6g	代赭石20g	法半夏15g
猪苓15g	茯苓15g	党参10g	炒枳实10g
炙桂枝10g	焦白术10g	泽兰10g	泽泻10g
黄连3g	淡干姜3g	吴茱萸2g	沉香（后下）3g

水煎，日1剂。

3月1日二诊：药后恶心、背冷有减，但仍头昏头痛，自觉两肾区酸痛，并有火热感，尿少色黄，多有泡沫，尿意欠畅，两腿酸软。舌质黯红、苔薄，脉细。拟从脾肾两虚，湿热内蕴，气化失司，血瘀水停，水饮上逆治疗。药物组成：

炙桂枝10g	泽兰10g	焦白术10g	乌药10g
黄柏10g	生地黄10g	怀牛膝10g	肉桂（后下）3g
猪苓20g	茯苓20g	泽泻15g	沉香（后下）3g
党参15g	生黄芪15g	知母6g	川续断12g

水煎，日1剂。

4月5日三诊：头昏恶心间作，时有背冷，小便量少不畅，尿沫不多。舌质紫薄，脉细。肾虚不复，气化失司，血瘀水停，水饮上逆。治以温肾助阳，化瘀利水为法。药物组成：

制附子片5g	猪苓20g	茯苓20g	肉桂（后下）3g
生黄芪20g	泽泻15g	泽兰10g	牡丹皮10g
熟地黄10g	白术10g	乌药10g	肉苁蓉10g
淫羊藿10g	怀牛膝10g	山萸肉6g	

水煎，日1剂

4月11日四诊：日来精神转佳，恶心不著，尿量增多，偶有腰酸。舌质紫、苔薄，脉细。血查尿素氮7.2mmol/L，肌酐133μmol/L。前法有效，原方加炒杜仲12g继服。

5月21日五诊：症情改善，背冷消失，尿量基本正常。复查肾功能恢复正常，B超提示肾盂积水有改善。然此属内伤难症，仍宜长期调治，守前法巩固。

按语

此例病情复杂，周老据症细辨，先从饮证论治。水饮上逆，则恶心欲吐，食不知味，头昏头痛，此时以标实为急，故投旋覆代赭汤以和胃降逆，复入五苓散通阳利水，先治其标。继则仿肾气丸合五苓散意出入治其本，故收效甚捷。此案周老据症细辨，按病证的不同阶段选用不同经方治疗效甚佳充分体现了周老临证活用经方的治疗方法。

（周学平，王志英．周仲瑛肾病验案3则．浙江中医杂志，1997：470－471）

第二节 猪苓汤

本方治疗水热互结，邪热伤阴所致的发热，渴欲引水，或下利，咳而呕渴，心烦不得眠者。方中以猪苓、茯苓渗湿利水为君；滑石、泽泻通利小便，泄热于下为臣，君臣相配，既能分消水气，又可疏泄热邪，使水热不致互结；更以阿胶滋阴为佐，滋养内亏之阴液。诸药合用，利水而不伤阴，滋阴而不恋邪，使水气去，邪热清，阴液复而诸症自除。现代研究证明猪苓汤主要有利尿，调整机体内水电解质代谢，排石等作用。

【方药】

猪苓（去皮） 茯苓、泽泻、阿胶、滑石（碎）各一两

【用法】

上五味，以水四升，先煮四味取二升，去滓，内阿胶烊消，温服七合，日三服。（现代用法：水煎两次温服，阿胶分两次烊化）。

【原文】

若脉浮，发热，渴欲饮水，小便不利者，猪苓汤主之。（223）

阳明病，汗出多而渴者，不可与猪苓汤。以汗多胃中燥，猪苓汤复利其小便故也。（224）

少阴病，下利六七日，咳而呕渴，心烦不得眠者，猪苓汤主之。（319）

【临证运用】

一、张灿玾医案

［案例］ 张某，男，老年。

猝发小便不通，经西医导尿，引发膀胱出血，小便更为不畅，大便亦闭结不通，心中烦闷，时发恶心，舌红苔黄，脉沉数。此热结膀胱，下窍闭塞，复因导尿伤及膀胱血络，热传阳明，前后阴均闭，热毒上熏，几成关格，当急与下通谷

道，泻大肠之热，以救膀胱之闭。处方如下：

蜂蜜一两　　芒硝五钱

开水冲化内服。

服后不久，大便即通，心烦恶心等症顿解，惟小便仍不通畅，遂取仲景先生猪苓汤方，以清利膀胱之热。处方如下：

茯苓二钱　　猪苓三钱　　泽泻三钱　　滑石三钱　　阿胶三钱（烊化）

水煎，温服。

复诊：服上方1剂，小便即利，再服1剂，遂愈。

按语

（引原按）此案老年肾气虚衰，热结膀胱，气化不足，因致小便不利，复因导尿伤及血络，热邪结滞，前后二阴均不通，几成关格险证，故先直泻大肠，以通后阴，后利膀胱，以通前阴。此证务须急治，缓则贻误战机矣。

（张灿玾．张灿玾医论医案纂要．北京：科学出版社，2009）

第三节　茵陈五苓散

本方主治湿重热轻之黄疸证。症见身目面黄，小便短少，无汗，身及四肢困重而恶动，或身面黄肿，胃纳呆滞，泛呕，舌淡红、苔黄而腻，脉滑或濡缓。本方主要用于治疗黄疸型肝炎、肝癌、新生儿溶血性黄疸、小儿胆汁瘀积综合征、肝硬化腹水、眩晕、高脂蛋白血症、慢性胃炎、胆囊炎、湿疹、荨麻疹等属上述证候者。有报道用本方加丹参、制附子、葶苈子，并随证加减治疗心源性黄疸；加红藤、泽兰、赤芍药等治疗病毒性肝炎高胆红素血症；加减治疗传染性肝炎、肝硬化腹水等都取得良好效果。

【方药】

茵陈蒿末十分（7.5g）　　五苓散五分（3.75g）

【用法】

上二物和，先食饮方寸匕，日三服（现代用法：将两种药末混合，每服6g，日服3次，温开水送服。或作汤剂：水煎两次，温服）。

【原文】

黄疸病，茵陈五苓散主之。（黄疸病脉证并治第十五·十八）

【临证运用】

一、班秀文医案

［案例］ 马某某，女，30岁，已婚，农民。平时带下量多，色白或黄，质

稠秽，近日因田间劳动，复为暴雨淋湿，现腰脊酸胀欲折，肢节烦痛，带下量多，质如涕而有臭秽之气，小便短涩，脉缓，苔白黄厚腻、舌质如平。证属湿热下注，兼有外邪，仿太阳蓄水证之法为治。

绵茵陈 20g	桂枝 5g	土茯苓 20g	白术 9g
泽泻 12g	猪苓 12g	防风 5g	独活 5g

每日水煎，服 1 剂，连服 3 剂。

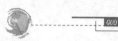

按语

    本案素有带下量多，内湿为重；复淋暴雨，外湿所侵。内外湿合，下注冲任，而致腰脊酸胀，带下加重，非去水湿不能愈此证也。故班老用茵陈五苓散以利内湿；加防风、独活，以去外湿也。内外合治，表里双解，湿无藏匿之所，则带下自止。班老为治疗妇科疾病国之圣手，巧用经方，疗效卓著。

    （《仲景学说讨论会论文汇编》1982）

第九章 四逆汤类

第一节 通脉四逆汤

本方主治少阴病，阴盛格阳证。下利清谷，里寒外热，手足厥逆，脉微欲绝，身反不恶寒，其人面色赤，或腹痛，或干呕，或咽痛，或利止，脉不出者。通脉四逆汤是在四逆汤的基础上加重姜、附的用量，意在阳回脉复。通脉四逆汤证除"少阴四逆"外，更有"身反不恶寒，其人面色赤，或腹痛，或干呕，或咽痛，或利止，脉不出"等，是阴盛格阳、真阳欲脱之危象，所以在四逆汤的基础上重用姜、附用量，冀能阳回脉复，故方后注明"分温再服，其脉即出者愈"。若吐下都止，汗出而厥，四肢拘急不解，脉微欲绝者，是真阴真阳大虚欲脱之危象，故加苦寒之胆汁，既防寒邪拒药，又引虚阳复归于阴中，亦是反佐之妙用。是以方后注明："无猪胆，以羊胆代之"。

【方药】

甘草二两（炙）　　附子大者一枚（生用，去皮，破八片）　　干姜三两（强人可四两）

【用法】

上三味，以水三升，煮取一升二合，去滓，分温再服（现代用法：水煎两次温服）。

【原文】

少阴病，下利清谷，里寒外热，手足厥逆，脉微欲绝，身反不恶寒，其人面色赤。或腹痛，或干呕，或咽痛，或利止脉不出者。通脉四逆汤主之。(317)

下利清谷，里寒外热，汗出而厥者，通脉四逆汤主之。(369)

【临证运用】

一、颜德馨医案

[案例] 傅某，女，52岁。胸闷心悸多年，多次发生晕厥。经心功能检查确诊为病态窦房结综合征，经中西诸方治疗，心率仍在40次/分左右，患者面色萎黄少华，胸闷作痛，神疲乏力，四肢发冷，口干少寐，舌苔薄白而干，脉沉迟

时见结代。此乃心阳不振，心阴亦衰，阳虚阴凝，心脉失畅。拟助阳配阴，祛寒通脉法。药用：淡附子片（先煎）、桂枝、麦门冬各9g，黄芪、党参、生地黄各15g，干姜、五味子、石菖蒲各6g，青葱1.5g，炙甘草3g。服药半月，胸闷作痛得减，脉沉迟已起，结代脉消失，心率维持在54～62次/分，晕厥也未再发作。随访出院服药3年，疗效巩固。

按语

通脉四逆汤为治疗少阴虚寒重证的方剂，方中干姜较四逆汤中所用增1倍，附子也选大者，温阳散阴力宏，配以甘草甘缓益气，药简力令，诚为回阳通脉之良方。《伤寒论》谓："少阴病，下利清谷，里寒外热，手足厥逆，脉微欲绝，身反不恶寒，其人面色赤，或腹痛，或干呕，或咽痛，或利止脉不出者，通脉四逆汤主之"，并指出药用若"其脉即出者愈"，表明本方对脉微欲绝或脉不出者有良好效果，故仲景以通脉名之。颜老认为病态窦房结综合征所表现的脉象如沉、迟、涩、结、代等当属通脉四逆汤证，病机则为阳气衰惫，寒凝血脉，立法务必峻补阳气，逐寒通脉，方用通脉四逆汤大辛大热之剂，意在离照当空，阴霾自去，则脉复出。临症时，又需加减化裁。如神疲短气者当加党参、黄芪以补气，舌红口干者可加麦门冬、五味子以养阴，胸闷不舒者需加郁金、石菖蒲以开郁等。

（颜乾麟．颜德馨运用经方治疗心血管病的经验．国医论坛，1991，04：19－20）

第二节　茯苓四逆汤

本方主治发汗，若下之，病仍不解，烦躁者，各代医家对此方多有论述。《内台方议》：发汗之，病当解，若不解，发汗外虚阳气；后若下之，内虚阴气，阴阳俱虚，邪独不解，方生烦躁也。与四逆汤以复阳气，加人参、茯苓以复阴气也。《伤寒附翼》：先汗后下，于法为顺，而表仍不解，是妄下亡阴，阴阳俱虚而烦躁也。故制茯苓四逆，固阴以收阳。茯苓感天地太和之气化，不假根而成，能补先天无形之气，安虚阳外脱之烦，故以为君。人参配茯苓，补下焦之元气；干姜配生附，回下焦之元阳。调以甘草之甘，比四逆为缓，固里宜缓也。

【方药】

茯苓四两　人参一两　附子一枚（生用，去皮，破八片）　甘草二两（炙）
干姜一两半

【用法】

上五味，以水五升，煮取三升，去滓，温服七合，日二服。（现代用法：水煎两次温服）。

【原文】

发汗，若下之，病仍不解，烦躁者，茯苓四逆汤主之。(69)

【临证运用】

一、路志正医案

[案例] 丁某某，女，41岁，已婚，工人，1984年11月29日入院。

主诉：腰痛、浮肿10年，呕吐8个月，加重1个月。症见面色无华、软弱无力，动即喘，暮寒夜热，下肢肿胀，呕吐频作，手足逆冷，身冷添衣不减，下利日十余行（常服大黄煎剂），舌淡胖、苔薄黄微腻，脉沉细无力。化验：血红蛋白3.8g%，尿蛋白定性（＋＋），尿素氮70mg%，肌酐9.9mg%，酚红试验"0"，肾图：双侧各段不清，呈水平延长，属无功能图形。中医诊断：虚损（阴阳两亏）、呕吐（秽浊中阻）。西医诊断：慢性肾炎尿毒症期。

12月22日因肺部感染，下病危通知。23日临睡前，突然胸闷憋气，心悸加重，张口抬肩，翕胸撷肚，气喘欲窒，语言困难，烦躁不安，面色惊恐，神志恍惚，舌淡润、苔薄，脉细数。证属阴寒内盛，浊气上冲（重证），治以温阳救逆，选仲景茯苓四逆汤。药物组成：

茯苓30g　　党参15g　　干姜3g　　制附子6g（先煎）　　炙甘草3g

头煎服后，喘闷递减，安然入睡。

按语

患者长期服用大黄泻剂，呕、利频作，脏腑败馁，已成虚损痼疾，所以肺又外邪浸袭，病即告危。呕、利、水肿为脾阳欲绝；息促，张口抬肩为肾阳衰微，纳气无权。茯苓四逆汤为益阴回阳之重剂，从组成看，由四逆汤加人参再加分类而成，其义在于：①寓干姜附子汤之意，以破阴回阳，阳气得复，则阴霾四散。②寓茯苓甘草汤之意，针对水饮为患，先治其水，不治厥而厥自回，不治喘而喘自安。③重用茯苓在于养心宁神，降逆平冲，利水通阳。张锡纯《医学衷中参西录》记载："李姓女子，头目眩晕，心中怔忡，呕吐涎沫，有时觉气上冲，昏蒙不醒人事"，"遂俾单用茯苓一两，煎汤服之，服后甫五分钟，病即减轻，旋即煎渣再服，益神清气爽，连服数剂，病即痊愈"。路老治疗此案选茯苓四逆汤，疗效甚佳。可见重用茯苓对平降冲逆有独特的作用。

[路志正，周新民，郎江南. 扶阳抑阴法抢救尿毒症并发暴喘将脱二例报告. 新中医，1986，(8)：40-41]

第三节　四逆散

本方主治四逆，其人或咳，或悸，或小便不利，或腹中痛，或泄利下重者。本方为疏肝解郁，调和肝脾的祖方。四逆者，乃手足不温也。其证缘于外邪传经入里，气机为之郁遏，不得疏泄，导致阳气内郁，不能达于四末，而见手足不温。此种"四逆"与阳衰阴盛的四肢厥逆有本质区别。正如李中梓云："此证虽云四逆，必不甚冷，或指头微温，或脉不沉微，乃阴中涵阳之证，惟气不宣通，是为逆冷。"

方中取柴胡入肝胆经，升发阳气，疏肝解郁，透邪外出，为君药。白芍药敛阴养血柔肝为臣，与柴胡合用，以补养肝血，条达肝气，可使柴胡升散而无耗伤阴血之弊。佐以枳实理气解郁，泄热破结，与柴胡为伍，一升一降，加强舒畅气机之功，并奏升清降浊之效；与白芍药相配，又能理气和血，使气血调和。使以甘草，调和诸药，益脾和中。综合四药，共奏透邪解郁，疏肝理脾之效，使邪去郁解，气血调畅，清阳得伸，四逆自愈。原方用白饮（米汤）和服，亦取中气和则阴阳之气自相顺接之意。

由于本方有疏肝理脾之功，主治阳郁厥逆证。手足不温，或腹痛，或泄利下重，脉弦。肝脾气郁证。胁肋胀闷，脘腹疼痛，脉弦。本方现代常用于慢性肝炎、胆囊炎、胆石症、胆道蛔虫症、肋间神经痛、胃溃疡、胃炎、胃肠神经症、附件炎、输卵管阻塞、急性乳腺炎等属肝胆气郁，肝脾（或胆胃）不和者。

【方药】

甘草（炙）　　枳实（破，水渍，炙干）　　柴胡　芍药

【用法】

上四味，各十分，捣筛，白饮和服方寸匕，日三服。咳者，加五味子、干姜各五分，并主下利；悸者，加桂枝五分；小便不利者，加茯苓五分；腹中痛者，加附子一枚，炮令坼；泄利下重者，先以水五升，煮薤白三升，煮取三升，去滓，以散三方寸匕，内汤中，煮取一升半，分温再服。

【原文】

少阴病，四逆，其人或咳，或悸，或小便不利，或腹中痛，或泄利下重者，四逆散主之。（318）

【临证运用】

一、邓铁涛医案

［案例］　李某，男，54 岁。1991 年 1 月 31 日初诊。胃脘胀痛两年余，每次进食后胃脘胀痛，良久得矢气而痛渐止，但下次进食后胀痛复作。无嗳气、吐

酸、口苦、口干等症，大便尚可。以往检查示"慢性胃炎，胆囊炎伴结石"。查腹无结聚及压痛，舌尖边红苔白，脉弦细。处方如下：

| 柴胡 15g | 郁金 12g | 太子参 18g | 琥珀末（冲服）2g | 枳壳 6g |
| 云茯苓 15g | 白芍药 15g | 蒲黄 6g | 五灵脂 6g | 甘草 5g |

7 剂，每日 1 剂，水煎服。

2 月 7 日二诊：服药 7 剂后，腹痛之症大减，食后仍有隐痛，但持续较短，苔白，脉弦细。处方如下：

| 太子参 30g | 云茯苓 15g | 佛手片 6g | 柴胡 12g | 白芍药 15g |
| 石斛 15g，（先煎） | 炙甘草 6g | 救必应 15g | 丹参 15g | 郁金 12g |

7 剂，每日 1 剂，水煎服。

按语

本例为慢性胃炎，胆囊炎伴结石，证属气滞不行。不通则痛，邓老故予四逆散合郁金行气舒肝，又患者兼有胆囊炎、胆结石，予失笑散合琥珀末活血散结。病已 2 年，正气渐虚，酌加太子参、云茯苓等固本培元。服后胀痛大减，而食后仍有隐痛，恐活血之药破血太过，故中病即止，加石斛养阴，另加强行气止痛化湿之属而收功。

（邱仕君. 邓铁涛医案与研究. 北京：人民卫生出版社，2009）

二、郭子光医案

[案例] 曾某，男，38 岁，农民。半年前突然发生腰痛，痛不可忍，经某医院住院治疗，诊断为"肾结石、肾绞痛"。服药打针（药名不详）后疼痛缓解而出院。2 天前因劳累后旧疾复发，疼痛较以往更剧，呈持续状，伴阵发性加剧。疼痛向少腹部放射，兼口干苦，小便黄赤，经用止痛针多次未效。于 1975 年 11 月 6 日急诊入院。检查：患者急性病痛苦病容，面色青暗无华，精神疲乏，神志尚清，呻吟不息，不能站立，双肾区有叩击痛，全腹均有压痛，尤以左少腹为甚，舌质紫黯、中央鲜红少津、苔两边薄黄、舌根白滑，脉弦数，脉症合参，此乃瘀阻肝脉，气机郁滞，郁久化热之明证。治宜疏肝理气，化瘀清热，方用四逆散加味。处方：柴胡 12g，白芍药 30g，枳实 10g，青皮 12g，台乌药 12g，红藤 30g，川楝 12g，甘草 6g。共进 6 剂，疼痛停止，因怀疑结石，故继以利尿排石为法治之。

按语

肝经之脉循少腹，络阴器。本案痛连少腹，故定位在肝。肝主疏泄，有疏达气机，发泄壅滞之能，今瘀阻肝脉，不通则痛，故郭老借用四逆散疏肝理气以通络、红藤、川楝化瘀清热以活血，合而用之，使枢机运转，气机宣畅，疼痛自愈。郭老应用经方四逆散治疗肾绞痛、肾结石，攻效甚佳。

（周天寒．郭子光应用经方验案．实用中医药杂志，1994，（1）：6－7）

三、徐景藩医案

[案例] 吴某，女，48岁。因"上腹部胀痛不适多年，加重1个月"入院。诊见：胸部、胃脘、腹背部胀闷不适，嗳气，大便先干后溏，下之不畅，胃中漉漉有声，饮水不多，舌质微红、有裂纹，脉弦。B超示：慢性胆囊炎，胆囊结石。胃镜示：慢性萎缩性胃炎伴肠上皮化生，Hp（－）。病证分析：①肝木失于疏泄，所以见胸脘部闷胀不适。②肝气犯胃，胃气上逆，则见嗳气。③木失疏泄克土，气机不畅，见大便干稀不调，下之不畅。④患者舌质红、有裂纹，系因肝郁气滞，久而化热，有伤胃阴之表现。证属肝胃不和证，治以疏肝理气，兼益胃阴，方选四逆散合百合汤加减。处方如下：

桔梗10g	枳壳10g	乌药10g	佛手10g
柴胡10g	槟榔10g	莱菔子20g	橘叶10g
橘皮5g	绿梅花10g	麦芽30g	百合30g
茯苓20g	炙甘草3g。		

【按语】

本案肝胃不和证胃脘痛的主要症状为胃脘部隐痛，胀痛，痛及胁下（一侧或双侧），嗳气较多，得嗳则舒，嗳气不遂则胃脘胀痛尤甚，胸闷不畅，舌苔薄白，脉弦，症状加重或发作常与情志因素相关，且患者平素易急躁，善郁。治法宜疏肝和胃。常用药：柴胡、桔梗、炒白芍药、炒枳壳、佛手片、郁金、炙鸡内金等。随证加减：胃气上逆、泛恶呃逆者加半夏、丁香、柿蒂、刀豆壳，兼咽中不适、胸部隐痛者加木蝴蝶、八月札，情志不畅加合欢花、香附，脘胁痛较著者加延胡索、川楝子。气滞久而化热，胃脘部有灼热不适感、嘈杂、泛酸、舌质红者，可加入牡丹皮、山栀子、浙贝母、黄芩、左金丸。徐老辨证脉证相和，用药精准，善用活用经方，疗效卓著。

[陈静，林智生，沈洪．徐景藩教授辨治胃病经验．吉林中医药，2006，26（1）：5－6]

第四节　当归四逆汤

本方主治手足厥寒，脉细欲绝者。方中当归既能养血，又能和血养血为君；桂枝温通经脉，以畅血行，芍药益阴和营，二味相配，内疏厥阴，调和营卫为臣；细辛散表里内外之寒邪，通草入经通脉为佐；甘草、大枣温养脾气为使。诸药合用，有温养经脉，通畅血行之功。

本方证由营血虚弱，寒凝经脉，血行不利所致。素体血虚而又经脉受寒，寒邪凝滞，血行不利，阳气不能达于四肢末端，营血不能充盈血脉，遂呈手足厥寒、脉细欲绝。此手足厥寒只是指掌至腕、踝不温，与四肢厥逆有别。治当温经散寒，养血通脉。本方以桂枝汤去生姜，倍大枣，加当归、通草、细辛组成。方中当归甘温，养血和血；桂枝辛温，温经散寒，温通血脉，为君药。细辛温经散寒，助桂枝温通血脉；白芍药养血和营，助当归补益营血，共为臣药。通草通经脉，以畅血行；大枣、甘草，益气健脾养血，共为佐药。重用大枣，既合归、芍以补营血，又防桂枝、细辛燥烈大过，伤及阴血。甘草兼调药性而为使药。全方共奏温经散寒，养血通脉之效。本方的配伍特点是温阳与散寒并用，养血与通脉兼施，温而不燥，补而不滞。

现代常化裁运用于治疗血栓闭塞性脉管炎、小儿睾丸鞘膜积液、偏头痛、新生儿硬肿症等属于血虚，阳气不足，寒侵经脉所致者。如虚人感冒、肩周炎等。

【方药】

当归三两　桂枝三两（去皮）　　芍药三两　细辛三两　甘草二两（炙）　　通草二两　大枣二十五枚（擘，一法十二枚）

【用法】

上七味，以水八升。煮取三升，去滓，温服一升，日三服。（现代用法：水煎两次温服）。

【原文】

手足厥寒，脉细欲绝者，当归四逆汤主之。若其人内有久寒者，宜当归四逆加吴茱萸生姜汤。（351）

【临证运用】

一、张灿玾医案

［案例］　张某，男，老年，（80 余岁）。

患者年事已高，阳气已衰，时值寒冬，保暖条件不足，两下肢厥冷，左大趾端冷尤甚，色紫黯，木肿，尖端破溃，有一小脓头，脓液极少，身体衰老，脉沉迟。此因年老，阳气久衰，又值冬季，寒气凝聚，气血阻滞不行，故化为脓疡。当予温经通阳之法，少佐以解毒之药以治之。处方如下：

当归五钱　　白芍药三钱　　通草二钱　　桂枝三钱　　细辛一钱
金银花五钱　　炙甘草二钱　　生姜三片　　大枣（去核）三枚
每日 1 剂，水煎，温服。

复诊：服上方 2 剂后，两腿稍温，大趾肿疡亦见消。可继服前方。

复诊：继服上方 3 剂后，两腿温暖，脓头亦已收口，嘱以保温护理，遂愈。

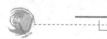

按语

本案原非感染热毒所致，惟因年老阳衰，寒结阴凝，气血运行不畅，经脉不通，不可用大剂攻毒破瘀之药，故张老仿仲景先生当归四逆汤方义，温经通阳，外加金银花以解毒。金银花性平和，虽为解毒之药，无碍于温经通阳。张老辨证颇详，谨遵经方，效如桴鼓。

（张灿玾．张灿玾医论医案纂要．北京：科学出版社，2009）

二、周仲瑛医案

[案例] 陈某，女，61 岁。2002 年 8 月 24 日初诊。去冬以来两手清冷，肤色苍白，接触冷水加重，锻炼后身体虽热而两手清冷更甚，上海某医院检查示：IgA 升高，抗核抗体 1：1000，抗 SSA ＋，多家医院确诊为"雷诺病"，多方治疗无效。舌苔少、舌质淡隐紫，寸口脉细。证属寒凝血瘀，气血失调。治当温经通脉，益气活血。处方如下：

炙桂枝 10g	当归 10g	赤芍药 15g	细辛 5g	炙甘草 5g
红花 10g	川芎 10g	路路通 10g	炙水蛭 3g	生黄芪 20g

14 剂，每日 1 剂，常法煎服。

2002 年 10 月 8 日二诊：天气转凉，肢端青紫反复，接触冷水加重，肤色苍白，时有麻感，舌苔薄黄、舌质暗，脉细。同气相求，内外相引，寒凝血瘀，仍当温经益气通络。原方加鸡血藤 15g、丹参 15g、青皮 6g，7 剂，每日 1 剂，继进。

2002 年 10 月 15 日三诊：局部皮肤转红转温，舌苔薄黄腻、舌质红，脉细。10 月 8 日方加片姜黄 10g，14 剂，每日 1 剂，水煎服。

2002 年 10 月 29 日四诊：天凉，肢端青紫又见明显，清冷不温，指端苍白，舌苔黄、舌质暗，脉细弦。内阳难御外寒。10 月 8 日方加淡干姜 5g、制附子片 6g 以温肾阳。14 剂，每日 1 剂，水煎服。

2002 年 11 月 12 日五诊：双手苍白清冷有减轻，手指色红不白，凉感不著，双手时有发胀，晨显，舌苔薄、舌质暗，脉细。药已中的。10 月 8 日方加干姜 5g，制附子片 6g，大熟地黄 10g。继进。28 剂，每日一剂，水煎服。

2002 年 12 月 10 日六诊：两手食指苍白麻木虽有改善，但仍有发作，目前虽值冬季，亦无明显手冷，舌苔黄、舌质红偏黯，脉细。10 月 8 日方加干姜 5g、制附片 10g、大熟地黄 10g、鹿角片 10g（先煎），再求。14 剂，每日 1 剂，水煎服。

2002 年 12 月 24 日七诊：两手苍白、怕冷现象显减，虽寒冷亦肢端温暖，接触冷水亦不明显发白，舌苔薄黄、舌质黯红，脉细弦。补通兼施，药终获效，当守方善后，巩固疗效。处方如下：

炙桂枝 10g	赤芍药 15g	当归 12g	生黄芪 25g
干姜 6g	制附片 6g	炙甘草 5g	大熟地黄 10g
鹿角片 10g	炙水蛭 5g	鸡血藤 15g	青皮 10g
红花 10g	川芎 10g	细辛 5g	

14 剂，每日 1 剂，水煎服。

次年冬随访，手足厥冷未发。

按语

当归四逆汤出自《伤寒论·辨厥阴病脉证并治》："手足厥寒，脉细欲绝者，当归四逆汤主之。"成无己注解云："手足厥寒者，阳气外虚，不温四末；脉细欲绝者，阴血内弱，脉行不利。与当归四逆汤，助阳生阴也。"（《注解伤寒论》）可见本方主治阳虚寒凝致厥，手足厥冷、脉细为辨证之关键。本案陈某，手足清冷遇寒加重、寸口脉细正合于此，故周老投此方施治。

方中当归味甘性温，入肝经，补血和血，能补能散，为温补肝经之要药；桂枝味辛甘性温，功能温经通脉，祛散经脉寒邪且能畅通血行；细辛味辛性温，外温经脉，内温脏腑，通达表里，以散寒邪，可助桂枝温经散寒，专司温经散寒而止痛；白芍药专入肝脾，柔肝止痛，养血和营；黄芪味甘性微温，能补血中之气；川芎为血中气药，合红花、路路通活血理气，搜风止痛。在三诊疗效不显情况下，又合四逆汤、阳和汤方义，用附子片、干姜温补肾阳，熟地黄温补营血，鹿角胶温肾助阳，填精补髓，强壮筋骨，并藉血肉有情之品以助熟地黄养血。小剂量水蛭和血活血而无破血之弊。诸药合用，共奏温经通脉、行气活血之功。

本案一诊、二诊、三诊未用附子片、干姜而无显效，四诊、五诊加附子片、干姜，六诊又加鹿角片，层层加码，稳中求进，补而不燥。

[陈四清. 当归四逆汤加减治雷诺氏病. 江苏中医药，2005，26（5）：30 – 31]

三、班秀文医案

[案例] 韦某某，女，39 岁，某某技术员。婚后 15 年，曾 5 次堕胎半产，第 6 胎足月顺产已月余，现头晕，目眩，耳鸣，关节酸疼，指节有麻感，入夜加剧，气短懒言，精神不振，胃纳、二便尚可，脉虚细，苔薄白、舌质淡嫩。证属气血两虚，筋脉失养，治宜养血通阳之法。

| 当归 15g | 炙北黄芪 20g | 桂枝 9g | 白芍药 5g |
| 北细辛（后下）5g | 通草 5g | 炙甘草 5g | 大枣 10g |

每日水煎服 1 剂，连服 3 剂。

按语

《伤寒论·厥阴病脉证并治》有"手足厥寒，脉细欲绝者，当归四逆汤主之"。本例多次堕胎半产，且值新产之后，其气血亏虚可知，班老故以黄芪、当归益气补血，通草行血中之滞，桂枝汤去生姜之辛散而加细辛，取共通血脉而和营卫，营卫调和，气血通畅，筋脉得养，则疼痛麻木之症即可消失或减轻。班老善用经方治疗妇科病，且药到病除，疗效甚佳。

（班秀文．班秀文妇科医论医案选．北京：人民卫生出版社，1987）

四、路志正医案

[案例] 一女，23岁，学生，月经不调已年余。每月经期延后，行经时腰痛如折，少腹冷痛，手足逆冷，得温则痛减，痛甚则昏厥。经色紫暗有块、量少，伴有恶心呕吐。平素眠食尚可，带下量少，二便通调。而于1984年9月10日延余诊治。细问之，病起于冬季泰山之游，适值经净之时，因入野厕，自感寒邪袭于下，冷冽非常，旋即腰腹冷痛，经期错后，经来即发痛经。细察之，其人面色淡白，形体瘦弱，手足欠温，脉来沉弦而细，左关弦细而涩，舌质淡红略暗、边有瘀斑、苔薄白而润。脉证合参，乃因经净之时，血海空虚，寒邪直客胞宫，血脉瘀滞所致。治宜温经散寒，养血通脉之法。随施：

当归12g	桂枝9g	白芍药12g	甘草6g
吴茱萸6g	炮姜6g	半夏9g	小茴香9g
通草6g	大枣6g	失笑散（布包）18g	

水煎，每日1剂。

1984年10月6日，前来复诊，自述进上药18剂后，手足转温，腰腹冷痛亦减，精神倍加，纳谷见增。现月经来潮已2日，自觉面浮手胀，腰腹冷痛明显减轻，经行量多，色暗有块，呕吐昏厥亦未发作，舌质红、苔薄白、脉来弦细小数。证为寒邪，有化热之势，故去辛温大热之炮姜，加生姜3片，以防久用化热伤阴。去甘温行血、活血之失笑散，以免久用伤正。增醋香附入肝经，以理气行滞止痛，调达气机，续进12剂后，诸症悉除，月事得时而下。1985年12月随访，痛经未再发作。

按语

本例痛经发病半年有余，经用当归四逆汤变通施治而愈。此证主症为经期延后，经行腰腹冷痛，色暗有块，手足逆冷，呕吐昏厥，脉沉弦而细。脉证合参，当属厥阴无疑。盖因厥阴肝经之脉起于足大趾，上行络阴器，过少腹，分布于胁肋，挟胃属肝，上交于巅顶。故凡临证遇见阴部、少腹、两胁、头部等的病证皆可考虑从肝经论治。今寒邪客于胞宫，经血凝滞，气血不畅，筋脉失养，故见腰腹冷痛，经期错后，色暗有块。脉沉弦而细涩等证。寒邪客于下焦，厥阴之浊气循经上逆，犯于胃，则见恶心、呕吐、纳少。上泛于头，则见清窍闭塞而昏厥。故在治疗中，以当归四逆汤去细辛加小茴香，意在温经散寒，养血通脉，增吴茱萸、炮姜暖肝散寒，温中降逆，入失笑散，甘温行血，以化瘀通经止痛。诸药合用，使寒邪散而阳生，瘀去而血脉通。任冲脉盛，血海自充，月事焉有不调之理哉！

（路志正．变通当归四逆汤治痛经厥逆．山西中医，1987，02：4）

第五节　当归四逆加吴茱萸生姜汤

本方主治素体血虚，内有久寒，又复外受寒邪，手足厥逆，舌淡苔白，脉细欲绝，或兼见头顶痛，干呕、吐涎者。《医宗金鉴》解此方云：凡厥阴病，必脉细而厥，以厥阴为三阴之尽，阴尽阳生，若受邪则阴阳之气，不相顺接，故脉细而厥也。然相火寄居于厥阴之藏，经虽寒而藏不寒，故先厥者后必发热也。故伤寒初起，见手足厥冷，脉细欲绝者，皆不得遽认为虚寒、而用姜附也。此方取桂枝汤，君以当归者，厥阴主肝为血室也；佐细辛味极辛，能达三阴，外温经而内温藏；通草性极通，能利关节，内通窍而外通荣；倍加大枣，即建中加饴用甘之法；减去生姜，恐辛过甚而迅散也。肝之志苦急，肝之神欲散，甘辛并举，则志遂而神悦，未有厥阴神志遂悦，而脉细不出，手足不温者也。不须参、苓之补，不用姜、附之峻者，厥阴、厥逆与太阴、少阴不同治也。若其人内有久寒，非辛温甘缓之品所能兼治，则加吴茱萸、生姜之辛热，更用酒煎，佐细辛直通厥阴之藏，迅散内外之寒，是又救厥阴内外两伤于寒之法也。

各代医家对此方多有论述。《千金方衍义》：阳邪传入厥阴而厥寒，脉沉细欲厥与直中阴寒之治截然两途。直中阴寒用姜附四逆以回阳，惟恐药之不力而变虚阳发露，陷阴之邪用当归四逆以通阳，仍须桂枝汤，但去生姜加当归助芍药以和营，细辛、通草助桂枝提出阳分，使阳邪仍以阳解。其去生姜者，恐其性暴，不待气味入阴，便从太阳开发也。在霍乱则不然，专取生姜、吴茱萸速破逆上之厥气，则阳通脉复。盖回阳用干姜、通阳用生姜，一定不易之法。《伤寒方论》：手足厥寒，脉细欲绝，是经络无所不寒，气血俱虚之至，故当归四逆允为合剂也。更察内有久寒，是一阳不足以为开泰之本，而经络之虚，乃相因以至，故以吴茱萸、细辛通逆而润燥，通草为引，复以桂枝全汤而君以当归，血由气生，寒从阳化也；并可通于杂证之血虚极寒者矣。

【方药】

当归三两　芍药三两　甘草二两（炙）　通草二两　大枣二十五枚（擘）
桂枝三两（去皮）细辛三两　生姜半斤（切）　吴茱萸二升

【用法】

上九味，以水六升、清酒六升和，煮取五升，去滓，温分五服（一方，水酒各四升）。

【原文】

手足厥寒，脉细欲绝者，当归四逆汤主之。若其人内有久寒者，宜当归四逆加吴茱萸生姜汤。(351)

【临证运用】

一、班秀文医案

[案例] 江某，女，18岁。16岁时经期在江河中游泳，随即每次月经即将来潮时，少腹及小腹胀痛剧烈，按之加重，汗出而肢冷，面色苍白，口唇发青，甚则昏厥，经色紫黯夹块，量少，脉象沉紧，舌苔薄白。证属寒凝血滞、经脉不通畅，以温开通行之法沦治。药用：

当归10g	赤芍药10g	桂枝6g	吴茱萸6g
北细辛（后下）3g	通草6g	艾叶10g	炙甘草6g
大枣10g	生姜10g		

每日清水煎服1剂。每月经行前1周连服3～6剂，连续服药半年而收效。

按语

妇女月经即将来潮或经行第一、二天时，少腹及小腹胀痛剧烈，甚则呕吐清水，四肢寒冷，冷汗淋漓，口唇发青，经水量少、色泽紫黯、夹有血块、块出则痛减，舌苔薄白、舌质有瘀点、脉象沉紧者，此为寒邪伤于下焦、客于胞宫。寒性收引凝滞，以致经血欲行而不能行或行而不畅的病变，常用当归四逆汤加吴茱萸生姜汤治之。本方既能温散寒邪、活血化瘀，又能养血扶正、疏通血脉，气血调和则寒邪除而疼痛止。

（班秀文．古方能治今病．中医函授通讯，1991，01：22－23）

第十章 理中汤类

第一节 理中丸

理中丸的功能主治是脾胃虚寒证。脘腹绵绵作痛，喜温喜按，呕吐，大便稀溏，脘痞食少，畏寒肢冷，口不渴，舌淡苔白润，脉沉细或沉迟无力。阳虚失血证。便血、吐血、衄血或崩漏等，血色暗淡，质清稀。脾胃虚寒所致的胸痹；或病后多涎唾；或小儿慢惊等。本方常用于急慢性胃肠炎、胃及十二指肠溃疡、胃痉挛、胃下垂、胃扩张、慢性结肠炎等属脾胃虚寒者。

【方药】

人参　干姜　甘草（炙）　　白术各三两

【用法】

上四味，捣筛，蜜和为丸如鸡子黄许大，以沸汤数合和一丸，研碎，温服之，日三、夜二服。腹中未热，益至三四丸，然不及汤。汤法：以四物依两数切，用水八升，煮取三升，去滓，温服一升，日三服。若脐上筑者，肾气动也，去术，加桂四两；吐多者，去术，加生姜三两，下多者，还用术；悸者，加茯苓二两，渴欲得水者，加术足前成四两半，腹中痛者，加人参足前成四两半；寒者加干姜足前成四两半，腹满者，去术，加附子一枚。服汤后，如食顷，饮热粥一升许，微自温，勿发揭衣被。（现代用法：水煎两次温服）。

【原文】

霍乱，头痛发热，身疼痛，热多欲饮水者，五苓散主之，寒多不用水者，理中丸主之。（386）

大病差后，喜唾，久不了了，胸上有寒，当以丸药温之，宜理中丸。（395）

【临证运用】

一、朱良春医案

[案例]　黄某，女，40岁。便秘8年，平素依赖西药果导片、双醋芬汀片或牛黄解毒片，或中成药上清丸、麻仁丸等维持，若不用药，五七日不排大便，腹部胀满，苦不欲言，因久用泻下攻伐之剂，脾胃大伤，纳食不馨，面色萎黄，

神疲乏力，舌淡苔薄白，脉沉细，证属脾胃虚寒，升降失常，运传无力，又久服泻下之剂，中气大伤，肠中津液匮乏，治当温中醒脾，益胃生津，方用仲景"理中丸"加味改汤，药用：

党参15g　　生白术50g　　干姜、炒枳实、葛根各10g　　炙甘草6g

药服5剂，胀满好转，大便3日1次，纳食增加，续服5剂，腹胀消失，大便2日一行，减白术量为30g，守方又10剂，大便每日1次，诸症全除，面转红润，嘱以香砂六君丸善后，追访2年无复发。

按语

顽固便秘时医多用泻下攻伐之剂，然多见初用有效，继用无效，久用相反的转归。故长期依赖泻药或灌肠通便的患者，病延日久，中气大伤，身体更加虚弱。朱老常用塞因塞用之法，即用补法治疗顽固便秘，或选仲景理中丸（汤）加味，或选局方四君子汤加味治疗脾胃虚弱，不任攻伐，气机逆乱，运化失权，脾不升清，胃不降浊之证每收佳效。

［邱志济，等．朱良春治疗顽固便秘的廉验特色选析——著名老中医学家朱良春教授临床经验（47）．辽宁中医杂志，2003，30（11）：867-868］

第二节　真武汤

本方具有温阳利水的功效，主治脾肾阳虚，水气内停证。小便不利，四肢沉重疼痛，腹痛下利，或肢体浮肿，苔白不渴，脉沉；太阳病发汗过多，阳虚水泛。汗出不解，其人仍发热，心下悸，头眩，身瞤动，振振欲擗地。本方是治脾肾阳虚，水湿内停的要方。方中附子温壮肾阳，白术健脾燥湿，茯苓利水渗湿，生姜温散水气，芍药利小便，止腹痛。五味相配，既能温补脾肾之阳，又可利水祛湿。故适用于脾肾阳虚，水湿内聚所产生的诸证。

《注解伤寒论》：脾恶湿，甘先入脾，茯苓、白术之甘，以益脾逐水。寒淫所胜，平以辛热，湿淫所胜，佐以酸平，附子、芍药、生姜之酸辛，以温经散湿。《医宗金鉴》：小青龙汤，治表不解，有水气，中外皆寒实之病也；真武汤，治表已解，有水气，中外皆寒虚之病也。真武者，北方司水之神也，以之名汤者，赖以镇水之义也。夫人一身制水者，脾也；主水者，肾也；肾为胃关，聚水而从其类者，倘肾中无阳，则脾之枢机虽运，而肾之关门不开，水虽欲行，孰为之主，故水无主制，泛溢妄行而有是证也。用附子之辛热，壮肾之元阳，而水有所主矣；白术之苦燥，创建中土，而水有所制矣。生姜之辛散，佐附子以补阳，温中有散水之意，茯苓之淡渗，佐白术以健土，制水之中有利水之道焉。而尤妙在芍药之酸敛，加于制水、主水药中，一以泻水，使子盗母虚，得免妄行之患；

一以敛阳，使归根于阴，更无飞越之虞。孰谓寒阴之品，无益于阳乎？而昧者不知承制之理，论中误服青龙发汗亡阳，用此汤者，亦此义也。

【方药】

茯苓/芍药/生姜各三两（切）　　白术二两　附子一枚（炮，去皮，破八片）

【用法】

上五味，以水八升，煮取三升，去滓，温服七合，日三服。（现代用法：水煎两次温服）。

【原文】

太阳病发汗，汗出不解，其人仍发热，心下悸，头眩，身𥆧动，振振欲擗地者，真武汤主之。（82）

少阴病，二三日不已，至四五日，腹痛，小便不利，四肢沉重疼痛，自下利者，此为有水气。其人或咳，或小便利，或下利，或呕者，真武汤主之。（316）

【临证运用】

一、邓铁涛医案

[案例]　患者女性，40岁，工人。因"心悸、气促、水肿反复发作10余年，加重1周"于1982年3月7日入院。患者有风湿性关节炎史，20岁时发现有风湿性心脏病，30岁孕产时开始出现心衰，以后反复发作。7天前因精神受刺激，失眠而症状加重。经外院用强心、利尿、扩张血管等治疗近1周而未完全缓解。目前患者自觉心悸不宁，胸膺闷，喘促声怯，短气难续，面色苍白、晦暗，口唇、肢端轻度紫绀，咳咯白色泡沫痰，小便频，下半身水肿，舌淡胖嫩、苔薄白，脉促沉细无力。X线：心脏向两侧扩大，搏动不规则，右侧胸腔中等量积液。心电图：快速心房纤颤伴室内差异传导，左右心室肥大，心肌劳损。超声心动图：二尖瓣狭窄与关闭不全，全心各房室均增大。

西医诊断：慢性风湿性心脏病、二尖瓣狭窄与关闭不全，全心扩大、心衰Ⅲ度，快速心房纤颤合并右侧胸腔积液、心源性肝硬化。

中医诊断：心悸、水肿、喘证，兼患积聚、悬饮。

中药曾用真武汤加减，每日1剂。西药先后用过西地兰、地高辛、普萘洛尔、多巴胺、氢氯噻嗪、氯化钾、肌苷、维生素 B_1、氨茶碱、青霉素等。心悸气促稍减轻，但水肿始终消退不多，仍心房纤颤。遂请邓老会诊。

邓老认为本病为心脾肾阳气欲脱，血瘀水饮交结难解，本虚标实，当标本同治而以固本为要。处方如下：

高丽参注射液2ml加入50%葡萄糖40ml静注，每日1~2次，或每日炖红参10g服；另用熟附子、茯苓、防己各10g，白芍药、桂枝各12g，黄芪、丹参各30g，白术20g，炙甘草10g，生姜3片，每日1剂，上午水煎服，下午复渣再煎

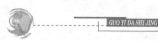
服；嘱暂停西药。服药 3 日后，加用复方丹参注射液 4ml 肌内注射，每日 2 次。

用药 1 周后，病人小便量逐渐增至每天 2000ml 以上，水肿消退大半，精神较好，每餐进一小碗稀饭，心悸气促、肝区痛等明显减轻，可在病房内走动。但夜晚失眠、梦多，觉心烦，心率 90 次/分，心律不齐，右胸腔还有积液，舌淡红仍黯、苔少，脉仍细促。此乃胃气渐复，阳气抵达四末，温化膀胱之佳象，但因利水过快，渐现心阴不足、心神不宁之象。遂按上方减温阳利水药，加入益气养阴安神之品。处方如下：

党参、白术、白芍药各 10g　　　茯苓、酸枣仁、黄精各 20g　　　麦门冬 12g

五味子 9g　　　　　　　　　　桂枝 8g　　　　　　　　　　　丹参 30g

每日 1 剂。另参须 16g，每周炖服 2～3 次。

并督导病人饮食、生活忌宜。

病人出院后以此方加减服用，1 个月后随诊，心率在安静时减少至每分钟 80 余次，仍心房纤颤，水肿全消退。病情稳定，可从事较轻的家务劳动。

按语

本例为心脾肾阳气欲脱，血瘀水饮交结难解，邓老以每日炖红参，处方以真武汤、桂枝甘草汤、苓桂术甘汤、防己黄芪汤等加减化裁，以益气温阳利水。患者 10 年顽疾得以缓解。邓老医术精湛妙用经方，实乃后学之楷模。

（邱仕君. 邓铁涛医案与研究. 北京：人民卫生出版社，2009）

二、班秀文医案

[案例]　朱某，女，48 岁。体形肥胖，经常头晕目眩，泛恶欲呕，剧时站行不稳，下肢微肿，大便溏薄，小便清长，舌苔白厚而腻，脉象弦细。此属脾肾阳虚、水饮内停，以温化之法论治。药用：

制附子 6g（先煎）　　　桂枝 6g　　　茯苓 15g　　　白术 10g

白芍药 10g　　　　　　炙甘草 6g　　　生姜 10g

每日清水煎服 1 剂。连服 6 剂，病情缓解，下肢不肿，眩晕减轻。

按语

眩晕一症，有风、火、痰、虚之别。肥人眩晕，多是又痰又虚，治之既要温化痰湿，又要扶助正气。如头晕头重、视物如屋之将倒、胸脘痞闷、泛恶欲呕、舌苔白厚而腻、脉象濡滑、体形肥胖者，应本着"病痰饮者，当以温药和之"，用真武汤配苓桂术甘汤治之，以温肾健脾而逐水湿，痰湿之邪一除，其眩晕之症自退。

（班秀文. 古方能治今病. 中医函授通讯，1991，（1）：22－23）

三、郭子光医案

[案例] 黄某某，男，62岁，和尚。1994年1月9日初诊。病史：患者先天性心脏病，房间隔缺损，未作手术治疗，继后又出现完全性右束支传导阻滞、频发室性早搏，因心功能不全发生浮肿，多次住院治疗。现证：全身浮肿，下肢肿甚而厥冷，按之如泥，心悸、气短殊甚，不能行走，甚至无力完成洗脸、穿鞋等劳作，胸闷胀作痛，咳嗽痰少，头晕，自汗出，不欲食，腹中痞满，小便少。察其面色苍暗，精神萎靡，唇甲青紫，语音低而断续，舌质紫暗、苔薄白腻，脉呈屋漏之象。

辨证：阳衰阴盛，寒凝血瘀，气虚欲脱，病险。治以温阳益气为主，兼利水活血，方用真武汤、生脉散加味：制附子片20g，茯苓20g，白术20g，白芍药15g，生姜20g，红参15g，五味子12g，麦门冬20g，黄芪60g，桂枝15g，丹门参20g，服4剂，嘱低盐饮食。

1月14日复诊。浮肿尽消，只足踝部尚有轻度浮肿，能下床在室内行走，小便量增加，诸证缓解，舌质紫、苔薄白润，脉缓细沉而结代、参伍不调、未见屋漏之象。是气阳回复，阴寒消退之征，上方减黄芪为40g，茯苓、白术为15g，继续与服。治疗观察2月余，过程中浮肿两次反复，加重黄芪60～80g，茯苓、白术各20g，则尿量增多，浮肿又消退。惟脉象结代而参伍不调，始终如故，表明病根未除。

按语

虾游脉与屋漏脉，皆因心力衰竭时心排血量严重不足，几乎未能激起外周血管搏动所致。从中医宏观辨证观察，虽然两者都是气阳虚极，瘀血浊水阻滞所致，但虾游脉多有阴盛格阳，虚阳外越的表现，而屋漏脉则是阴寒凝结比较突出。在治疗上，两者都以大力温阳益气为主，不过前者注意"通阳"以除格拒，后者注意"散寒"以解凝结，略有不同而已。郭老治疗心律失常，凭脉辨治，据脉选方，疗效卓著。

（郭子光. 心律失常的凭脉辨治. 成都中医药大学学报，1996，19（1）：8－13）

四、裘沛然医案

[案例] 王某，男，58岁，1981年12月11日初诊。病人素有高血压症，血压常在（24.0～25.3）/（13.3～14.7）kPa之间，屡服凉血、平肝、潜阳之剂，迄无效验。自述头脑眩晕已历3年，两目视物昏糊，时有耳鸣，有时夜寐不宁，心中常有悸动，苔白腻，舌质淡而胖，脉沉细。此少阴病水气上凌为患，拟真武汤加味：熟附子块12g，生白术15g，生白芍药15g，茯苓15g，煅磁石30g，

牡蛎30g，桂枝9g，车前子9g（包煎），生姜6g。3剂，每日1剂，水煎服。

12月14日二诊：药后眩晕已减，心悸未瘥，夜寐不宁。原方桂枝改15g，加酸枣仁12g，制半夏12g，2剂。三诊血压降至21.3/10.7kPa，诸症均好转，仍以前方续服5剂而愈。

按语

真武汤原为治疗少阴病阳虚水停而设，临床上并可治疗慢性肠炎、肾炎、心源性水肿、耳源性眩晕等属脾肾阳虚、水湿内停的各种内伤杂病。但以此方用来治疗高血压眩晕症，目前临床上很少注意。

患者虽有眩晕等类似肝阳上亢之症，但脉见沉细、心悸、舌质淡胖等，乃是肾阳衰微，阳不化气，水气上凌之症。故用真武汤温阳利水，加牡蛎以泄水气，磁石以养肾、明目聪耳，两药相配，并有安神镇静作用。二诊三诊时以心悸动、夜寐不安为重点，故加重桂枝剂量以加强温通心阳的作用，并加入酸枣仁养心安神，半夏燥湿降逆。

（王庆其. 裘沛然辨治少阴病的经验. 中国医药学报，1992，7（3）：35－39）

五、路志正医案

[案例1]　任某某，女，53岁。1992年4月15日初诊。胸闷，阵发性胸痛，浮肿3年余，加重5个月。患者于1988年春节间，因突受寒冷刺激，出现胸部憋闷，伴左侧胸痛，并放射至左臂内侧，剧痛难忍，伴窒息感，数分钟后疼痛自行缓解，但周身瘫软，大汗出，因上述现象连续发作而去医院诊治，确诊为：冠心病心绞痛。给予"消心痛"、"心痛定"，静脉滴丹参注射液，治疗1月余，症状缓解。此后胸痛连及后背等症间断性发作，伴有面部及下肢浮肿，便溏，恶寒肢冷等证。今年春节再度胸痛大发作而住院治疗，经中西医诊治疼痛缓解，病人要求出院来本院门诊求治。现主要证候：神疲乏力，精神萎靡，面部虚浮，语言低微，心悸短气；阵发胸部憋闷，疼痛连及胸痛及左臂，腰膝酸软，下肢凹陷性浮肿，四末欠温。大便溏，小便频，尿少，舌淡红、质胖、有齿痕、苔白滑，脉沉细或小数。心电图示：下壁心肌梗死，伴心房纤颤。诊断为冠心病心肌梗死，心绞痛，心房纤颤。中医诊断：肾阳虚心痛。治以温肾壮阳，益气健脾。真武汤合四君子汤加减：制附子6g，干姜15g，白芍药10g，白术10g，太子参12g，丹参15g，川芎9g，巴戟天15g，桑寄生15g，上油桂粉（冲服）4g，檀香（后下）6g。7剂，水煎服。患者服上方后，胸痛发作次数明显减少，怯冷减轻，浮肿消退大半。法契病机，守法不更，继服上方。后在上方基础上加减进退，用西洋参、黄芪、当归、泽兰、杜仲、狗脊等药。共服70余剂，诸证明显减轻，心绞痛未再发作，心电图示：陈旧性心肌梗死。嘱慎防风寒，勿劳累，常

服金匮肾气丸或济生肾气丸，以善其后。

按语

本案为肾心痛。肾心痛可由肾虚及心，或心病及肾，心肾同病。肾阴虚不能上济心阴，肾精虚不能化生心血，肾阳虚不能温煦心阳，水火失济，心肾不交。五脏损伤，终必及肾，其病位在心，病本在肾，本虚标实，虚实夹杂。其疼痛多表现在手足少阴二经循行路线部位，并应参考这二经是动、所主病候，并伴见肾阴虚或肾阳虚、阴阳并虚等的兼证。其治以滋肾阴或壮肾阳为主，辅以活血化瘀或温化痰饮，或燮理阴阳，交通心肾。抓住肾虚的本，兼顾心痛的标，心痛急性发作时治标，缓则补肾，或心肾并调。要特别警惕有部分年老体虚、命门火衰的病人，其心病症状表现不明显，而病情却十分凶险。故选经方真武汤，并合四君子汤加减，温肾壮阳，健脾益气，而奏奇效。

［路志正．肾心痛证治精要．中医药学刊，2002，20（3）：266－268］

［案例2］ 黄某，女性，51岁，2003年12月6日初诊。肢体水肿15年，喘咳5年，加重1月。患者15年前因双下肢轻度水肿、乏力，在某医院确诊为"风湿性心脏病，二尖瓣狭窄并关闭不全，Ⅱ度心衰"，予地高辛、氢氯噻嗪等药治疗，病情好转。近5年来病情日渐加重，每遇冬季寒冷天气发病，渐至全身水肿，咳喘气促，不能平卧，动则喘甚，每年需住院治疗以缓解病情。1月前因受寒病情再次加重，肢体重度水肿，严重呼吸困难，咳吐大量泡沫稀痰，不能平卧。再次住院，西医诊断为"风湿性心脏病，二尖瓣病变，重度难治性心力衰竭，心房纤颤，瘀血性肝硬化，肾功能不全"。经治1月，病情未能控制，并下病危通知。急邀路师会诊，症见全身重度水肿，大腿及以下俱肿，腹大如鼓，两颧暗红晦滞（二尖瓣面容），唇甲紫绀，极度呼吸困难，张口抬肩，不能平卧，咳吐大量泡沫样清稀痰，语声低微、断续，畏寒肢冷，额上豆大汗出，手足冰冷至肘膝。大便3日未行，舌淡紫、苔白滑，脉沉细欲绝、至数难明。路老云"此乃肾阳虚衰，寒水射肺之征，恐有阴阳离绝之兆，急宜温肾利水，泻肺平喘，以求挽救于万一"。即以真武汤合葶苈大枣泻肺汤加减：制附子10g（先煎），茯苓20g，生白术15g，白芍药12g，干姜10g，炒葶苈子15g（包），杏仁10g，人参15g，桂枝10g，五味子3g，炙甘草10g，大枣5枚。3剂，每日1剂，水煎分2次温服。药后小便量渐增，水肿稍减，手足较前温暖，额上汗出即止。既见效机，仍宗上法。原方去干姜，加麦门冬10g，益母草20g，生姜10g。再进5剂。药后诸症悉减，休息时咳喘基本消失，仍动则喘甚，小便量多，大便日一行。宗上方略有变化，共服30余剂水肿大减，仅下肢微肿，而腹水尽消，已能平卧，带上方药，出院回家调养。1年后其丈夫告知，回家后遵医嘱继续服上方中药，

原方稍有加减，病情稳定，已能做轻微家务。

按语

本例患者因感受寒邪而病，日积月累，久病及肾，肾主水液，肾阳衰微，不能蒸腾气化，以致水液泛滥而为水肿；寒水射肺则为喘咳；阳虚阴盛，肢体失于温煦，故冰冷以至肘膝；寒水阻滞，气血不运，故颜面唇甲紫绀；肾阳衰微，将成阴阳离绝、虚脱之势，故额上冷汗如豆。路老独具匠心，从肺肾入手，标本兼顾，方用真武汤合葶苈大枣泻肺汤，温阳利水、泻肺平喘，加干姜、桂枝、人参以回阳固脱。由于切中病机，病情虽较其危重，但收效良好。

[魏华，路洁，王秋风. 路志正教授运用脏腑相关理论救治心脑血管病经验举要. 中国中医急症，2006，15（12）：1369－1370]

第三节　附子汤

本方主治阳虚寒湿内侵，身体骨节疼痛，恶寒肢冷，苔白滑，脉沉微。方中重用炮附子温经壮阳；人参补益元气；茯苓、白术健脾化湿；芍药和营止痛。诸药合用，共奏温经助阳，祛寒除湿之功。现在常用于治疗全身痛、关节痛、腰痛，舌血管神经性水肿，心绞痛，腹痛、腹泻、呕吐、眩晕，以及流产、早产及其他病证。

【方药】

附子二枚（炮，去皮，破八片）　　茯苓三两　人参二两　白术四两　芍药三两

【用法】

上五味，以水八升，煮取三升，去滓，温服一升，日三服。（现代用法：水煎两次温服）。

【原文】

少阴病，得之一二日，口中和，其背恶寒者，当灸之，附子汤主之。（304）

少阴病，身体痛，手足寒，骨节痛，脉沉着，附子汤主之。（305）

【临证运用】

一、班秀文医案

[案例1]　黄某，女，48岁。经行紊乱，前后不定，量多少不一，色淡质稀，平时带下绵绵，量多色白，质稀如清水，每天均须用卫生纸，精神困疲，腰酸肢楚，大便溏薄，小便频数，脉象细弱，舌质薄白、舌质淡嫩。此属脾肾阳虚、水津不化的病变，以温肾健脾、祛散寒湿论治，宗《伤寒论》附子汤加味。药用：

| 制附子（先煎）10g | 党参 15g | 炒白术 10g | 白茯苓 10g |
| 杭白芍药 10g | 益智仁 10g | 补骨脂 10g | 桑螵蛸 10g |

每日清水煎服 1 剂。守本方出入，连服 12 剂而收功。

按语

妇女带下，其病因虽很复杂，但总的来说主要有湿热与寒湿二端，其治则为热则清化、寒则温开。如带下清冷、量多色白、质稀如水、终日淋漓不净、面色晦黯、大便溏薄、小便清长、小腹冷感、舌苔薄白、舌质淡嫩、脉象沉迟者，属脾肾阳虚、寒湿内停，常用附子汤加味温化为治。

［班秀文．古方能治今病．中医函授通讯，1991，（1）：23］

［案例 2］ 赵某，女，32 岁，售货员。经期前后不定，量多少不一，色淡质稀，经期眼胞及四肢轻度浮肿，平时带下量多，色白质稀，神倦嗜卧，四肢乏力，纳差，便溏，舌苔薄白、舌质淡嫩，脉象虚迟。脾虚不统血，故经行前后不定，量多少不一；脾阳虚则不化湿，故带下绵绵，经行浮肿，余亦为脾虚之征。拟温肾健脾之法，药用附子汤加味：

制附子 9g（先煎）	白茯苓 9g	白芍药 12g	党参 15g
益智仁 9g	台乌药 9g	归身 12g	炒谷芽 15g
炙甘草 6g			

上方为经、带合治之法，守方出入，每天水煎服 1 剂，连服 9 剂，胃纳转佳，大便正常，精神良好，经行周期、色、量均正常。

按语

脾居中焦，性属湿土，为后天之本，主运化而升清，输送水谷精微于心肺，化为津液气血，故称脾为气血生化之源。脾气健运，则气血的生化源源不息，使气血循经脉而运行，上输心肺，下达肝肾，外灌四旁，保证各个脏器和四肢百骸得到充足的营养，从而支持人体的生命活动。倘若脾气虚弱，运化失常，统摄无能，往往月经来潮前后不定，量或多或少，甚则出现崩漏或经闭等病证；脾阳不振，不能运化水湿，湿浊下注，则带下绵绵，湿邪泛溢于肌肤，在孕妇则为子肿；脾气下陷，血亏不养胎，往往有堕胎、小产之虞。可见脾气的盛衰盈亏，都直接影响到妇女的经、带、胎、产。

［班秀文．脏腑学说与妇科．广西中医药，1984，7（3）：38］

［案例 3］ 杨亮，女，48 岁，蔬菜售货员。5 年来经行前后不定，色淡，量少，平素带下量多，色白质稀如水，多时必须用卫生纸垫，伴有腰酸胀坠，腿膝

困软，尿多，便溏，脉沉细迟，苔薄白、舌质淡嫩，证属肾阳虚衰，不能化气行水，药用温肾扶阳，固涩止带之法。

制附子（先煎）12g	茯苓 15g	白术 12g	益智仁 10g
党参 15g	白芍药 10g	台乌药 9g	淮山药 15g
桑螵蛸 5g			

每天水煎服 1 剂，连续 3 剂。

 按语

班老谨遵八纲辨证，辨证施治。少阴病有热化、寒化之分，本例乃一派脾肾阳虚之证，故宗"少阴病，得之一二日，口中和，其背恶寒者，当灸之，附子汤主之"之旨，取附子汤温肾健脾。肾主水，脾主湿，湿水并治，复加缩泉丸、桑螵蛸之温涩，则其效可期。

[班秀文. 班秀文妇科医论医案选. 北京：人民卫生出版社，1987，(1)：24]

[案例4] 谢某某，女，49 岁，柳州市某某公司干部，已婚，1974 年 9 月 6 日初诊。停经 2 年，经常头晕，肢体倦怠，腰酸、少、小腹胀闷，胃纳不振，带下量多，色白质稀如水，有腥臭气味，大小便正常。脉沉细，苔薄白、舌质淡、边有齿痕。诊断：阳虚带下。辨证：肾阳衰怯，蒸化失常。治则：温肾健脾，佐以固涩。处方如下：

党参 15g	熟附子片 9g（先煎）	云茯苓 12g	白术 9g
白芍药 9g	巴戟天 9g	益智仁 6g	台乌药 9g
淮山药 15g	桑螵蛸 5 只		

每日水煎服 1 剂，连服 3 剂。

9 月 9 日二诊：带下减少，精神好转。守上方加补骨脂 9g，去茯苓之渗利。每日水煎服 1 剂，连服 6 剂。

9 月 21 日三诊：诸症消失，带下正常。脉细缓，舌苔如平。仍守上方加北芪 18g，再服 6 刘，以善其后。

1974 年 10 月 15 日追访，停药已半月，一切正常。

 按语

患者七七之年，肾阳衰怯，不能运化水湿，故带下量多，色白质稀如水；湿浊久停，故有腥臭气味，须防其恶化。其余头晕、肢体倦怠，腰酸、少小腹闷胀，均是元阳虚弱，筋脉失养之候。故取附子汤加巴戟天以温肾健脾。带下本由阳虚而起，故在补养温化之中，加用缩泉丸温肾固涩，治本不忘标，温补之中，有化有涩，促进下元的恢复，从而达到治带的目的。

（班秀文．班秀文妇科医论医案选．北京：人民卫生出版社，1987）

二、裘沛然医案

[案例] 陈某，男，61 岁。1975 年 11 月 17 日初诊。主诉：3 日来恶寒肢冷，周身骨节疼痛，腰部酸重，面色苍白，神志清明，头不痛，口不渴，略有腹痛，溲清便溏，舌苔薄润，脉沉细。此寒邪侵入少阴，阳气不布所致。径用附子汤原方：

熟附子块 15g，茯苓 12g，党参 9g，生白术 12g，生白芍药 12g。2 剂，每日 1 剂，水煎服。

11 月 19 日二诊，药后恶寒大减，腹痛，骨节疼痛均痊，腰部酸重未减，脉转有力。上方白术改 15g，再服 2 剂而愈。

按语

本案患者年逾六旬，肾阳先亏，客寒乘虚直犯少阴而致病。患者畏寒身痛，虽似太阳表证，但无头痛、发热之象，而面色苍白、脉沉细、四肢逆冷，则是少阴虚寒证之确据。故裘老径投附子汤方，以温阳散寒。方中熟附子合党参以温壮元阳，白术强腰，茯苓渗湿，白芍药除寒凝痹阻，与附子同用，则相得益彰。二诊时加重白术剂量，因病者腰部酸重，所谓"湿胜则重"。《金匮要略》痹证凡兼"重"症者，多用白术，如治"肾着"腰以下冷痛沉重，用甘姜苓术汤温土以胜湿。金·张元素认为"附子以白术为佐，乃除湿之圣药"。长期的临床证明，其疗效颇为显著。大师详辨证，遵经方，药简效佳，真乃国之圣手。

[王庆其．裘沛然辨治少阴病的经验．中国医药学报，1992，7 (3)：35-38]

三、路志正医案

[案例] 1978 年 9 月 19 日，诊得王某某，男，45 岁，据述半月前突然腰部左上缘疼痛，汗出，恶心阵作（约 10 分钟发作 1 次），因到某某医院门诊，经用止痛针剂及针灸未能缓解，至下午腰痛加剧，伴有尿频、尿少，小腹胀坠，水米不入，而转到某某医院急诊。血常规：白细胞 16.4×10^9/L（16400/mm³），淀粉酶 16 单位；尿检：红细胞 10~15/高倍镜，白细胞 0~1/高倍镜，蛋白极微量。触诊：左侧肾脏未触及，有压痛及叩击痛。经 X 光拍片，左侧肾盂有块状阴影，诊为肾结石，给予排石汤（萹蓄、冬葵子、石韦、海金沙、白茅根、芒硝、金钱草），药后腹泻数次，腰痛未得缓解，反见胃脘痞满，恶心不食，头晕，肢倦，乏力，而来广安门中医研究院门诊。

患者除具上述见证外，并伴有大便溏薄，形寒怕冷，眼睑沉重感，舌质淡、苔白湿润，脉象弦滑，四诊合参，显系脾虚气陷，肾阳虚衰所致。治拟温阳益气，利水排石。方药如下：黄芪、桂枝、白芍药、炒白术、茴香、乌药、官桂、川续断、桑寄生、丹参、土茯苓、金钱草。

阅三日，患者来复诊，言进药三剂，胃痛止，腹泻除，纳谷有加，但腰痛延及背部如故，脉沉滑，舌质淡苔白，为脾阳见复，而下元阳虚寒湿未蠲之征，予以温肾壮阳祛湿法，方用附子汤加减主之。

第三诊，腰痛缓减，而尿量仍少，下肢浮肿，小腹仍感下坠，总系肾阳不足，不能化气行水，水湿壅遏之候，但迭进温阳利水宜防阴伤，故师《金匮》肾气丸意，加入丹参、桃仁等以消瘀结。

至1978年10月14日，先后共五诊，腰痛止，腹胀平，诸证消失。X光拍片未发现块状阴影，肾图报告：双侧肾功能亦正常。

按语

泌尿系结石，属于中医学中之"砂淋"、"石淋"、"血淋"等范畴。其病因多为"肾虚而膀胱热"。因下焦湿热蕴蒸，灼烁津液，久而成砂、成石，或在于肾，或在膀胱，或在尿道，小者可从尿中排出，大者则排出不易，如嵌顿或梗阻于输尿管下段狭窄处，则易引起患侧肾区或腹部剧烈绞痛，以及血尿等症状。

古人有"淋证忌补"之说，石淋系湿热蕴蒸而成，而今用益气温阳，利水排石法，与古人治验岂非背道而驰？淋证忌补之说，在医籍中确有之，但其所指系"小肠有热，小便痛者"，亦即对实证而言。今患者尿虽少而不痛，尿虽浑而无灼热感，其非实也，热也，明矣！加之便溏肢倦，形寒怕冷等，一派中气不足，肾阳式微之候，用建中益气尚恐不及，故又配以官桂、乌药、茴香、桑寄生等温肾通阳之品，补之、温之，何忌之有？

本病一般多以清热利湿之排石汤或八正散等治之，施于湿热蕴结者收效固多，但对年老体弱，脾肾阳虚者，则效果较差，有的不仅无效，甚或变证丛生。盖脾肾阳虚，湿则易从寒化，水为阴，寒则凝，与肾内停留之杂质相合，同样可使结石产生，则治当温通，若再以清利投之，等于霜上加冰，难以奏功。刘宗厚曰"淋闭有寒热之殊，人之所察，虚实受病不同"，故治亦有别。路老对"淋证忌补提出异议，对中气不足，肾阳衰微之证建中益气，选用仲景附子汤加减而获奇效。充分展示了大师博学细致，用药大胆的治疗疾病风采。

（路志正．医话三则．福建中医药，1981，03：36）

四、颜德馨医案

[案例1] 蔡某，男，55岁。患胃十二指肠球部溃疡、胃窦炎等症，多次以幽门梗阻住院治疗。症见脘腹痛拒按，呕吐频作，不能饮水进食，朝食暮吐，吐后其症方能缓解。伴形寒肢冷，口干不欲饮，舌质淡、苔白腻，脉沉弦，经服消

导通积剂，腹痛症有减，但仍呕吐不能饮水进食，形寒肢冷症不减，改投附子汤三贴，药后诸症霍然，后追访未再发。

按语

《金匮要略·呕吐哕下利脉证治》篇曰："……朝食暮吐，暮食朝吐，宿谷不化，名曰胃反。"此案例证属反胃，为何经服消导通积剂腹痛症减，而仍呕吐水食不能入，形寒肢冷症不减？正如王太仆所谓："食入反出，是无火也。"反胃呕吐日久肾阳亦虚，下焦火衰，釜底少薪，中阳难旋，致水气积滞胃腑。颜老谓此，非大温补元阳，其胃阳难振，中阳不振，其症难除。此案后获佳效，贵在辨证精当，功在附子汤。

[杨生超．颜德馨教授运用经方经验鳞爪．国医论坛，1995（5）：22]

[案例2]　吴某，女，65岁。初诊：冠心病心绞痛十余年，胸闷心痛，痛势彻背，近日症情加剧，日发十余次，并见气促心悸，神疲恶寒，时汗自出，大便溏而不畅。迭投活血祛瘀之法，症状仍见反复，舌紫、苔薄，脉沉细。证属心阳不足，血行无力，脉络阻滞，心脉不通。治当温阳益气，附子汤加味。

熟附子6g	党参10g	白术10g	茯苓10g
葛根10g	丹参12g	赤芍药12g	甘草3g
参三七粉1.5g	血竭粉1.5g 吞服		

1日2次，7剂，水煎服。

二诊：药后颇能安受，胸闷已除，心痛亦缓，上方去参三七粉、血竭粉，继进。

连服3个月停药，随访1年，病情稳定。

按语

本例一派心胸之阳不展之候，活血祛瘀之品虽能畅通血脉，但亦易耗损阳气，遂致心阳愈虚，故心痛难愈也。初诊以附子汤温经散寒，益气活血，用附子者即是大辛热以驱下焦之阴而复上焦之阳，补天裕日。加参三七粉、血竭粉以冀其速效，二诊即去，为药随证转之故。

颜老主张急性发作，温阳运气。温运阳气是颜老治疗冠心病属阳气虚，寒盛而制定的治疗大法，对王好古《阴证略例》中治疗心肾阳虚，阴邪内闭用大剂辛温扶阳药以鼓动心阳，抑阴邪上乘之说十分推崇。《金匮要略·胸痹心痛短气病脉证治》云："夫脉当取太过不及，阳微阴弦，即胸痹而痛，所以然者，责其极虚也。今阳虚知在上热，所以胸痹心痛者，以其阴弦故也。"仲景明确指出，病因是上焦阳虚，由于心是阳中之太阳，位于胸中，上焦阳虚就必然是心阳衰微，功能减弱，直接影响血液循环，致血脉不畅。内经《痹论》也指出："心痹者，脉不通。"不通则痛，故出现胸痹心痛症状，机体的营养需水谷精微来输布，靠心阳的鼓动来流通，心阳不足必然形成浊阴不化，五脏六腑代谢异常，日久脉管渐显病理改变，故中医认为"气不足便是寒"，心阳微弱，胸中必寒，正如《素问·调经论》所说："血气者，喜温而恶寒，寒则泣不能流。"基于以上理论，可以认为心阳虚，血不足，脉不通，胸中冷为冠心病的主要病理所在，阳虚阴凝是冠心病的主要病机。颜老经验，专事解凝，仅能取效于一时，必须以温运阳气为主。因此，温运心肾之阳即为冠心病急性发作，不论是心绞痛还是心肌梗死时主要治疗法则。仲景《伤寒论》中通脉四逆汤、附子汤、桂枝附子汤等方均为温运心阳之剂。其中用人参、附子培元气以壮心阳，干姜散其寒，茯苓以利阴阳，桂枝、甘草辛甘化阳，取其温和血脉，是方全赖附子大力，以拨乱反正，犹如日丽当空，群阴消散。还有万年青、茶树根有振奋心气，提高心率之功也常加入处方中，关于解凝之剂，颜老独到经验为参三七粉、血竭粉各1.5g和匀吞服，治心绞痛速效。也即"气通血活，何患不除"之义。急性发作时芳香开窍有速效止痛之功，也属温法范畴。颜老习以六神丸10粒含服或云南白药保险子2粒吞服有立竿见影之功，均可供临床运用。

[魏铁力.颜德馨教授辨治冠心病的独特经验.实用中医内科杂志，1996，10（1）：1-3]

第四节　茯苓桂枝白术甘草汤

本方主治中阳不足，痰饮内停，胸胁支满，目眩心悸，咳而气短，舌苔白滑，脉弦滑。方中茯苓健脾渗湿，祛痰化饮为君；白术健脾燥湿，助茯苓运化水湿为臣；桂枝通阳化气为佐，益气和中，调和诸药为使。配合成方，共奏温化痰饮，健脾利湿之功。

《注解伤寒论》：阳气不足者，补之以甘，茯苓、白术生津液而益阳也；里气逆者，散之以辛，桂枝、甘草，行阳散气。《内台方议》：此阳气外内皆虚也，故用茯苓为君，白术为臣，以益其不足之阳，经曰：阳不足者，补之以甘，是也；以桂枝为佐，以散里之逆气；以甘草为使，而行阳气，且缓中也。《医宗金鉴》：此汤救麻黄之误汗，其邪尚在太阳，故主以桂枝，佐以甘草、苓、术，是扶表阳以涤饮也。

【方药】

茯苓四两　桂枝三两（去皮）　　白术、甘草各二两（炙）

【用法】

上四味，以水六升，煮取三升，去滓，分温三服。（现代用法：水煎两次温服）。

【原文】

伤寒，若吐、若下后，心下逆满，气上冲胸，起则头眩，脉沉紧，发汗则动经，身为振振摇者，茯苓桂枝白术甘草汤主之。(67)

【临证运用】

一、班秀文医案

[案例] 朱某，女，48岁。体形肥胖，经常头晕目眩，泛恶欲呕，剧时站行不稳，下肢微肿，大便溏薄，小便清长，舌苔白厚而腻，脉象弦细。此属脾肾阳虚、水饮内停，以温化之法论治。药用：

| 制附子6g（先煎） | 桂枝6g | 茯苓15g | 白术10g |
| 白芍药10g | 炙甘草6g | 生姜10g | |

每日清水煎服1剂。连服6剂，病情缓解，下肢不肿，眩晕减轻。

按语

眩晕一症，有风、火、痰、虚之别。肥人眩晕，多是又痰又虚，治之既要温化痰湿，又要扶助正气。如头晕头重、视物如屋之将倒、胸脘痞闷、泛恶欲呕、舌苔白厚而腻、

脉象濡滑、体形肥胖者，应本着"病痰饮者，当以温药和之"，用真武汤配苓桂术甘汤治之，以温肾健脾而逐水湿，痰湿之邪一除，其眩晕之症自退。

[班秀文. 古方能治今病. 中医函授通讯，1991，(1)：22－23]

二、路志正医案

[案例1] 何某，女，41岁，因头晕脑胀，眼花目暗6年，于1974年3月28日求诊。患者平素面青肢凉，神倦乏力，心悸，胸闷，耳鸣不绝，眠差梦多，纳谷不馨，口干不欲饮，眩晕频作，发则头晕脑胀，眼花目暗，恶心呕吐，视物旋转，身体晃动，站立不稳。每次发作需数日后才能缓解。久治无效。望其舌淡苔白，脉细缓。证属心脾阳虚，寒饮中阻。治应温阳蠲饮，健脾化湿。处方如下：

茯苓15g	桂枝10g	白术15g	甘草4.5g
党参12g	厚朴10g	酸枣仁10g	远志10g
泽泻6g	红枣4枚		

3剂，每日1剂，水煎服。

上方尽剂，诸症好转，精神渐复。原方又进2剂，诸症大减，仅食欲欠佳，身倦乏力，大便时溏。舌淡苔白，脉沉缓。寒湿虽化，脾运未健，拟益气健脾，以杜复萌。党参15g，白术12g，茯苓15g，甘草5g，陈皮10g，砂仁6g，法半夏10g，

焦三仙各12g, 莲子肉15g, 山药15g, 生姜3片, 红枣4枚。又进3剂而愈。

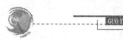 按语

《伤寒论》第67条载："若吐若下后，心下逆满，气上冲胸，起则头眩，脉沉紧，发汗则动经，身为振振摇者，茯苓桂枝白术甘草汤主之"，指出了中焦阳虚、寒饮内停眩晕的证治。本患素体阳虚，寒饮内停，重伤脾阳，健运失司，清阳不升，浊阴上逆，蒙蔽清窍，发为眩晕。故以苓、桂、术、甘温阳化饮，加党参助桂、草复其阳气，泽泻助苓、术利湿健脾，使阴消阳自得复。厚朴、大枣一刚一柔，宽中燥湿悦脾，使阳复阴消。长达6年之久的眩晕已杳，再以四君、香砂剂增损，补脾化湿，理气祛痰，健运中土，以杜痰无再生之患。

眩晕是目眩与头晕的总称。目眩即眼花或眼前发黑，视物模糊；头晕即感觉自身或外界景物旋转，站立不稳。二者常同时出现。路老认为前人分眩晕为风、火、痰、虚四端，但证之临床，不论内伤外感，均可引起，而非此四者所能概括。仅从虚而言，范围广泛，亦远非气虚、血虚、肾虚眩晕。因十二经脉清阳之气均上注于头，故头又被称之为"诸阳之会"。如果一经气血衰少，皆可影响脑之温煦、滋养。尤其是足太阴脾经和足阳明胃经，它们是产生清阳之气的源泉，关系重大。以其脾胃为水谷之海、气血生化之源，后天之本，气机升降之枢纽。若脾胃健运，纳化正常，则水谷精微得以输布，清阳之气得以上升，浊阴之气得以下降，从而使脑聪目明，筋骨坚强。倘若劳倦过度，脾胃损伤，则纳运失职，升降悖逆，不仅清气不能上升，元神之府失养，且湿阻中州，浊气上蒙清空，会出现胸闷腹胀、头晕目眩、耳鸣耳聋等症。此即《素问·玉机真脏论》中论述脾运太过、不及为病时所说的"其不及，则令人九窍不通"之义。治疗此等眩晕，惟有调理脾胃。

[李平，提桂香. 路志正教授调理脾胃法在内科临床运用经验. 北京中医药大学学报（中医临床版），2003，10（1）：23－28]

[案例2] 黄某某，男，40岁。

1974年6月28日初诊：半年来经常头晕目眩，发作时如坐舟车中，须闭目卧床，头部不敢转动，伴有耳鸣，听力减退等症，经某医院诊断为"内耳眩晕症"。服用谷维素、烟酸、异丙嗪等药，依然如故。近日来眩晕头重加剧，由二人搀扶前来门诊。证见胸闷恶心，纳呆便溏，肢体困倦乏力，面色㿠白，语音低钝，夜寐欠安，诊脉濡滑，舌质淡、苔白滑腻。此乃脾虚不运，痰饮中阻，清阳之气失于舒展所致。法当健脾祛湿，温化痰饮，拟苓桂术甘汤化裁。处方如下：

茯苓9克　　　桂枝9克　　　白术9克　　　陈皮4克

半夏9克　　薏苡仁12克　　党参12克　　黄芩12克　　甘草3克

6剂，每日1剂，水煎服。

7月6日二诊：眩晕大减，诸症亦见轻缓，可自行到医院就诊，惟觉喉中痰多。原方减黄芩，加胆南星4.5g，竹茹9g，旋覆花（布包）6g。4剂，每日1剂，水煎服。

7月15日三诊：进药后咳痰量减，眩晕渐平，上方减胆星，再进6剂。1月后复诊，除尚感倦怠外，余无不适，此乃痰饮之得蠲，中州脾胃之气尚未全复，遂予健脾益气之剂，嘱服1月，以资巩固。

按语

本案为痰眩。饮食无节，思虑伤脾，致脾失健运，水湿停留，聚而成饮，致清阳不升，浊阴不降，发为眩晕。正如秦景明在《症因脉治》中云："痰饮眩晕之因，饮食不节，水谷过多，胃强能纳，脾弱不能运化，停留中脘，有火者炼成痰，无火者凝为饮，中州积聚，清明之气，窒塞不伸，而为恶心眩晕之症矣。"痰眩日久，又可化热化火，甚则化风，故临床上又有虚痰眩晕，痰火眩晕，风痰眩晕，不可不辨。路老选用苓桂术甘汤治疗痰眩，以健脾化湿、温化痰饮而收奇效。

（路志正．眩晕的辨证论治．黑龙江中医药，1982，03：1－4）

三、颜德馨医案

[案例]　患者男性，75岁。有冠心病、肺心病史10年，反复胸闷、咳喘10年，加重伴肢肿1周入院。症见胸闷，咳喘气急，难以平卧，神萎，面色苍灰，唇甲青紫，四肢不温，下肢浮肿，舌质淡紫而胖、苔薄腻，脉沉而无力。

病机分析：心肺同病，咳喘日久，水饮内蓄，阻于心阳，阳气耗损，血脉失畅，致痰、湿、瘀交结不化。治宜：温阳利水，方药麻黄附子细辛汤合苓桂术甘汤，每日1剂，水煎服。药用炙麻黄9g，熟附子6g，细辛4.5g，茯苓15g，桂枝4.5g，白术30g，生半夏9g（先煎），生蒲黄9g（包煎），橘红6g，益母草30g，车前草12g，泽泻15g。

二诊：咳喘大减，渐能平卧，下肢浮肿消退，四肢见温，阳气初复，痰湿渐化，当以益气化瘀善后：药用党参30g，白术9g，黄芪30g，茯苓12g，生蒲黄9g（包煎），益母草30g，泽泻15g，法夏9g，陈皮6g。

按语

颜德馨教授根据多年的临床经验，创立了衡法治则。所谓衡者，《礼记·曲礼下》谓："大夫衡视"，犹言平。《荀子·礼论》谓："衡诚悬矣"，系指秤杆。

可见衡有平衡和权衡之义。"衡法"治则的提出，缘出《内经》"谨察阴阳所在而调之，以平为期"。通过治气疗血来疏通脏腑气血，使血液畅通，气机升降有度，从而祛除各种致病因子。

目前多项研究主张，治疗心衰以"扶正培本"为主，其中温运阳气是治疗心血管疾病的重要法则，尤其对危重的心血管病。麻黄附子细辛汤原治少阴感寒症，历代医家称其为温经散寒之神剂，麻黄解寒，附子补阳，细辛温经，三者组方，补散兼施，故依此治疗虚寒证的心衰，确有疗效。方中，附子辛热，有大毒，其性走而不守，功能助阳补火，散寒除湿。附子为百药之长，为通十二经纯阳要药。专能振奋阳气，可突破正邪相峙的局面，有退阴回阳之力，起死回生之功。麻黄作用在肺，其效甚短，必与附子配伍，肺肾同治，内外协调，振奋已衰之肾阳。细辛入肺、肾二经，功能温饮定喘，其辛散有余，但合以附子，攻补兼顾，有相得益彰之功。佐以蒲黄、丹参活血化瘀，葛根升发清阳，共奏温运阳气之功，诸药合用，中病既止，以平为期。

[严夏，周文斌，杨志敏．颜德馨教授治疗心衰经验撷拾．实用中医内科杂志，2003，17（6）：447]

四、颜正华医案

[案例1]　某患者，女，81岁。2004年7月16日初诊。主诉：肠鸣，呃逆10余年；纳差，吐清水2个月。3个月前确诊为胃下垂。刻下胃中有振水声，呕恶，口干不喜饮，纳后脘痞、呃逆、嗳气、肠鸣，大便日一行，溏软便，舌淡苔白根腻，脉濡滑。治则：温化痰饮，健脾益气。方用苓桂术甘汤合香砂六君子汤加减：党参15g，生黄芪18g，炒白术15g，炒枳壳10g，陈皮10g，炒蔻仁6g，法半夏10g，炒神曲15g，炒薏苡仁30g，炒泽泻15g，茯苓30g，炙甘草5g，桂枝6g，炒麦芽、谷芽各15g。14剂，每日1剂，水煎服。嘱食软食，禁刺激性食物。

二诊诉药后呕恶、嗳气、呃逆、肠鸣诸症减，继以补中益气汤调理。

按语

气虚饮停证，中气下陷，运化无力，胃肠停饮。表现为胃脘胀满，有振水音或水在肠间漉漉有声，恶心、呕吐清水痰涎，或头昏目眩，心悸气短。苔白滑，脉弦滑或弦细。治宜健脾和胃，逐饮祛痰。方用四君子汤合苓桂术甘汤加减等。

本案例方取六君子汤健脾化湿，苓桂术甘汤温化中焦水饮。炒蔻仁、薏苡仁、半夏、泽泻，共达芳化、祛湿和胃之功；神曲、麦谷芽、陈皮，可除中焦陈积以促运化；党参、黄芪、枳壳，行补互用，提补中气。全方平补平调，补而不腻，化而不泻，共奏健脾化湿，补中益气之效。

（张冰，高承奇，等．颜正华教授治疗胃下垂经验．中华中医药学报（原中国医药学报），2006，21（6）：354－355）

［案例2］ 刘某，女，55岁，2004年7月15日初诊。患胃下垂多年。经常食后脘腹胀满，嗳气不舒，肠鸣漉漉，有水声，有时呕吐痰涎清水，头晕目眩，便溏，1日2～3次，神倦乏力，形体消瘦。脉弦滑，舌质淡、苔薄腻。辨证为中气不足，脾阳不运，水饮内停。治以益气健脾，温阳化饮。处方如下：

茯苓30g	炒白术15g	桂枝9g	炙甘草6g
法半夏12g	陈皮9g	泽泻15g	党参12g
砂仁（后下）5g	炒枳壳9g	焦三仙各12g	生姜3片

7剂，每日1剂，水煎服。

药后证减，原方继服15剂，诸症消。大便日1～2次，渐成形。改服补中益气丸9g，二陈丸9g，每日2～3次。嘱经常服用上述丸药，忌食生冷粘腻及难消化食物，以善其后。

按语

患者为中气不足，脾阳不运，不能温化水湿，而致水饮内停，故症见食后脘腹胀满，嗳气不舒，且肠间有水声，时有呕吐痰涎清水。头目眩晕为清阳不升，神倦乏力，便溏为中虚之象；饮食不能变化精微以供养全身而化痰饮，故形体消瘦；脉弦滑，舌质淡、苔薄腻为中虚而有痰饮之证。治当温化痰饮为主，兼顾益气健脾。方用苓桂术甘汤合二陈汤加味。方中茯苓、桂枝、白术、甘草、二陈均为温化痰饮之良药，加泽泻以增行水之力，党参、白术、茯苓、炙甘草益气健脾，砂仁、枳壳、焦三仙理气助消化，共服21剂，痰饮渐消，中气渐复，诸症缓解。改服补中益气丸、二陈丸以补益中气而化痰湿，并注意饮食调养以善其后。颜老治疗胃下垂从虚从痰入手，温化痰饮，益气健脾，选用苓桂术甘汤，15年顽疾得以向愈。

［高承奇．颜正华教授胃下垂治疗验案．中国中医药现代远程教育，2005，3（6）：9－11］

第十一章 芍药甘草汤类

第一节 芍药甘草汤

本方主治伤寒伤阴，筋脉失濡，腿脚挛急，心烦，微恶寒，肝脾不和，脘腹疼痛。现在常用于血虚津伤所致的腓肠肌痉挛、肋间神经痛、胃痉挛、胃痛、腹痛、坐骨神经痛、妇科炎性腹痛、痛经；以及十二指肠溃疡、萎缩性胃炎、胃肠神经症、急性乳腺炎、颈椎综合征等属阴血亏虚，肝脾失调者。

《注解伤寒论》：芍药白补而赤泻，白收而赤散也。酸以收之，甘以缓之，酸甘相合，用补阴血。《医方集解》：此足太阴、阳明药也，气血不和，故腹痛。白芍酸收而苦涩，能行营气；炙甘草温散而甘缓，能和逆气；又痛为木盛克土，白芍能泻肝，甘草能缓肝和脾也。

【方药】

芍药、甘草（炙）各四两。

【用法】

上二味，以水三升，煮取一升五合，去滓，分温再服。（现代用法：水煎两次温服）。

【原文】

伤寒，脉浮，自汗出，小便数，心烦，微恶寒，脚挛急。反与桂枝欲攻其表，此误也。得之便厥，咽中干，烦躁吐逆者，作甘草干姜汤与之，以复其阳。若厥愈，足温者，更作芍药甘草汤与之，其脚即伸；若胃气不和，谵语者，少与调胃承气汤；若重发汗，复加烧针者，与四逆汤。(29)

【临证运用】

一、何仁医案

[案例] 陈某，女，39岁，工人。1992年5月初诊。慢性胰腺炎近半年来4次急性发作，每发必住院急救。昨晚因过食后旧病复发，至早晨5时左上腹疼痛加剧，自服止痛药无效，伴恶心、呕吐，手指发冷。8时许由家人背扶求诊。疼痛难忍，呻吟不已，面色发青，口有秽气。苔厚，脉弦。何老诊之，辨证：胃

失和降，郁而为痛。宜蠲痛和胃，芍药甘草汤加味：

白芍药 20g　　炙甘草 9g　　川楝子 9g　　延胡索 12g　　柴胡、莱菔子各 9g　　茵陈 30g

嘱即刻煎服，病能缓解。3 天后复诊，陈氏服上药 1 剂痛缓，3 剂而安。继服 14 剂，疗效巩固。

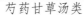

芍药甘草汤功能和血养阴，缓急止痛，原系仲景治疗伤寒因误用汗法伤及阴血而致"脚挛急"之方。然从本方之功能与临床应用而言，实是治疗多种痛症之效方。本例原患慢性胰腺炎，因饮食不慎而致急性发作，痛势较剧。其病发缘于饮食所伤，致和降失司，疏泄不达，郁而为痛。何老治以芍药甘草汤缓急止痛，佐柴胡、川楝子疏肝和胃以解郁；辅莱菔子、茵陈消食导滞。辨证确切，药少而精，效如桴鼓。对类似病症，如急性胃、肠炎，胆囊炎，胆道蛔虫症及癌症疼痛等，何老常以芍药甘草汤加味治之，常获显效。

[金国梁. 何仁研究和应用仲景方一席谈. 江苏中医，1994，15（7）：3－4]

二、班秀文医案

[案例 1]　何某，女，56 岁，1991 年 11 月 12 日诊。绝经已数年，近 10 余天来外阴瘙痒难堪，入夜加剧，寝食不安，经南宁市某医院妇检及白带检查均无异常，外用中西药止痒不效。刻下阴痒阵作，阴中涩痛，头晕乏力，纳差便溏，舌头稍红、苔黄薄腻，脉细略数。证属老妇阴精亏损，肝血不足。血虚则化燥生风，阴器失养。法当柔肝熄风为主，佐以清泄胆火，方选《伤寒论》芍药甘草汤加味。处方如下：

白芍药 30g　　何首乌 20g　　桑枝 20g　　龙胆草 6g　　甘草 10g

每日 1 剂，水煎服。

药 6 剂后阴痒消失，余恙遂减，继予异功散加藿香、葛根、石菖蒲健脾运湿以善后。随访 3 个月，阴痒未发。

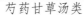

阴器居于下焦阴湿之地，性最娇嫩，其所以瘙痒不适，与风、火、湿、毒诸邪相关。肝藏血而为风木之脏，其脉循少腹而络阴器。妇人经、孕、产、乳以血为用，肝血易亏，肝阳易亢，阳亢则化火生风，脾土受伐，湿浊下注，蕴热化毒生虫，故阴痒多责之于肝。该老妇，肾虚天癸已竭，肝失所养，化燥生风，风动则火动，灼血伤津，阴器失养而瘙痒不适，治当甘润养血，柔肝熄风。方中芍药甘草汤酸甘化阴，柔肝缓急，何首乌益肾生血，桑枝通络熄风，更佐龙胆草清泄胆火，诸药合用，补中寓清，滋而不腻，使阴血充盈，风火自熄，不治痒而痒自止。

[班秀文，李莉．古方新用治阴痒．云南中医杂志，1992，13（6）：43]

[案例2]　韦某某，女，34岁，某某中学教师。多次人工引产，大产两胎，现头晕耳鸣，肢体困倦，腿膝乏力，口干不欲饮，经行错后，量少色淡，大便干结，3～5日一解，小便正常，但前阴出气有声，如放屁样，无臭味，每日发作次数不等，多则十余次，少则3～5次，脉细弱，苔厚淡白。证属血虚风动，以养血柔肝法为治。

当归身15g　白芍药30g　何首乌15g　生甘草15g

每天水煎服1剂，连服3剂。

按语

阴吹一证，《金匮要略》有"猪膏发煎导之"为治之法，本例多胎之后，津血亏虚，风木失养，肝主风而脉络阴器，血虚而风动于下，故前阴有声如矢气，血虚则失于濡养，故大便干结、头晕耳鸣诸症丛生。仿《伤寒论》酸甘化阴之芍药甘草汤养其肝阴，缓其肝气，复加当归身、何首乌加强养血滋阴之功，阴血恢复，肝木得养，疏泄功能正常，则阴吹自停。

（班秀文．班秀文妇科医论医案选．北京：人民卫生出版社．1987）

第十二章 黄芩汤类

黄连阿胶汤

本方主治少阴病，得之二三日以上，心中烦，不得卧。用于阴虚阳亢，少阴热化，心肾不交之心烦不眠等。方中黄连泻心火，阿胶益肾水，黄芩佐黄连，则清火力大；芍药佐阿胶，则益水力强。妙在鸡子黄，乃滋肾阴，养心血而安神，数药合用，则肾水可旺，心火可清，心肾交通，水火既济，诸证悉平。现代主要用于治疗失眠，焦虑症，糖尿病，舌炎，阳痿早泄等症。

【方药】

黄连四两　黄芩二两　芍药二两　鸡子黄二枚　阿胶三两

【用法】

上五味，以水六升，先煮三物，取二升，去滓，内胶烊尽，小冷，内鸡子黄，搅令相得，温服七合，日三服（现代用法：水煎，阿胶烊化兑入药汤，待药汁稍凉时，兑入鸡子黄）。

【原文】

少阴病，得之二三日以上，心中烦，不得卧，黄连阿胶汤主之。（303）

【临证运用】

一、邓铁涛医案

[案例]　李某，男，39岁，2000年10月22日初诊。异常出汗18年。遇事易紧张，常心悸神疲，多梦，午后潮热、怕热，与人交谈时易情绪紧张则汗出，汗出前，身热脸红，夏天更明显。经检查心电图、脑电图、肝、胆、肾均正常，诊断为自主神经功能紊乱，经中西医久治不愈。汗为心液、肾主五液，心火亢旺，肾水不足，水火失济故汗出、多梦；暑气通于心，逢夏季则病情加剧；肝苦急，紧张、焦急则肝火旺，肝木更助心火，故本病为木火偏亢，金水因之不足。拟黄连阿胶汤。处方如下：

黄连4g　　黄芩、阿胶（烊）各10g

生地黄、龙齿（先煎）、生牡蛎（先煎）、浮小麦各30g　　炙甘草5g

白芍药15g　　鸡子黄1枚

5剂，每天1剂，水煎服。

10月30日二诊：症状明显好转，出汗渐减，睡眠良好，梦少，神安，与人言谈时除脚心、手心、腋下出汗外，其他部位已正常。守上方加糯稻根30g，以助止汗之力。7剂，每日1剂，水煎服。

11月6日三诊：服药后出汗渐减，余症明显好转。下午偶尔面潮红，有时感到下肢乏力，与人交谈时脚心、手心少许汗出，余均正常。前方加怀牛膝15g，续服7剂药后汗出已愈，惟感下肢酸软，予上方合六味地黄丸调理，症状消失停药。

后又出现汗出，怕冷，以桂枝加龙骨牡蛎汤调治而愈。

按语

张仲景立黄连阿胶汤时并没有用于治疗汗症，历代医家也多用其治疗失眠、血证等，但中医理论有异病同治，只要出现心肾不交，心火亢旺，下及肾水，用之则有效，而且病机和治法、方剂，完全可以重复。此乃国师大师活用经方：一方多治，多病一方的具体体现。

（杨利．邓铁涛运用经方治验4则．新中医，2004，36（6）：11-12）

二、张灿玾医案

[案例]　庄某，女，老年。

素患心、脑血管疾病若干年，睡眠欠佳，曾多次经医院检查治疗，近因失眠，去医院诊治，经查，心、脑血管如故，惟尿检有潜血，身体及精神状况尚可，大便不畅，经服中药（太子参30g，白术20g，黄连12g，知母15g，石韦15g，砂仁3g，大黄3g）多剂无效，心烦头晕，失眠较重，口干裂，舌红苔黄，脉象左手寸关滑动、尺沉弱、右手沉弦。此肝阳上亢，心与小肠火盛，气津两伤，神不守舍。首当清心安神，滋阴降火，以缓浮动之火，润胃肠之燥。处方如下：

生地黄15g　　　知母10g　　　黄连6g　　　黄芩6g

白芍药10g　　　阿胶10g（烊化）　炒酸枣仁5g　　合欢花10g

莲子心3g　　　竹茹10g

每日1剂，水煎，温服。

复诊：服上方2剂后，大便正常，舌干口燥及心烦等症均减轻，睡眠时间亦增加，自觉较以前所服诸药均舒适，惟头部有时发晕，尿检有潜血（++），舌红润，脉象有所缓和，此心火有所衰减，气津增盛，神渐归舍，然下焦之热有伤营之患，经用前方，加小蓟10g，五味子6g，水煎温服。

复诊：服上方 5 剂后，睡眠已大有好转，其他证候均亦大减，精神亦甚佳，惟口腔溃疡较明显，此气津虽有所恢复，然心与小肠之火仍未尽熄，继以前方加减。处方如下：

生地黄 15g	知母 10g	元参 10g	黄连 6g
黄芩 6g	白芍药 10g	阿胶 10g（烊化）	炒酸枣仁 15g
合欢花 10g	莲子心 3g	竹茹 10g	五味子 6g

每日 1 剂，水煎，温服。

复诊：服上方数剂后，诸症均已大好，遂继服数剂，以巩固前功。

按语

（引原按）此案系一久有心、脑血管疾病（如冠心病、高血压等）的患者，病情比较复杂，各个阶段的病机变化与证候反应、主要的病候为失眠、口干、心烦、便干等，心与小肠之火旺，气津虚损所致，而医者方中确有参、术、砂仁等调脾胃之药，又加诸龙牡、大黄类性反又利于养阴之药，虽又用了几种安神之药，亦全无章法，诚为乌合之众，一不成阵伍，二无战略与战术思想，岂能胜敌。

本方根据病情，取仲景先生《伤寒论·少阴篇》黄连阿胶汤加减用之，特加生地黄、知母、元参等，以助白芍药养阴生津之力，又加莲子心、竹茹等，助芩连泻热除烦之用，再加炒酸枣仁、合欢花以安神归舍。加药虽多，仍不失黄连阿胶汤之本义。

详不眠之病，证出多端，或心脾两虚，或心肾不交，或肝胆火旺，或惊恐伤身，可血滞神越，或胃气不和等，种种不一，重在医者"谨守病机，各司其属，有者求之，无者求之，盛者责之，虚者责之。"自可得其要领也。

（张灿玾. 张灿玾医论医案纂要. 北京：科学出版社，2009）

三、班秀文医案

[案例] 莫亮，女，30 岁，工人。平素夜难入寐，寐则多梦。孕后 4 月余，经常失眠，每晚仅能入睡 2～3h，头晕目眩，心烦心悸，口苦咽干，但不多饮，脉细数，苔少、舌红。证属阴虚于下，阳亢于上，心肾不交之变，仿《伤寒论》："少阴病，得之二三日以上，心中烦，不得卧，黄连阿胶汤主之"之意为治：

川黄连 3g	黄芩 5g	白芍药 10g	阿胶（烊化）12g
鸡子黄（冲）2 枚	夜交藤 15g	麦门冬 10g	

心火肾水，水火相济，心肾相交，则寐寤正常。今肾阴不足于下，心阳独亢于上，故不得眠而心烦，特以芩连配鸡子黄清心中之火而补血，阿胶、芍药、麦冬、夜交藤补肝肾之阴而敛神，使水升火降，心肾交合，则当能入寐。

[班秀文.六经病变与妇科病变的联系.浙江中医药大学学报，1983，(5)：29－30]

四、裘沛然医案

[案例] 王某，女，35 岁。1983 年 3 月 13 日初诊。患病 7 日，始发高热，恶寒无汗，头痛骨楚，咳嗽气逆，胸痞纳少，舌苔薄腻，脉浮。经用发表法，3 日后寒热已退，咳嗽气逆较前略减，乃改服肃肺之剂，旋即咳嗽气平，惟精神萎顿，胸痞未除，病人自觉心中烦热不得入眠，苔黄质红，脉细数。此乃病邪犯表，太阳证罢，而余邪转入少阴，邪从热化，阴液受伤，肾水不能上承，心火无以下降，以致神不安舍，处以黄连阿胶汤加生地黄：

黄连 9g，黄芩 9g，生白芍药 9g，阿胶 6g（烊化），生地黄 15g，鸡子黄 1 枚（冲）。2 剂，每日 1 剂，水煎服。

3 月 15 日二诊：心中烦热已除，能入睡数小时，精神略振，惟胃纳欠佳，胸脘痞闷减而未除，再以前方出入：黄连 6g，黄芩 6g，生白芍药 9g，阿胶 6g（烊化），制半夏 9g，党参 9g。3 剂，每日 1 剂，水煎服。

3 月 18 日三诊：胸脘痞闷全除，胃纳转佳，安睡通宵，诸症悉除。

患者感受外邪发热咳嗽，经治以后尚余胸痞烦热，彻夜不眠等症。舌红苔黄，脉细而数，为少阴阴亏火炽之候。裘老脉症结合，当降心火益肾水，用黄连阿胶汤加生地黄以加强养阴清热之功。当热除寐安之后，胸痞纳差仍未好转，故去地黄、鸡子黄，加党参、半夏，以益胃和中除痞，其中寓有半夏泻心汤之意。古方今用疗效甚佳。

[王庆其.裘沛然辨治少阴病的经验.中国医药学报，1992，7 (3)：35－38]

第十三章　赤石脂禹余粮汤类

桃花汤

本方主治少阴病 2～3 日至 4～5 日，腹痛，小便不利，下利不止，便脓血者。痢无度，脉微细，肢厥，不进食。久痢不愈，便脓血，色黯不鲜，腹痛喜温喜按，舌质淡苔白，脉迟弱，或微细。现用于痢疾后期、伤寒肠出血、慢性肠炎、溃疡病、带下等属于脾肾阳虚者。本方所治久痢，属于脾肾阳气衰微所致。方中赤石脂涩肠固脱为君；干姜温中祛寒为臣；粳米养胃和中为佐使，助赤石脂、干姜以厚肠胃。诸药合用，共奏温中涩肠之效。

《注解伤寒论》：涩可去脱，赤石脂之涩以固肠胃；辛以散之，干姜之辛以散里寒；粳米之甘以补正气。《医方考》：此方用赤石脂，以其性寒而涩，寒可以济热，涩可以固脱；用干姜者，假其热以从治，犹之白通汤加人尿、猪胆，干姜黄连黄芩人参汤用芩、连，彼假其寒，此假其热，均之假以从治耳；用粳米者，恐石脂性寒损胃，故用粳米以和之。向使少阴有寒，则干姜 1 两，岂足以温？而石脂 1 斤之多，适足以济寒而杀人矣！岂仲景之方乎？《古方选注》：桃花汤，非名其色也，肾脏阳虚用之，一若寒谷有阳和之致，故名。石脂入手阳明经，干姜、粳米入足阳明经，不及于少阴者，少阴下利便血，是感君火热化太过，闭藏失职，关闸尽撤，缓则亡阴矣。故取石脂一半，同干姜、粳米留恋中宫，载住阳明经气，不使其陷下；再纳石脂末方寸匕，留药以沾大肠，截其道路，庶几利血无源而自止，其肾脏亦安矣。

【方药】

赤石脂一斤（一半全用，一半筛末）　　干姜一两　粳米一升

【用法】

上三味，以水七升，煮米令熟，去滓，温服七合，内赤石脂末方寸匕，日三服。若一服愈，余勿服。（现代用法：水煎两次温服）。

【原文】

少阴病，下利，便脓血者，桃花汤主之。(306)

少阴病，二三日至四五日，腹痛，小便不利，下利不止，便脓血者，桃花汤

主之。（307）

【临证运用】

一、裘沛然医案

［案例］ 蒋某，男，25岁。1982年2月21日初诊。病延7日，发热未退，体温38.5℃，兼有恶寒，脉沉细数，痢下脓血，1日5～6次，腹痛，入晚神烦，不能安寐，舌苔黄腻、舌质红。此邪在少阴，寒热夹杂，阴分已亏，兼有积滞，拟桃花汤与黄连阿胶汤加减：干姜9g，赤石脂20g，黄连9g，黄芩9g，生白芍9g，阿胶6g（烊化），木香6g，焦山楂肉9g。2剂，每日1剂，水煎服。

2月25日二诊：痢下脓血大减，腹痛略轻，发热已退，仍有恶寒、夜不安寐，再拟上方加减：干姜9g，赤石脂15g，黄连6g，黄芩6g，生白芍药15g，阿胶6g（烊化），木香9g，枳壳6g。2剂，每日1剂，水煎服。

三诊，药后腹痛除，痢下愈。

按语

本案为少阴虚寒见下利滑脱，邪伤气血而便脓血，裘老用桃花汤温中固涩；同时又见阴虚热扰，心烦不得卧之证，合黄连阿胶汤益阴撤热，是阴阳兼顾，寒热并施之意。

［王庆其.裘沛然辨治少阴病的经验.中国医药学报，1992，7（3）：36～38］

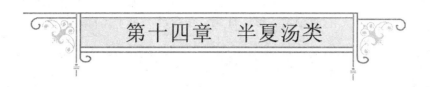

第十四章　半夏汤类

第一节　小半夏汤

本方主治痰饮内停，呕吐，反胃，呃逆，霍乱，心下痞，不寐。呕家不渴，心下有支饮；黄疸病，小便色不变，欲自利，腹满而喘，不可除热，热除而哕者；诸呕吐，谷不得下者。呕哕，心下悸，痞硬不能食。天行后哕，欲死，兼主伤寒。霍乱呕吐涎沫，医反下之，心下作痞。阳明伤寒，不纳谷而呕吐不已者。呃逆，谷气入口即吐，及发汗后水药不下。反胃，寒痰甚者。膈上痰，心下坚，呕逆，目眩，胃实呕吐，不寐。

《金匮玉函经二注》赵以德：半夏之味辛，其性燥，辛可散结，燥可胜湿，用生姜以制其悍；孙真人云：生姜呕家之圣药，呕为气逆不散，故用生姜以散之。《古方选注》：小制之方，以脾胃二经分痰饮立治法。盖胃之支脉有饮，则胃逆为呕而不渴，主之以半夏辛温泄饮，生姜辛散行阳，独治阳明，微分表里。《医宗金鉴》：半夏、生姜温能和胃气，辛能散逆气。

【方药】

半夏一升　生姜半斤

【用法】

上二味，以水七升，煮取一升半，分温再服（现代用法：水煎两次温服）。

【原文】

呕家，本渴，渴者为欲解，今反不渴，心下有支饮故也，小半夏汤主之。（痰饮咳嗽病脉证并治第十二·二十八）

黄疸病，小便色不变，欲自利，腹满而喘，不可除热，热除必哕。哕者，小半夏汤主之。（黄疸病脉证并治第十五·二十）

诸呕吐，谷不得下者，小半夏汤主之。（呕吐哕下利病脉证治第十七·二十）

【临证运用】

一、徐景藩医案

［案例］　左某，男，48岁，1983年3月9日入院。胃病10载，呕吐持续，

每日呕吐涎水达2000余毫升。食少消瘦神怠，胃中漉漉有声，舌苔白，脉小弦。胃镜检查为慢性胃窦炎，幽门水肿。按水饮内停，治以温中和胃，化气利水之法，投以小半夏汤、茯苓泽泻汤加减，生姜与干姜同用，生姜煎服兼咀嚼。服2剂吐减，3剂吐止，饮食渐增，形体日充，至今已1月半，胃镜复查，幽门水肿减轻。

胃气以和降为顺，上逆则病。呕吐的病因虽然不一，但一般均由胃气上逆所致。治疗呕吐，必须重视和胃降逆，胃热者苦以降之，胃寒者温中降逆。仲景善用姜夏以和降胃气。生姜辛温，温中止呕；半夏辛温，燥湿化痰，降逆止呕。仲景治呕以半夏为方名者有六首，如大、小半夏汤、半夏干姜汤、半夏泻心汤等等。半夏亦适应于各种原因引起的呕吐，如水饮停胃，胃寒致吐等。仲景治呕方尚有猪苓散、茯苓泽泻汤，药用猪苓、茯苓、泽泻、白术、桂枝等。这些药物与五苓散成分相同，善利水饮。胃中有水饮，常致呕吐，吐后饮入于胃，胃气未降，水饮上泛，必再呕吐，用化气利小便之药物使小便增加，水液下泄，饮邪得去，呕吐可止。

[徐景藩. 试析仲景治疗呕吐的学术思想. 吉林中医药，1983，(6)：6-7]

第二节　小半夏加茯苓汤

本方散饮降逆，和胃止呕。主治痰饮呕吐眩悸者。用于治疗急慢性胃肠炎，幽门痉挛，病毒性心肌炎，妊娠恶阻，渗出性胸膜炎、慢性支气管哮喘，晕动病，不寐，顽固性神经性呕吐等。

【方药】
半夏一升　生姜半斤　茯苓三两（一法四两）

【用法】
上三味，以水七升，煮取一升五合，分温再服。（现代用法：水煎两次温服）。

【原文】
卒呕吐，心下痞，膈间有水，眩悸者，小半夏加茯苓汤主之。（痰饮咳嗽病脉证并治第十二·三十）

先渴后呕，为水停心下，此属饮家，小半夏加茯苓汤主之。（痰饮咳嗽病脉证并治第十二·四十一）

【临证运用】

一、颜德馨医案

[案例]　金某某，男，27岁。2006年6月7日初诊。患者1年前因饮食

不当（油腻荤腥），出现恶心、腹泻。胃镜检查示：慢性浅表性胃炎。后服疏肝健脾中药，未见明显好转。自诉晨起恶心、嗳气，口干苦，胃脘胀气痞闷，且不随进食而改变，伴头重如蒙，痰多易咯、色白，无泛酸、呕吐，无胃痛，夜寐不安，易早醒，精神欠振，二便正常，舌尖红、苔薄而不润，脉弦数。诊断为：慢性胃炎（水饮内停证）。治拟温通胃阳，降气化痰。予以小半夏茯苓汤化裁。处方如下：

姜半夏 30g	茯苓 15g	生姜 5 片	姜黄连 4..5g
吴茱萸 3g	旋覆花（包）9g	代赭石（先煎）30g	川厚朴 9g
枳实 9g	公丁香 2.4g		

14 剂，水煎服，每日 1 剂。

二诊：晨起恶心、嗳气已好转，痰少，面色渐华，舌红、苔薄。再取前法，以竟全功。处方如下：

姜半夏 30g	白芥子 9g	莱菔子 9g	枳壳 9g
桔梗 6g	川厚朴 6g	姜川黄连 4.5g	淡吴茱萸 3g
干姜 2.4g	桂枝 3g	泽泻 9g	猪茯苓（各）9g
白术 9g			

14 剂，用法同上。

三诊：服药后泛恶嗳气等症俱减。

按语

患者虽有口干苦、嗳气、纳差等肝胃不和症状，然长期服疏肝和胃之剂，症情却好转不显，故应考虑有其他原因。患者自感泛恶不适，胃脘痞闷有水声，头重如蒙，咯痰白沫，临床表现与小半夏茯苓汤证"卒呕吐，心下痞，膈间有水眩悸"的描述相似，故应考虑乃胃阳不振、浊阴潜踞、水饮积滞胃腑所致。法当温通胃阳，降气化痰。颜老故投以小半夏茯苓汤化裁。方中半夏、生姜温化寒凝，降逆止呕；茯苓益气健脾，渗利水湿；公丁香温肾助阳以煦脾土；旋覆花、代赭石降逆和胃；川厚朴、枳实行气宽中，消食化痰；黄连、吴茱萸寒热配对，有燥湿和胃、开郁散结之功。二诊加五苓散以祛痰湿。诸药配合，治病求本，饮去则胃脘诸症好转。

[韩天雄，孔令越，邢斌. 颜德馨运用温阳法治疗消化系统疾病的经验. 江苏中医药，2008，40（5）：24－25]

第三节　半夏厚朴汤

半夏厚朴汤源自《金匮要略》，是主治咽喉部有异物感的专方。《金匮要略·妇人杂病脉证并治第二十二》指出："妇人咽中如有炙脔，半夏厚朴汤主之。"所谓"炙脔"，是中医常用以比喻堵塞咽喉中的痰涎，吐之不出，吞之不下，古人称之为"梅核气"，女性尤其多见。表现为咽喉中有异物感，吞吐不得，情志不畅，胸闷，舌苔白腻，脉弦滑。此证多见于现代医学的咽神经症、慢性咽炎。

《医宗金鉴》：此病得于七情郁气，凝涎而生，故用半夏、厚朴、生姜辛以散结，苦以降逆，茯苓佐半夏，以利饮行涎，紫苏芳香，以宣通郁气，俾气舒涎去，病自愈矣。《金匮方歌括》：方中半夏降逆气，厚朴解结气，茯苓消痰；尤妙以生姜通神明，助正祛邪；以紫苏之辛香，散其郁气。郁散气行，而凝结焉有不化哉。

【方药】

半夏一升（15g）　厚朴三两（9g）　茯苓四两（12g）　生姜五两（15g）　干苏叶二两（6g）

【用法】

上五味，以水七升，煮取四升，分温四服，日三夜一服（现代用法：水煎两次温服）。

【原文】

妇人咽中如有炙脔，半夏厚朴汤主之。（妇人杂病脉证并治第二十二·五）

【临证运用】

一、何任医案

[案例1]　俞某某，女，29岁，1977年10月27日就诊。3年前发现颈部有块，触之较硬，纵横在3cm左右，多痰，音易哑，医院诊为甲状腺肿块，建议手术摘除。胃部有隐隐痛，近时腹泻，脉长苔白。以疏理为进。

紫苏梗6g，茯苓12g，姜半夏9g，川厚朴4.5g，沉香曲9g，夏枯草13g，炙甘草9g，苍术4.5g，藏青果6g，保和丸12g（包煎）。5剂，每日1剂，水煎服。

11月21日复诊：上方续服10剂，音哑已显见好转，胃病腹泻已愈。颈部肿块缩小为1.5cm×2.5cm。效不更方，再进。前方去保和丸，苍术改白术6g。10剂，每日1剂，水煎服。

1978年2月25日三诊：服约后肿块逐渐缩小，只有1cm左右。后因工作忙，停药2个月，未能再缩小。苔白，有痰。以原方进治。

按语

半夏厚朴汤出自《金匮要略》，为主治咽喉部有异物感的专方。

临床证明，本方合消瘰丸（玄参、贝母、牡蛎）治疗瘰瘤，效果较好。

（梅祥胜，李丽，杨明杰．国医大师验案良方·五官卷．北京：学苑出版社，2010）

［案例2］ 徐义，女，41岁，教师。1991年4月初诊。右侧甲状腺瘤3.8×3.5cm。不愿手术，服西药无效。质中，按痛，颈有牵掣感，喉间痰黏，易紧张，便干。苔白，脉弦涩，证属瘿瘤，气滞痰聚。治宜行气解郁，化痰散结。何老予半夏厚朴汤加黄药子、夏枯草、昆布，共服42剂而消失。

按语

半夏厚朴汤，原系《金匮要略》治疗"妇人咽中如有炙脔"（即后世称为"梅核气"，包括慢性咽喉炎、胃神经症、疮病等，无形的气郁痰凝之症）之方。何老则取其行气解郁，化痰散结之功，而常用治甲状腺腺瘤、颈淋巴结肿、颈前血管瘤、声带息肉及甲状腺癌、食管肿瘤等有形的气郁痰聚之症，亦时获显效。实乃经方应用的发展。

［金国梁．何任研究和运用仲景方一席谈．江苏中医，1994，15（7）：3-4］

［案例3］ 徐某，女，45岁，干部。1992年12月2日初诊。患右甲状腺腺瘤3年余。初2cm大小，服西药多时未效，逐年增大，隐痛。1992年10月14日B超检查：右甲状腺腺瘤，4.8cm×4.2cm大小。建议手术而不从，要求中医治疗。诊时，右颈肿大明显，按之活动，质中。自谓腺瘤每随情绪波动而增大、缩小，纳食、二便正常，苔薄、脉涩。此情志不畅，气滞痰凝，积而成疾。治法：行气开郁，化痰散结。半夏厚朴汤加味：

姜半夏9g	厚朴9g	茯苓15g	生姜6g	紫苏梗9g
黄药子9g	夏枯草15g	昆布15g	桃仁22g	

上方连服28剂，隐痛除，腺瘤已缩小。续予原方服用3月余，腺瘤消失。B超复查：右甲状腺腺体大小基本正常。

按语

本例患瘿瘤三载，逐年增大，且肿处会随情绪波动而增大、缩小。证属情郁气滞，痰浊结聚，故以半夏厚朴汤行气开郁，化痰散结。夏枯草、黄药子、昆布功司软坚散结，是治瘿瘤之常用要品，与半夏厚朴汤配用，标本兼治，相得益彰。久结必有瘀，故佐桃仁活血祛瘀，助散结消肿之功。

［金国梁，何若苹．何任运用半夏厚朴汤的经验．北京中医，1994，（1）：3-4］

［案例4］ 周某某，男，37岁，干部。1992年11月16日初诊。病案号：

031315。4天前因疲劳而于晚间饮酒，次晨起感咽喉部疼痛而发现颈咽右侧有一肿块，旋即隆起，有 3cm×2.5cm 大小，按之活动，质地偏中，吞咽有不适感。B超检查示：甲状腺囊肿伴囊内出血。心情紧张，肿处突出较明显，按之疼痛，纳不振，苔微厚，脉弦。证属痰浊凝结。治法：疏郁化痰，散结消肿。方以半夏厚朴汤加减：

姜半夏9g	厚朴9g	茯苓15g	紫苏梗9g	黄药子9g
夏枯草15g	丹参15g	鸡内金9g	沉香曲9g	

上药5剂后，疼痛止，囊肿明显缩小，纳食增，口干，原方去沉香曲，加川石斛15g，继服7剂。12月3日复诊，囊肿消失，咽部舒如。又予7剂巩固之，而获痊愈。

按语

本例患者素有饮酒习性，湿浊内蕴，凝而为痰，随经络而行，留注于结喉部，一遇暴逆，骤然发病。证属瘿瘤，虽伴有囊内出血，但究病之因，源于痰浊凝结所致，故用半夏厚朴汤疏郁化痰为主方。因生姜辛温，用之有碍出血的消散，而以丹参易之，旨在止血散瘀滞。黄药子、夏枯草软坚散结，与半夏厚朴汤君臣相使。鸡内金、沉香曲健脾醒胃增纳食。诸味配用，药中病的，病获速愈，关键在于谨识病机，辨证施治。

[金国梁、何若苹．何任运用半夏厚朴汤的经验．北京中医，1994，(1)：3-4]

[案例5] 周某，男，4岁，1992年6月6日初诊。病案号：0039218。6月2日在哭喊时，家长发现其在咽喉天突穴处有一花生米大小的青紫肿物，突出于皮肤，哭喊停止后见平软。3天后，肿物增大如山核桃大，约1.5cm左右。市某医院检查诊断为先天性血管瘤，省儿保院诊断为颈前血管瘤。不愿手术而请何老诊治。患者发育良好，然烦躁多动，咽喉天突处血管瘤隆起，高声或哭笑时更明显，色青紫，按压则稍退，与甲状腺不相邻，活动欠佳。证属痰浊凝结，气滞血瘀。治法：化痰散结，活血消瘀。半夏厚朴汤加味。

姜半夏6g	厚朴6g	茯苓12g	生姜2片	紫苏梗6g
桂枝6g	牡丹皮6g	桃仁6g	赤芍药9g	

上药服14剂后，血瘤缩小一半。原方调治月余，肿物消失，血瘤告息。

按语

颈前血管瘤属中医学"血瘤"等范畴。本病多由痰气互结，血瘀脉络所致。治疗原则以化痰散结、行气活血、祛瘀通络等为主。对此类病人，何老常以半夏厚朴汤与桂枝茯苓丸（出自《金匮要略·妇人妊娠病脉证并治第二十》）配用，即以半夏厚朴汤行气解郁，化痰散结；用桂枝茯苓丸通利血脉，活血祛瘀。二方有机合用，共奏化痰散结、祛瘀消瘤之功。何老活用经方，随证而变，或加、或减、或合用每收良功。

[金国梁，何若苹. 何任运用半夏厚朴汤的经验. 北京中医，1994，(1)：3-4]

[案例6] 陈某，女，24岁，1993年2月4日初诊。病案号：036981。颈部两侧淋巴结肿2年，时大时小，以左侧为甚，经西医用消炎、抗痨药等治疗多时，未见显效。近2月来淋巴结肿明显，按之活动，质硬。咽喉不利，面足浮肿，月经3月未行，心情忧郁，少言语，苔白腻，脉沉。证属瘰疬。由情志郁抑，气滞痰凝所致。治法：疏郁化痰，软坚散结。半夏厚朴汤加味：

| 姜半夏9g | 厚朴9g | 茯苓15g | 生姜6g | 紫苏梗9g |
| 苦丁茶15g | 夏枯草15g | 冬瓜皮30g | 地枯楼15g | |

服14剂后，两侧淋巴结肿缩小，面足浮肿消退，咽喉舒如。上方去冬瓜皮、地枯楼，加制香附9g，益母草20g，先后调治3月余，颈淋巴结肿消失，月事按期而行，以两症同愈而收功。

按语

本例病起2载，瘰疬时大时小，平时心情忧郁，咽喉不利，月事又3月未行，面浮足肿等，此气郁痰凝之证无疑。以半夏厚朴汤理气开郁，化痰散结，治病之根本；加苦丁茶、夏枯草清火解毒散结肿，助半夏厚朴汤消散之力。面足浮肿，月经不行为兼症，故以冬瓜皮、地枯楼利水消肿，用制香附、益母草调理月经，主症兼症同治而恶愈。

[金国梁，何若苹. 何任运用半夏厚朴汤的经验. 北京中医，1994，(1)：3-4]

第十五章 杂方类

第一节 茵陈蒿汤

本方主治阳黄身热，面目、周身黄如橘色，小便黄赤短涩，大便不畅（或秘），腹微满，口渴胸闷，烦躁不安，或有头汗出，别处无汗，苔黄腻，脉滑数。方中茵陈清热利湿，疏利肝胆为君；栀子清泄三焦湿热，并可退黄为臣；大黄通利大便，导热下行为佐，三药相配，使湿热之邪从二便排泄，湿去热除，则发黄自退。现在常用于治疗急性传染性肝炎，中毒性肝炎，胆汁性肝硬化，胆石症，胆道感染，蚕豆黄，高脂血症及肿瘤等。

【方药】

茵陈蒿六两　栀子十四枚（擘）　大黄二两（去皮）。

【用法】

上三味，以水一斗二升，先煮茵陈减六升，内二味，煮取三升，去滓，分三服。小便当利，尿如皂荚汁状，色正赤，一宿腹减，黄从小便去也。（现代用法：水煎两次温服）。

【原文】

阳明病，发热汗出者，此为热越，不能发黄也；但头汗出，身无汗，剂颈而还，小便不利，渴引水浆者，此为瘀热在里，身必发黄，茵陈蒿汤主之。（236）

伤寒七八日，身黄如橘子色，小便不利，腹微满者，茵陈蒿汤主之。（260）

【临证运用】

一、张灿玾医案

[案例]　张某，男，中年。

食欲不振，消化不良，胃口有烧灼感，时发寒热，面色萎黄，目睛与皮肤均现黄色，小便黄赤。舌红苔微黄，脉浮弦。此肝胆湿热，殃及脾胃也。肝胆失于疏泄条达之力，脾胃则损其运化传导之职，湿热内蕴，郁而不发，遂成黄疸也。治当清泻肝胆湿热为先。处方如下：

柴胡三钱　　黄芩二钱　　制半夏二钱　　党参二钱

茵陈三钱　　　栀子二钱　　　枳实二钱　　　广郁金二钱　生甘草一钱

每日 1 剂，水煎，温服。

复诊：服上方 2 剂后，自觉胃口舒适，寒热发作亦轻，此中焦之气机已动，蕴郁之湿热已启，继服上方加鸡内金三钱，助消导之力，以通利肠胃，茵陈加至五钱，加大清利湿热之力。

复诊：按上方继服 12 剂，病情已大减，黄疸渐退，寒热发作亦微，惟觉胃中时有不适，仍以清利湿热，佐以消导为法。处方如下：

茵陈三钱　　　栀子三钱　　　黄柏二钱　　　鸡内金五钱

广郁金三钱　　枳壳二钱　　　生甘草一钱

每日 1 剂，水煎，温服。

复诊：上方共服 10 剂，黄疸尽退，胃气亦复，此肝胆之湿热已化，脾胃之运化亦通，惟小便尚未全清，此尚有余邪未尽也。再以清利之法，以祛其余邪。处方如下：

茵陈三钱　　　白术二钱　　　茯苓二钱　　　猪苓二钱

泽泻二钱　　　桂枝一钱

每日 1 剂，水煎，温服。

复诊：服上方数剂，诸症均退，遂愈。

按语

（引原按）此案本属肝胆湿热内蕴，郁而为黄，然肝胆与脾胃，关系甚密，故肝胆之疾患，每涉及脾胃，然其本在肝胆，其标在脾胃，抑或谓其适在肝胆，其传在脾胃。此案先以小柴胡汤与茵陈汤方加减而成。茵陈蒿汤原有大黄，今去而未用者，以湿热之邪，虽蕴于内，尚未阻结，当以化解为主，促其气机之转化，若大黄之苦寒沉降，不利于中焦之气化也。后继以清利湿热与利气导滞为法者，肝、脾二脏兼顾也。最后以五苓散加茵陈方，以利其余邪也。本案尽以仲景方为主。再证仲景方之所以久用而未衰者，方简而价廉，故谓之为经典医方也，然此中玄机，亦尽在活用也。

（张灿玾．张灿玾医论医案纂要．北京：科学出版社，2009）

二、路志正医案

[案例]　相某某，女，23 岁，2006 年 12 月 9 日初诊。主诉：口腔溃疡 10 年。10 年来经常发作口腔溃疡，约每月发 1 次。伴大便干燥，2～3 日一行。刻下：左、右侧下唇内黏膜及右侧牙龈处各有一黄豆大小溃疡，溃疡面色白，局部肿而发热，初时晨起疼痛，现疼痛症状消失，纳食可，睡眠安，晨起口气较重，大便干燥，2 天 1 次，量少难解，小腹胀满，舌体胖大、边有齿痕、质淡、苔薄

白，脉弦滑。证属脾胃热盛伤津，腑气不通，内热煎灼口舌而致。治以清热泻火，通腑导滞。方药如下：

藿香梗 10g（后下）	紫苏梗 10g（后下）	防风 12g	生石膏 30g（先煎）
焦山栀子 8g	牡丹皮 12g	茵陈 12g	厚朴 12g
生大黄 3g（后下）	炒薏苡仁 15g	炒枳实 15g	砂仁 6g（后下）
当归 12g	甘草 6g		

服药 14 剂后，口腔溃疡基本痊愈，小腹胀减轻，口气减轻，大便不成形，舌体稍胖大，舌淡红、尖稍红、苔薄白，脉沉弦小滑。继以上方进退，巩固疗效。

按语

通腑导滞：脾胃互为表里，主腐熟运化水谷。脾喜燥，胃喜润，燥润相济，升降配合，共同完成精微物质的转运传输。如饮食不节，过食辛热肥甘，热蕴中焦，食滞不化，则脾胃积热，热邪循经上炎，煎灼口腔而发口疮。热盛伤津，肠道积滞，腑气不通而致便秘。治疗此类口疮，应上病治下，清泻脾胃，通腑导滞，常用枳实导滞丸合清胃散、三黄泻心汤加减。

本证为腑气不通，腑热上煎而致口疮，故治以泻胃散、茵陈蒿汤、小承气汤清胃热，通便泻热，酌加和胃降气，健脾理气化湿之品，使胃热清，脾气和，腑气通，引火下行，则口疮之证自宁。

[苏凤哲. 路志正教授从脾胃论治口疮临床经验. 世界中西医结合杂志，1994，4（8）：533－534]

第二节　吴茱萸汤

本方主治肝胃虚寒，浊阴上逆证。食后泛泛欲呕，或呕吐酸水，或干呕，或吐清涎冷沫，胸满脘痛，巅顶头痛，畏寒肢凉，甚则伴手足逆冷，大便泄泻，烦躁不宁，舌淡苔白滑，脉沉弦或迟。现在常用于治疗慢性胃炎、妊娠呕吐、神经性呕吐、神经性头痛、耳源性眩晕等属肝胃虚寒者。

《内台方议》：干呕，吐涎沫，头痛，厥阴之寒气上攻也；吐利，手足逆冷者，寒气内甚也，烦躁欲死者，阳气内争也；食谷欲吐者，胃寒不受食也。此以三者之症，共用此方者，以吴茱萸能下三阴之逆气为君；生姜能散气为臣；人参、大枣之甘缓，能和调诸气者也，故用之为佐使，以安其中也。《医方考》：方中吴茱萸辛热而味厚，《经》曰味为阴，味厚为阴中之阴，故走下焦而温少阴、厥阴；佐以生姜，散其寒也；佐以人参、大枣，补中虚也。《医方集解》：此足厥阴少阴阳明药也。治阳明食谷欲呕者，吴茱萸、生姜之辛以温胃散寒下气；人参、大枣之甘以缓脾益气和中；若少阴证吐利厥逆，甚至于烦躁欲死、胃中阴气上逆，将成危候，故用吴茱萸散寒下逆，人参、姜、枣助阳补土，使阴寒不得上干，温经而兼温中也，吴茱萸为厥阴本药，故又治肝气上逆，呕涎头痛。

【方药】

吴茱萸一升（洗）　人参三两　生姜六两（切）　大枣十二枚（擘）。

【用法】

上四味，以水七升，煮取二升，去滓，温服七合，日三服。（现代用法：水煎两次温服）。

【原文】

食谷欲呕，属阳明也，吴茱萸汤主之。得汤反剧者，属上焦也。（243）

少阴病，吐利，手足逆冷，烦躁欲死者，吴茱萸汤主之。（309）

干呕，吐涎沫，头痛者，吴茱萸汤主之。（378）

【临证运用】

一、邓铁涛医案

［案例］ 某女，24 岁，2000 年 12 月 5 日初诊。每天清晨起床后呕吐清痰 3 年余。遇疲劳或受凉加重，甚则呕酸水，早上胃纳差，勉强可进食，有饥饿感。某医辨证为脾虚，服中药未效。中医认为脾主运化、胃主受纳，纳差、呕吐清痰非脾虚乃胃寒，脾虚宜升运，胃寒须温降，升降不明故疗效不显。证属阳明寒呕，拟吴茱萸汤。处方如下：

党参、姜半夏各12g　　茯苓30g　　桂枝6g　　白术10g

炙甘草5g　　　　　　　吴茱萸4g　　生姜3片　　大枣3枚

5 剂，每天 1 剂，水煎服。

12 月 15 日二诊：服药 2 剂呕吐止，胃纳稍改善。守方加陈皮5g，略作调整以资巩固，又服 7 剂，嘱其坚持每天早上嚼生姜 2 片，温胃止呕。保持精神乐观，克服紧张情绪。再服香砂六君子丸善后。

按语

经方因其配伍严谨、方简效宏，受到历代医家的推崇，临床屡收奇效。邓老对经方素有研究，临床常以经方治疗难症，深有体会。有学者曾谈到中医不科学，其中一个论点就是，方法经不起重复。邓老认为这是一个误区，其误之处在于不理解中医是"证"的重复，是"病机"的重复，是一种更高层次上的重复，而不是一方一病的简单重复。此例呕吐病案，用吴茱萸汤合苓桂术甘汤。张仲景医学思想中早有这种理论，类似病例历代也颇多记载，证明这种辨证论治的思维是经得起重复的，也一直在被重复着。

（杨利.邓铁涛教授运用经方治验4则.新中医，2004，36（6）：11－12）

二、班秀文医案

［案例］ 韦某某，女，40岁，家庭妇女。经行错后，量少色淡而质稀已3年，每逢月经将行或经中，眼睑及上肢微肿，时呕恶吐涎，大便溏薄，每日1～2次，脉虚细，苔薄白、舌质淡。证属脾肾阳虚，水饮内停，月经将行之时，相火内动，肝木横逆脾土，水饮溢于肌表苗窍。宜温阳补血，化饮止呕为治。具体处方如下：

党参20g	吴茱萸3g	制附子9g（先煎）	炒白术12g
当归身12g	川芎5g	白芍药9g	炙甘草5g
大枣10g	生姜6g		

每天水煎服1剂，连服3剂，并嘱以后经将行时连服3～6剂。

按语

"太阴之为病，腹满而吐，食不下，自利益甚"。本例为脾肾阳虚，气血不足，水饮不化之变，故仿仲景温中补虚之人参汤、温中降逆之吴茱萸汤和补血之四物汤化裁而成，既能温中健脾，降逆化饮，又能收到养血扶正之功。

（班秀文.班秀文妇科医论医案选.北京：人民卫生出版社，1987）

第三节 猪肤汤

本方主治少阴病，下利咽痛，胸满心烦。本条下利，是少阴阴虚内热，邪热下迫所致，且下利则阴液更伤，阴虚不能制阳，则虚热上犯，于是咽痛。手少阴之脉起于心中，出属心系，下络小肠，其支脉夹咽；足少阴之脉，其直行者，从肾上贯肝膈，入肺中，循喉咙，夹舌本。今少阴阴亏，虚热循经上扰，经气不利，故除咽痛外，尚有胸满心烦。证以阴虚为本，然利久伤脾，脾虚则津液难复，故以猪肤汤滋阴润燥，扶脾止利。本条咽痛，乃虚热上扰所致。其证多伴咽干，且咽部红肿不甚，疼痛不剧，与风热实证之咽痛红肿显著、疼痛较剧烈者，显然不同，又与阴盛格阳之咽痛有异。

《注解伤寒论》：猪，水畜也，其气先入肾。少阴客热，是以猪肤解之；加白蜜润燥除烦，白粉以益气断利。《伤寒来苏集》：猪为水畜，而津液在肤，君其肤以除上浮之虚火；佐白蜜、白粉之甘，泻心润肺而和脾，滋化源，培母气。水升火降，上热自除而下利止矣。《中国医学大辞典》：猪为水畜，属肾，而肤主肺，取其遍达周身，从内而外；蜜乃稼穑之味，粉为五谷之精，合之猪肤之润，皆足以交媾阴阳，调和荣卫；熬香者，取香气助中土之义也。

【方药】

猪肤一斤。

【用法】

上一味，以水一斗，煮取五升，去滓，加白蜜一升、白粉五合，熬香，和令相得，温分六服。注白粉，即大米粉。（现代用法：水煎两次温服）。

【原文】

少阴病，下利，咽痛，胸满，心烦，猪肤汤主之。（310）

【临证运用】

一、邓铁涛医案

［案例］　男，22岁，手足皲裂，冬春皆发，裂处肿痛不明显，而创口愈合较难，无其他症状，舌脉无明显异常。邓老认为系肺肾阴伤、脾气虚弱，故不能生肌润肤，以《伤寒》猪肤汤化裁：

猪肤60g、百合15g、黄芪15g、淮山药15g，另用羊油外擦患处。

上方服4剂而愈。

按语

猪肤汤原治少阴病肾阴亏虚、虚火上炎之咽痛；以猪为水畜，肾为水脏，且血肉有情，大具滋润之功，不仅滋肾，而且润肺，以金水相生故也。白蜜润肺，米粉养脾，乃子病求母之法。因此本方可以广泛用于肺肾阴亏之证。邓老认为：肺合皮毛，肺阴不足，滋养无力，故而皮肤皲裂，仲景猪肤汤能润肾、肺、脾之脏，切合病机，而可治本病。上方中猪肤为君，百合润肺为臣，代原方中之白蜜，润而不滞，可达于表；黄芪、山药为佐使，健脾之功胜于米粉，且黄芪能走于表，鼓舞津液敷布肌肤，此米粉所不能及也。于此可见邓老匠心独具之处。

［杨利．邓铁涛和任继学教授应用经方举隅．广州中医药大学学报，2004，21（1）：63］

第四节　甘草汤

本方主治少阴咽痛，兼治舌肿。

【方药】

甘草二两。

【用法】

上一味，以水三升，煮取一升半，去滓，温服七合，日二服。（现代用法：水煎两次温服）。

【原文】

少阴病二三日,咽痛者,可与甘草汤;不瘥者,与桔梗汤。(311)

【临证运用】

一、路志正医案

[案例] 潘某,女,34 岁。1996 年 9 月 23 日初诊。咽痛喑哑,反复发作 5 年,复发 4 月余。

初诊:患者 1971 年因感冒引起急性咽喉炎,未予根治,即照旧上课,致每年辄发数次,发时咽喉疼痛、音哑 1 周左右,始逐渐恢复正常。近 4 月来,咽喉一直疼痛,音哑,语言难出,先后经数家医院确诊为"喉肌软化症"。曾用抗生素等西药,并用清热解毒,清咽利喉,清燥救肺等中药,效果不仅不显,反出现胸膈窒闷,纳呆脘痞,气短,后背怕冷,体重下降,尤以声音嘶哑,不能讲话,遂来诊。证见咽喉疼痛,音哑,不能讲话,以笔代口,胸膈窒闷,纳呆脘痞,气短,后背怕冷,舌体胖有齿痕、质淡、苔腻水滑,脉象沉细。中医诊断:喉喑,证属太少两感,本虚寒而少阴标热;西医诊断:喉肌软化症。治以温经散寒、涤热利咽法,麻黄附子细辛汤合大黄附子汤、甘草汤化裁。方药如下:

麻黄 1.5g　　淡附子片(先煎)3g　　细辛 0.3g　　生大黄 1.5g

青果 12g　　半夏 6g　　　　　　　生甘草 3g

2 剂,日 1 剂,水煎服。

1996 年 9 月 25 日二诊:药后胸膈得舒,背寒已除,声哑好转,少能发音,但仍不能说话,舌体胖有齿痕、质淡、苔腻水滑,脉象沉细,为标热得去,阴霾之邪有蠲除之势,肾阳有来复之机,既见小效,守法不更。上方去大黄,加沙苑子 9g,以益肾气。14 剂,水煎服,每日 1 剂。

1996 年 10 月 20 日三诊:声哑明显减轻,发音较前稍高,能说简单语言,效不更方,仍以上方 14 剂,继服。惟经常感冒,乃阳虚所致,予补中益气丸 6g,每日 2 次,先后服 8 袋。

1996 年 11 月 6 日四诊:外感已解,气短亦轻,说话声音较前清晰,但身倦乏力,腰酸腿软,下肢浮肿,白带多而清稀,舌瘦质淡、苔薄白,脉来沉细尺弱。总属脾肾阳虚所致,治以温补脾肾,佐以利咽。方药如下:

党参 9g　　　白术 9g　　　附子(先煎)3g　　淫羊藿 8g

菟丝子 9g　　沙苑子 9g　　茯苓 15g　　　　山药 9g

玉蝴蝶 6g　　蝉蜕 9g

5 剂,日 1 剂,水煎服。

针灸:左照海,针 3 分,用烧山火补法;右三阴交,针 8 分;廉泉,斜向舌根,针 1 寸,以平补平泻手法。共 3 针,留针 5 分钟。

为提高疗效，加速愈期，兼予针灸疗法。方中照海能滋肾利咽，引虚下行，三阴交能补益肝脾肾之经气，经气充盛则声音可复；廉泉为治失语要穴，取之收效更捷。

1996 年 11 月 11 日五诊：声音清晰，说话正常，诸症向愈，再进上方 5 剂，以资巩固。追访至 1998 年未见复发。

按语

喉属肺系，为呼吸声音之门户。热邪、寒邪干之，均易引起失音等病变。肺热壅盛所致者，宜清肺泻热，热退则肺气清肃，声音自复，沈金鳌所谓"音声病，肺家火热证也，盖声哑者，莫不由于肺热"是也；由风寒外束而致者，当疏风散寒，使肺气得宣，气机调畅，音哑自愈。即朱丹溪所谓"风冷能令人卒失音"者是也。但在临床证治中，因医者不察，喜清凉，失疏解，专以苦寒清热为事，致寒邪内闭，酿成"喉喑"重症，可不慎乎？至于肺燥伤阴，金破不鸣，劳嗽所致者，又当润肺生津，滋阴养血，随证而施，不可偏执。用麻黄附子细辛汤治"暴哑声不出"，张石顽颇有体验，他说："若暴哑声不出，咽痛异常，卒然而起，或欲咳而不能咳，或无痰，或清痰上溢，脉多弦紧或数疾无伦，此大寒犯肾也，麻黄附子辛汤温之，并以蜜制附子禽之，慎不可轻用寒凉之剂，二证寒热天渊，不可不辨也"。盖足少阴之经脉循喉咙，夹舌本，不仅肺为声音之门，而肾实为呼吸之根。如寒邪犯肾，多成此疾。本案病程虽久，但其病机与张氏所说不谋而合，系由误治引起，路老故以麻黄疏解在表之寒邪，附子细辛温散本经之虚寒，反佐大黄以清泻少阴之标热，配半夏以辛散开结，青果以利咽喉，甘草以甘缓守中。方虽辛温燥烈，但配伍得宜，有散寒解凝，宣肺发声之功，而无伤阴耗液之弊，药仅服用 2 剂，即见初效，阴寒得散，胸阳得振，证情好转之后，以补中益气，健脾温肾，针药兼施，以收全功。

（贺兴东，翁维良，姚乃礼. 当代名老中医典型医案集·五官科分册. 北京：人民卫生出版社，2009）

第五节　桔梗汤

本方主治风邪热毒客于少阴，上攻咽喉，咽痛喉痹，风热郁肺，致成肺痈，咳嗽，胸满振寒，咽干不渴，时出浊沫，气息腥臭，久则吐脓者。本方虽仅有两味药，但却有意想不到之功效。甘草顾名思义是甜的，《内经》提到甘能缓，缓就能松弛，解除痉挛，就算是重症，加一味甘草，症状减轻，也是缓，所以一味甘草名忘忧汤。桔梗内有皂素，凡含有皂素的药都能化痰。会咳会喘，就是因为气管有痰，有时伴有痉挛造成气上逆，轻者咳，重者喘。

【方药】

桔梗一两　甘草二两。

【用法】

上二味，以水三升，煮取一升，去滓，温分再服。（现代用法：水煎两次温服）。

【原文】

少阴病二三日，咽痛者，可与甘草汤；不瘥者，与桔梗汤。（311）

【临证运用】

一、方和谦医案

[案例1]　患者，女，61岁，2005年7月1日初诊。患者因皮肤瘙痒伴多皮屑3年，加重1个月来诊。患者3年前出现皮肤瘙痒，肤色暗红，多皮屑，肤热，遇热瘙痒加重，多方求治，进展不大。1年半前曾在首都医科大学附属北京朝阳医院皮肤科诊断为"红皮病"，予以口服激素，外用尤卓尔、硅霜等药物，仍痒、屑俱在。近1个月来天气炎热，症情又有加重，口干、便干、溲黄。诊见痛苦面容，面部、胸背部及四肢皮肤色暗红，表层有鳞屑，触之皮肤粗糙，缺少弹性，皮温正常，口干，便干，溲黄，舌质黯、舌苔白，脉沉滑数。中医辨证属风热伤营，治以祛风清营解毒。方药如下：

苦参 10g	土茯苓 15g	赤芍药 10g	生地黄 15g
元参 10g	苦桔梗 10g	生甘草 10g	炙甘草 10g
北防风 10g	黄柏 10g	牛蒡子 10g	生石膏（先煎）15g
炒薏苡仁 20g			

6剂，日1剂，水煎服

二诊：自觉肤痒减轻，口干、便干均有改善，脱皮屑量减少，皮肤尚缺乏弹性。服用前方后已使病情有转机，故效不更方，继续服用6剂。后皮疹渐愈。

本患者年逾60岁，气阴俱虚，肝肾不足，脾不健运，肌肤失荣，病程3载，久病入络，气血瘀滞不畅，导致肌肤进一步失养，出现肌肤甲错，脱皮屑；又值暑热挟湿较盛之季节，风热之邪外袭，引发病疾加重；口干、便干、溲黄，均为热病伤阴之象；舌暗、苔白脉滑则为血瘀湿阻之象。方老遵"治风先治血，血行风自灭"之旨，选用赤芍药、干生地黄、元参凉血清营之品，苦参、黄柏、石膏清热燥湿泻火，土茯苓解毒除湿，防风祛风胜湿。方中生甘草取其解毒之功用，配桔梗组成桔梗汤宣散风热，炙甘草健脾补中固本，防苦寒之品伤正，二药合用以达扶正祛邪之目的。桔梗汤本为治肺痈方剂，今方老以治疗皮肤瘙痒，乃为经方的变通使用，扩展了本方的治疗范围。

［权红，李文泉，范春琦，等．方和谦临床合用生炙甘草的体会．北京中医，2008，27（2）：106－107］

［案例2］ 患者，男，20岁，初诊时间：2005年7月12日。患者咳嗽1月来诊。平素喜食寒凉、甘甜、辛辣之品。近1月食生冷后出现咽部不适，咽痒作咳，痰少，曾到西医院就诊，诊断为咽喉炎，予抗生素口服疗效不佳。现仍咽痒，咳嗽，痰少，纳食可，大小便调，咽略红，扁桃体不大；听诊：双肺呼吸音清，舌淡，脉缓。患者平素喜食寒凉之品则伤肺气，多食辛辣之品易生火热之邪，上蒸咽喉，熏灼肺脏，炼津液为痰。由于饮食偏好，使脾脏健运失常，饮食不能化为精微，反而酿成痰浊，阻塞气道，使肺失宣肃出现咳嗽。中医诊断为咳嗽。证属火郁伤津，肺窍不利，治以养阴清热、利咽止咳。处方如下：

北沙参10g	麦门冬10g	苦桔梗10g	丝瓜络6g
板蓝根10g	生炙甘草各5g	玉竹10g	马勃5g
元参6g	生地黄10g	薄荷5g	连翘10g
茯苓10g			

7剂，每日1剂，水煎服。

二诊，患者药后咽痒、咳嗽好转，无痰，舌苔薄白，脉缓平，食欲稍差，前方再进7剂而病愈。

按语

患者平素喜食寒凉之品则伤肺气，多食辛辣之品易生火热之邪，上蒸咽喉，熏灼肺脏，炼津液为痰。由于饮食偏好，使脾脏健运失常，饮食不能化为精微，反而酿成痰浊，阻塞气道，使肺失宣肃出现咳嗽。方老以调和肺气入手，利咽泻火。方中用沙参、麦门冬益胃，元参、生地黄增液，连翘、板蓝根清热解毒，马勃、薄荷、丝瓜络清咽利肺，生甘草、桔梗相配组成桔梗汤解毒宣肺，利咽泻火，治疗咽喉之疾，炙甘草补中健运、调和诸药而收功。

［权红，李文泉，范春琦，等．方和谦临床合用生炙甘草的体会．北京中医，2008，27（2）：106－107］

第六节　乌梅丸

本方适应于脏寒，蛔上入膈，烦闷不安，手足厥冷，得食而呕，腹痛，吐蛔，时发时止，或久利不止。主治伤寒，下痢腹痛，久痢，诸药不愈，数10年者；久疟，往来寒热，经年不愈，形体瘦弱；亦治劳疟；寒热劳疟久不愈，形体嬴瘦，痰结胸膛，食饮减少，或因行远，久经劳役，患之积年不愈。

本方由 10 味药组成。主治寒热错杂，蛔虫窜扰所致的蛔厥、久痢、厥阴头痛。方中乌梅味酸，苦酒醋渍而重用，既可安蛔，又能止痛，故为主药。蛔动因于脏寒，故以干姜、附子、细辛、蜀椒、桂枝温肾暖脾，以除脏寒；且五药皆辛，又可制蛔，其中细辛、蜀椒更具杀虫之用，故又可助乌梅安蛔止痛；素病蛔疾，必损气血，故又以人参益气，当归养血，合而扶正补虚，俱为辅药。佐以黄连、黄柏苦寒清热，兼制辛热诸药，以杜绝伤阴动火之弊，且味苦兼能下蛔。诸药合用，共奏温脏安蛔之功。

【方药】

乌梅三百枚　　细辛六两　　干姜十两　　黄连十六两　　附子六两（炮，去皮）

当归四两　　蜀椒四两（出汗）　　桂枝六两（去皮）　　人参六两　　黄檗六两

【用法】

上十味，异捣筛，合治之，以苦酒渍乌梅一宿，去核，蒸之五斗米下，饭熟捣成泥，和药令相得；内臼中，与蜜杵二千下，丸如梧桐子大。先食饮服十丸，日三服，稍加至二十丸。禁生冷、滑物、臭食等。（现代用法：水煎两次温服）。

【原文】

伤寒，脉微而厥，至七八日肤冷，其人躁无暂安时者，此为脏厥，非蛔厥也。蛔厥者，其人当吐蛔。今病者静，而复时烦者，此为脏寒。蛔上入其膈，故烦，须臾复止，得食而呕又烦者，蛔闻食臭出。其人常自吐蛔。蛔厥者，乌梅丸主之。又主久利。(338)

【临证运用】

一、张琪医案

[案例]　李某，男，53 岁。3 年前，进食大量半生涮羊肉与人口角后而出现腹痛、腹泻，伴大量黏液脓血便，肠镜检查系溃疡性结肠炎，经多方治疗无效，求治于张教授。电子肠镜检示：距肛门 41 cm 以下结直肠黏膜弥漫充血水肿糜烂，浅溃疡形成，上覆黄白苔样物及黏液。每日腹泻 10 余次，便下大量黏液脓血，厌食纳呆，倦怠乏力，畏寒喜暖，舌质紫、苔白厚，脉沉迟。辨证为脾肾阳虚、湿瘀交阻。药用：

乌梅 20g	当归 15g	生晒参 15g	山药 15g
桃仁 15g	牡丹皮 15g	赤芍药 15g	附子 10g
川花椒 10g	黄连 10g	黄柏 10g	桂枝 10g
三七参 10g	干姜 5g	细辛 5g	

每日 1 剂，水煎服。

服用 14 剂，症状明显好转，再服 21 剂，症状基本消失。为巩固疗效，再服

28 剂，诸症消失。2 个月后肠镜复查病变处黏膜稍充血，血管纹理模糊，糜烂及浅溃疡消失，获临床治愈。

按语

　　张老发现，该病多因先天禀赋不足，素体虚弱或病后体虚，加之摄食不慎，致湿热蕴结肠道，脉络郁滞，气血相搏，血败肉腐而发病。临床求治于中医者，多为西医治疗无效疑难病人，起病日久，病久入络，导致肝郁脾虚，气滞血瘀，与湿热相互蕴结，阻滞肠腑，进一步耗气伤血，导致虚实错杂，正虚邪恋，故症见腹泻频频，腹痛隐隐，便下黏液脓血，食少纳呆，倦怠乏力，面色萎黄，消瘦贫血，舌淡、苔白、脉细弦等。辨证多为脾胃不和，寒热交错，湿瘀交阻。张老以乌梅丸加活血化瘀药治疗，屡用屡验。其中乌梅酸敛生津、涩肠止泻，黄连、黄柏苦寒泻火、燥湿清热；肾阳的主要生理功能有三，助胃腐熟水谷，助脾化气行水，助膀胱蒸腾化气，该病缠绵难愈，久病及肾，故用附子、干姜、川花椒、细辛、桂枝振奋肾阳，温中祛寒；人参、当归补益气血，健脾安中；乌梅与黄连、黄柏、干姜配伍辛开苦降，调和中焦。同时，因久病入络，活血化瘀为治疗该病的又一重要环节。张老临床一般在乌梅丸的基础上加入三七参、桃仁、丹皮、赤芍等化瘀之品。药理研究表明，活血化瘀不仅可以减轻组织充血、瘀血程度，减少炎性渗出，促进组织修复，还能改善患处组织的缺血状态，供给组织充足的营养物质，并能调节机体的免疫功能。乌梅丸适当加入活血化瘀药，中西合璧，标本同治，故效果理想；另外对于湿热偏重者，可去附子、干姜、川花椒，加白头翁、秦皮；以脾虚为主者，黄连、黄柏减量，加山药、薏苡仁、砂仁等。

[孙元莹，吴深涛，姜德友，等．张琪诊治疑难脾胃病经验 5 则．山西中医，2008，24（2）：6-8]

第七节　白头翁汤

　　本方主治热毒痢疾。腹痛，里急后重，肛门灼热，下痢脓血，赤多白少，渴欲饮水，舌红苔黄，脉弦数。本方证是因热毒深陷血分，下迫大肠所致。热毒熏灼肠胃气血，化为脓血，而见下痢脓血、赤多白少；热毒阻滞气机则腹痛里急后重；渴欲饮水，舌红苔黄，脉弦数皆为热邪内盛之象。治宜清热解毒，凉血止痢，热退毒解，则痢止而后重自除。故方用苦寒而入血分的白头翁为君，清热解毒，凉血止痢。黄连苦寒，泻火解毒，燥湿厚肠，为治痢要药；黄柏清下焦湿热，两药共助君药清热解毒，尤能燥湿治痢，共为臣药。秦皮苦涩而寒，清热解毒而兼以收涩止痢，为佐使药。四药合用，共奏清热解毒，凉血止痢之功。

　　《伤寒来苏集》：四味皆苦寒除湿胜热之品也。白头翁临风偏静，长于驱风，盖脏腑之火，静则治，动则病，动则生风，风生热也。故取其静以镇之，秦皮木小而高，得清阳之气，佐白头翁以升阳，协连、柏而清火，此热利下重之宣剂。《医方集解》：此足阳明、少阴、厥阴药也。白头翁苦寒，能入阳明血分而凉血止澼；秦皮苦寒性涩，能凉肝益肾而固下焦；黄连凉心清肝；黄柏泻火补水，并能燥湿止利而厚肠，取其寒能胜热，苦能坚肾，涩能断下也。《医宗金鉴》：厥阴下利，属于寒者，厥而不渴，下利清谷；属于热者，消渴下利，下利便脓血也。

【方药】

白头翁二两　黄柏三两　黄连三两　秦皮三两

【用法】

上四味，以水七升，煮取二升，去滓，温服一升。不愈更服一升（现代用法：水煎两次温服）。

【原文】

热利，下重者，白头翁汤主之。（371）

下利，欲饮水者，以有热故也，白头翁汤主之。（373）

【临证运用】

一、王绵之医案

［案例］　某妇女，29岁，因痢疾高烧3天住院。休克经抢救已纠正，第2天又开始昏迷，一直到第21天，昏迷不醒，诸药无效。诊见：大便血多脓少，高烧昏迷。证属：热毒壅盛，邪陷心包的疫毒痢。治宜清心开窍，凉血解毒、止痢。

首方：白头翁汤，因当地药房没有白头翁，而改用地榆。亦无安宫牛黄丸、局方至宝丹，只有清热镇痉散这种成药。一面治痢疾，一面治神昏。后来用上方加金银花炭、生地黄炭、甘草和开窍药，到第36天，患者神志清醒了，痢疾也好了。

大病之后，消耗很大，真阴亏损，虚风内动，脑袋不停地摇，不由自主，后脑勺的头发都弄没了，手亦动。改用大定风珠以滋阴熄风。临床实验，确实有效，2付药，4个鸡子黄，动风就好了。

患者因昏迷后长期缺氧，无法表达，两个孩子来看她，她抱着孩子痛哭，不会说话。又用"八珍汤"、"人参养荣丸"之类方药，到第100天时，说话也恢复了。

王老治疗疫毒痢，首推仲景白头翁汤而获效。

张仲景在《伤寒论》里，对黄连阿胶汤没怎么阐述，后来的医家对这方义也没怎么讲，但是吴鞠通特别推崇鸡子黄的熄风作用。现在常讲，中医要治急症病人，对于高烧之类的一般传染病，如果把营分证、血分证抓住了，那问题就好解决了，大凡温病，这一条是关键。王老说："我没有创新，用的全部是古人的成方。"实为古方今用。

[徐江雁，沈娟，杨建宇．国医大师验案良方·脾胃卷．北京：学苑出版社，2010]

二、邓铁涛医案

[案例] 卢某，男，22岁，工人。1975年8月7日初诊。患者于1975年6月查大便，发现鞭虫卵（+），7月初觉下腹阵发性绞痛，以右下腹为甚，大便每日3~5次，便色黄褐，量少，有黏液，伴里急后重，并见低热（体温低于37.5℃），头痛，即到某医院诊治。初按亚急性阑尾炎治疗，用抗生素无效，后相继发现嗜酸粒细胞增高（54%），肝脾肿大，多次查血丝虫及血吸虫均阴性，予护肝、驱虫（海群生、驱虫净等且各药服完1疗程）及抗过敏药物治疗亦未效。由西医以"嗜酸粒细胞增多症待查"转诊来，要求中医治疗。

诊查：除上述症状外，并见头晕，疲乏，懒动，口无味而干，小便色黄，舌质老、苔黄浊边白，脉弦数。体温37.5℃，肝肋下3cm，压痛，脾大2cm，白细胞$13×10^9/L$，分类中性粒细胞0.28，淋巴细胞0.17，大单核细胞0.01，嗜酸性粒细胞0.54；红细胞$4.44×10^{12}/L$；GPT 110U/L，CFT（+）；尿常规、大便常规、寄生虫及阿米巴均阴性；孵化找血吸虫毛蚴（日本血吸虫毛蚴孵化法）连续3次阴性，血丝虫3次检查均阴性；胸透心肺未见异常。辨证：下焦湿热。治法：清热利湿。处方如下：

秦皮15g	白头翁15g	川黄连4.5g	木香（后下）4.5g
黄柏10g	金钱草30g	郁金10g	甘草4.5g
			每日1剂，水煎服。

8月26日二诊：患者服上方6剂后自觉精神清爽，头晕、头痛、腹痛明显减轻，大便每日2次，量增，里急后重消失。查白细胞$12.6×10^9/L$，嗜酸粒细胞0.18，中性粒细胞0.55，淋巴细胞0.27。惟因工作关系停药2周后，再查嗜酸粒细胞又复上升至0.42，仍觉头痛，腹微痛，口干，苔白浊，脉弦数。仍守上方，服法同前。

9月28日三诊：服上方1个月后，嗜酸粒细胞降至0.27，仍微觉头痛及右下腹痛，舌质转淡嫩、微有齿痕、苔白，脉弦细。乃余邪未尽，正气已虚，肝气乘脾之象。遂改拟健脾化湿浊，舒肝清余邪之方。处方如下：

白头翁15g	秦皮12g	黄柏10g	白芍药15g

| 沙参 15g | 云茯苓 12g | 白术 12g | 木香（后下）6g |
| 枳壳 4.5g | 甘草 4.5g | | |

10 月 7 日服上方 10 天后，查嗜酸粒细胞直接计数为 0.33 × 10^9/L（330/mm^3），症状又有所减轻。守方服药至 11 月底，症状消失，大便正常。

1976 年 1 月 5 日，嗜酸粒细胞降至 0.5，基本痊愈，嘱仍服后方一段时间，50 天后复查嗜酸粒细胞为 0.6，无其他不适，工作生活如常。

按语

本例不明原因嗜酸粒细胞增多，经西药抗菌、驱虫、抗过敏等方法治疗无效。中医典籍尚无嗜酸粒细胞增多症的记载，惟患者有腹泻、腹痛、里急后重、便中有黏液等症状，符合中医痢疾之诊断，结合舌象，辨证为湿热痢。邓老遂予白头翁汤加味治之，效果显著。可惜病未愈而停药导致病情反复，迁延时日。后期由于病邪久恋，正气渐伤，湿热之邪内困伤人脾气，脾气一虚，则肝气乘脾横递，故改拟健脾化湿、舒肝清余邪之法，用白头翁汤去苦寒之黄连以去余邪，用四君子汤健脾祛湿，但以沙参易党参，一取凉润养津，一防过补留邪，合白芍药、枳壳、木香疏肝理气。配伍得当，守方而愈。

（邱仕君 . 邓铁涛医案与研究 . 北京：人民卫生出版社，2009）

三、张灿玾医案

[案例] 徐某某，中年。

患痢疾病已多年，时发时止，每发时大便带有脓血状物，腹部不适，肛门有窘迫感，曾经多医调治，终未愈，每年必发作，对工作与身体亦无大碍。本次又犯，求治于吾。其身体与脉象均无大变，惟舌苔黄腻，此必肠道中常有湿热蕴积，滞而不解，故时发时止，此休息痢也。经大便镜检，发现有阿米巴原虫。是可证本病为现代医学之阿米巴痢也。处方如下：

| 白头翁三钱 | 秦皮二钱 | 黄连二钱 | 黄柏二钱 |

水煎，温服。

服 1 剂后，即见好转，继服 3 剂，病已痊愈，恐其再犯，因工作关系，服汤药不便，改服丸剂。处方如下：

| 广木香一两 | 黄连一两 |

共为细末，蜜丸，早晚各服二钱，温水送服

服毕不曾再发，继服上方 2 剂，遂愈，两年间，不曾再发。

按语

（引原按）休息痢病，早在隋代《诸病源候论》卷十七"痢病诸侯"中已有记载。该书"休息痢侯"云："胃脘有停饮，因痢积久，或冷气或热气乘之，气动于饮，则饮动而肠虚受之，故为痢也。冷热气调，其饮则静，而痢亦休也……谓之休息痢也。"后世医书，虽均言及治休息痢，而其辨证用药，亦大都与一般治痢之法同，然亦有单列治休息痢方者。总之，中医治痢，仍需要强调辨证遣方，以整体调控为本。本案选用仲景先生《伤寒论·厥阴论》白头翁汤方，该方本云："热利下重者，白头翁汤主之。"证之于临床，白头翁汤，无论菌痢、虫痢皆有效，实为治疗痢疾经典之方。但需正气未伤、脾胃未损、湿热壅滞者为宜，若痢疾变生其他证者，则又当别论。

（张灿玾. 张灿玾医论医案纂要. 北京：科学出版社，2009）

第八节　牡蛎泽泻散

本方主治大病愈后，水气停聚，腰以下浮肿，小便不利，脉沉实有力者。方中牡蛎、海藻软坚行水；葶苈子、泽泻泻肺利水；蜀漆、商陆根逐水泄热；栝蒌根生津止渴，与利水药合用，使水去而津不伤。诸药合用，共成逐水消肿之效。现代常用于慢性肾病的治疗。

【方药】

牡蛎（熬）、泽泻、蜀漆（暖水洗去腥）、葶苈子（熬）、商陆根（熬）、海藻（洗去咸）、栝蒌根各等份

【用法】

上七味，异捣，下筛为散，更于臼中治之，白饮和，服方寸匕，日三服。小便利，止后服。

【原文】

大病差后，从腰以下有水气者，牡蛎泽泻散主之。（395）

【临证运用】

一、张琪医案

[案例]　吕某，男，28 岁，1989 年 4 月 12 日初诊。

患肾病综合征，几经治疗无明显好转。

现腰以下肿甚，阴囊肿大，腹胀满，口黏而干，尿少色赤多泡沫，尿量约 500ml/24h，舌红胖大苔白腻，脉滑。总蛋白 4.8g%，白蛋白 2.4g%，球蛋白 2.4g%，总胆固醇 310mg%，尿蛋白（＋＋＋），颗粒管型 3～5 个。据以上脉症，张老辨证为湿热壅滞下焦，治以牡蛎泽泻散加减。药物组成：

牡蛎 20g	泽泻 20g	葶苈子 15g	商陆 15g
海藻 30g	天花粉 15g	常山 15g	白花蛇舌草 30g

车前子 15g　　　　五加皮 15g

水煎，日 1 剂。

4月19 二诊：服上方 6 剂，尿量增多约 1800ml/24h，尿蛋白＋＋，颗粒管型 0～2。药已见效，以上方去常山，加瞿麦 20g，萹蓄 20g。

4月26 日三诊：服药 6 剂，诸症明显好转，尿蛋白（＋），管型（－），略有腰酸、下肢微浮肿、舌淡红略胖、苔薄白、脉沉滑。遂改为补肾利湿法，以济生肾气丸化裁，又调治 20 余剂，尿蛋白阴性，浮肿全消而获愈，后随访 1 年未复发。

按语

本案病人患病两年一直治疗，曾用氢化可的松等多种中西药物，皆未能控制病情，腰以下肿难消，且形体肥胖，已呈现药物性柯兴征症状。张老以牡蛎泽泻散加车前、五加皮、白花蛇舌草，意在清利下焦湿热，方中商陆用量虽大，却未见泻下及不良反应，且诸症及尿检明显好转，足以说明经方配伍之妙。

[曹洪欣. 张琪教授运用经方治疗肾病的经验. 黑龙江中医药，1991（3）：1－2]

二、裘沛然医案

[案例]　某患儿因感冒后出现浮肿、蛋白尿，由宁波来沪求医，现住某教学医院肾病病房。诊断为"肾病综合征"。已经激素、环磷酰胺、吡哌酸、安体舒通、头孢菌素等治疗 2 月余，但浮肿日趋加重，蛋白尿（＋＋＋），尿量每日仅百余毫升。院方已发病危通知。家长焦急万分。今慕名特将病孩携至中医门诊部求诊。裘老详察患儿，面色㿠白无华，眼睑虚浮，气促神萎，腹部膨大如鼓，肿胀上达胸膺，阴囊肿大如球，下肢浮肿，小溲不畅，口不渴，纳不馨，泛恶多，苔薄质淡，脉沉细。药物组成：

生黄芪 40g　　生牡蛎 40g　　福泽泻 1.5g　　黑大豆 30g　　大枣 7 枚

7 剂，水煎日 1 剂

7 剂后家长来院代诉，言浮肿逐日减轻，尿量明显增多。嘱再服上方 7 剂。尽剂后患儿来院复诊，竟能步入诊室，面目浮肿明显改善，阴囊水肿全部消退，下肢稍有肿胀，腹大不显，胃纳增，精神佳，尿蛋白（＋＋）。遂守原方叠进。再 2 周，病情缓解，随即出院返家。约 2 个月后家长登门道谢，陈述患儿自出院后仍服前方，现已完全康复，蛋白尿消失。

按语

裘老认为，患儿之病乃免疫性疾患，由抗原抗体复合物所引起，属中医"水肿"范畴。朱丹溪将其分为阳水阴水两大类；张景岳则着重于肺脾肾三脏立论；

而其临床关键在于审证和选药。本症既非阳水之明显表现，亦非阴水之典型证候，乃系三焦气虚又受水湿泛滥所致。肺虚不能制其上源，脾虚不能运化水湿，肾虚则气化无权，而水邪停阻，遂至满溢，非攻、下、汗、利所能取效，亦非温阳、腻补所能奏功。本例患儿肿胀程度极为严重，又溲少便闭，如用"十枣汤"或"舟车丸"峻剂攻下，则水邪未尽而元气先亡；若用桂附参术，则有阻滞气机、助阳劫阴之弊；若用一般利水渗湿如薏苡仁、车前子等，又药不胜病。故裘老拟于上述五味药：黄芪，既有补肺健脾益肾之功，又有协调三焦、祛除水湿之效，一药而具多能，重用以为君；牡蛎既泄水气，又涩精气；泽泻固肾而能治水，利尿而不伤阴；黑大豆益肾治水，消胀下气；大枣滋助脾土，以平肾气，起益土而胜水之功。本方宗仲景防己黄芪汤、牡蛎泽泻散及景岳玄武豆三方化裁而得，尽去原方中腻补及攻下之品。本方寓补于通，祛邪而兼扶正，渗利与收涩交相为用，使肺气得调，水道以畅；脾气得健，水湿能运；肾气得养，开合有常。

[杨翠兰，裘端常．出奇制胜起沉疴．上海中医药杂志，1988，(12)：17]

第九节　防己黄芪汤

本方治疗风水、风湿属于表虚证的常用方剂。以汗出恶风，小便不利，苔白脉浮为证治要点。治表虚邪而兼湿者，其中防己与黄芪为主药。防己与白术配合祛湿气；黄芪同甘草补表虚，固肌表。若兼腹痛者，为肝脾不和，宜加白芍药以柔肝理脾；喘者，为肺气不宣，宜加麻黄少许以宣肺散邪；水湿偏盛，腰膝肿者，宜加茯苓、泽泻以利水消肿；冲气上逆者，宜加桂枝以温中降冲。适用于慢性肾小球肾炎、心源性水肿、风湿性关节炎等属表虚湿盛者。

【方药】

防己一两　甘草半两（炒）　　白术七钱半　黄芪一两一分（去芦）

【用法】

上锉麻豆大，每抄五钱匕，生姜四片，大枣一枚，水盏半，煎八分，去滓温服，良久再服。喘者加麻黄半两；胃中不和者加芍药三分；气上冲者加桂枝三分；下有陈寒者加细辛三分。服后当如虫行皮中，从腰下如冰，后坐被上，又以一被绕腰以下，温令微汗，差。（现代用法：姜枣适量为引，水煎两次温服）。

【原文】

风湿，脉浮身重、汗出恶风者，防己黄芪汤主之。（痉湿暍病脉证第二·二十二）

【临证运用】

一、路志正医案

[案例]　患者某，女，32岁，已婚，2003年10月9日初诊。主诉：月经稀

少10余年,闭经2年。患者15岁初潮,月经尚调,1993年6月怀孕3个月自然流产,出血较多,经清宫、中药等治疗,出血止。但自此经量逐月减少,渐至2年前经闭不行。先后服用中药500余剂效果不彰,惟行人工周期疗法,月经始潮,否则不至,亦未能再受孕,伴身体逐渐发胖,而前来求治。路老诊见:形体丰满(体重78kg,病前58kg),纳谷欠馨,大便不成形,小便量少,伴见神疲乏力,动则汗出,微恶风寒,周身骨节疼痛,下肢肿胀,性欲淡漠,带下清稀,月经未潮,盼子心切。因家人以离婚相逼,心理压力很大,情怀抑郁。前医处方多为温经通脉、理气活血、调补冲任等方药,尚属正治。舌体胖有齿痕、质略暗、苔白腻,脉沉细滑。路老诊毕,言此为脾虚失运,水湿停聚,闭阻经脉而致闭经。治法宗《金匮要略》"去水,其经自下"之旨。方选防己黄芪汤加味。处方如下:

防己 12g	黄芪 20g	白术 15g	茯苓 20g
生炒薏苡仁各30g	泽泻 12g	藿苏梗各 10g	防风 10g
香附 10g	益母草 15g	车前子 15g	炙甘草 10g

7剂,每日1剂,水煎服。

药后乏力、恶风、身重有减,下肢肿胀消退,舌脉同前。已见效机,乘胜追击,宗上法,原方去防风加桂枝10g,川芎10g,以增温经活血化瘀之力。再进14剂,服药至第12剂,月经来潮,但经量极少,色淡,两天即净。其余诸症悉减,体重减至76kg。遂以上方加减,先后调理3个多月,服药百余剂,体重减至65kg诸症消失,月经周期、量、色恢复基本如常。后喜获身孕,于2005年2月26日顺产一男婴。

按语

本例患者流产之后,出血较多,气血俱损,复因过早上班,工作劳累,再加饮食失于调理,致使脾胃受损,运化失职,水湿不化,聚湿酿痰,化为脂膏,停于皮下脂膜,而渐致肥胖;水湿阻于胞宫,气血运行失常,冲任不调而致闭经;脾主肌肉四肢,脾虚湿阻则神疲乏力,肢体酸重;气虚则卫外不固,而微恶风寒,时汗出;气机升降出入失常,则纳少便溏,湿邪趋下,故见带下清稀,下肢肿胀。本病起因于脾虚湿困,后致闭经,与《金匮要略》"先病水,后经水断,名曰水分"之旨相合,故先予健脾祛湿之防己黄芪汤,使脾土健运,以绝水湿产生之源;用疏风祛湿之品,使已成之水从表分消而去;复加行气化瘀之品,使气畅、水运、血行,则闭阻之经脉得以调畅如初。既辨证准确无误,治理、法、方、药于一炉,故十余年闭经之顽症,经2月余调理,得以经调孕成而喜获子。

[路洁,魏华,王秋风.路志正教授"知常达变"辨治妇科病经验撷萃.中华中医药杂志,2006,21(3):167]

第十节 百合地黄汤

本方滋阴清热，主治百合病。症见阴虚内热，神志恍惚，沉默寡言，如寒无寒，如热无热，时而欲食，时而恶食，口苦，小便赤。关于百合病，《千金方衍义》：百合病若不经发汗、吐、下，而血热自汗，用百合为君，安心补神，能去中热，利大小便，导涤痰积；但佐生地黄汁以凉血，血凉则热毒解而蕴结自行，故大便当去恶沫也。《金匮要略心典》：百合色白入肺，而清气中之热，地黄色黑入肾，而除血中之热，气血即治，百脉俱清，虽有邪气，亦必自下；服后大便如漆，则热除之验也。

【方药】

百合七枚（劈） 生地黄汁一升

【用法】

上以水洗百合，渍一宿，当白沫出，出其水，更以泉水二升，煎取一升，去滓，内地黄汁，煎取一升五合，分温再服。中病，勿更取。大便当如漆。（现代用法：先煎百合去渣，后入地黄汁）。

【原文】

百合病，不经吐、下、发汗，病形如初者，百合地黄汤主之。（百合狐惑阴阳毒病证治第三·五）

【临证运用】

一、何任医案

［案例］ 钟某某，女，24 岁。

1964 年 6 月 22 日初诊：声音嘶哑，历两年余，夜班工作尤甚，苔薄、舌质绛，脉细。以清滋肺肾兼利咽为治。方药如下：

玄参 9g	沙参 6g	马兜铃 6g	安南子 9g
阿胶 6g	野百合 12g	牛蒡子 6g	糯米一盅
射干 3.6g	天门冬 6g	麦门冬 6g	凤凰衣 4.5g
木蝴蝶 4.5g			

4 剂，日 1 剂，水煎服。

6 月 29 日复诊：音哑略有好转，续原意进，原方去射干、天门冬，阿胶改用蛤粉炒。3 剂。每日 1 剂，水煎服。

8 月 10 日三诊：因工作外出，停药四旬，音嘶又作，自诉上月行经时，音哑更甚。以养血滋阴为进。方药如下：

当归 6g	沙参 9g	白芍药 9g	升麻 3g

| 黄芪 9g | 野百合 9g | 白术 6g | 陈皮 6g |
| 玄参 9g | 蛤粉炒阿胶 6g | 柴胡 4.5g | |

5 剂，日 1 剂，水煎服

8 月 17 日四诊：音略转扬，续用原意，上方去玄参、白芍药，加生草 6g。5 剂，每日 1 剂，水煎服。

8 月 31 日五诊：发音较扬，经水如期而至，头昏胀目眩，面色较黄，腹无不舒。以养血滋理兼平潜为治。方药如下：

当归 9g	生白芍药 9g	干地黄 12g	陈皮 4.5g
北沙参 6g	安南子 9g	草决明 9g	马兜铃 9g
川芎 4.5g	野百合 9g		

5 剂，日 1 剂，水煎服。

9 月 7 日六诊：头眩，音哑瘥减，精神亦转佳。以益气养血润肺为治。方药如下：

黄芪 9g	炒白术 9g	陈皮 4.5g	当归 9g
北沙参 9g	升麻 4.5g	玄参 9g	党参 9g
柴胡 4.5g	生甘草 6g	野百合 9g	

5 剂，日 1 剂，水煎服。

9 月 28 日七诊：音喑渐好转，以补中益气丸缓调之。

补中益气丸 180g，早晚各服 6g，开水送服。

10 月 19 日八诊：发音已好转，头眩目花均除。续以补益调治善其后。方药如下：

平地木 9g	黄芪 6g	当归 9g	白术 6g
陈皮 4.5g	柴胡 3g	炙甘草 4.5g	北沙参 9g
玄参 6g	野百合 9g		

4 剂，日 1 剂，水煎服。

 按语

音哑《内经》名"瘖"（或"喑"）。《医学纲目》称"喉喑"。该证虽属喉咽、声道的一种病变，实与肺肾密切相关。声音出于肺系而根于肾，肺主气，声由气而发；肾藏精，精足能化气，精气充足，上承会厌，鼓动声道则声音洪亮。故《直指方》曰："肺为声音之门，肾为声音之根"。若外邪阻塞于肺或肺肾精气内耗，皆可导致声嘶音哑。该病人音哑已两年余，症状受劳累而加剧，可知属于虚证，脉细舌绛，阴虚火盛之候，故宜润肺清热利咽法，初、复诊均以百合地黄汤法为主，加沙参、阿胶以益肺肾之阴，凤凰衣、安南子乃润肺利咽，马兜铃、射干、木蝴蝶、牛蒡子清宣肺气，糯米培土生金（即补肺阿胶散之意）。合而用之，清养之中兼利咽喉，虚火亦降，音哑渐有好转。三诊停药复发，适逢经期音哑转甚，因经血下行，肾气不能上升于肺，同时考虑到气血互为相关，阴血虚必累及于气，故采用补中益气汤合百合地黄汤，气阴两顾，疗效转显。五诊之时，证既有气阴之虚，又有肝阳上旋之象，所以加用草决明为佐，阳潜后则仍以原方进。末次病已十去其八九，患者体力渐复，乃以气阴调理善后，使缠绵两年的失音症得以痊愈。何老辨证，声音嘶哑根于肺肾，治病求本，而清滋肺肾而利咽，标本兼治，使2年失音症得以痊愈。

（何任．何任医案选．浙江：浙江科学技术出版社，1981）

第十一节　鳖甲煎丸

本方又称疟母煎，主治疟疾日积不愈的药，胁下痞硬有块，称为疟母。本方为消癥化结之名方。以胁下癖块，触之硬痛，推之不移，舌黯无华，脉弦细为证治要点。常用于治疗肝硬化、肝脾肿大、肝癌等病，符合上述证治要点者。还可用于血瘀肝郁型黄疸。

历代医家对此方多有论述。《医方考》：方中灰酒，能消万物，盖灰从火化也；渍之以酒，取其善行；鳖甲、鼠妇、䗪虫、蜣螂、蜂巢皆善攻结而有小毒，以其为血气之属，用之以攻血气之凝结，同气相求，功成易易耳；柴胡、厚朴、半夏散结气；桂枝、牡丹皮、桃仁破滞血；水谷之气结，则大黄、葶苈、石韦、瞿麦可以平之；寒热之气交，则干姜、黄芩可以调之。人参者，以固元于克伐之汤；阿胶、芍药以养阴于峻厉之队也。乌扇、赤硝、紫葳攻顽散结。《千金方衍义》：疟母必著于左胁，肝邪必结肝部也。积既留著客邪，内从火化，当无外散之理，故专取鳖甲伐肝消积。尤妙在灰煮去滓，后下诸药，则诸药咸得鳖甲引入肝胆部分。佐以柴胡、黄芩同济少阳区域；参、姜、朴、半助胃祛痰；桂、芍、牡丹、桃、葳、阿胶和营散血；蜣螂、蜂窠、虻虫、䗪虫、乌扇聚毒势攻；瞿、韦、藻、戟、葶苈、大黄利水破结。未食前服7丸，日服不过20余粒。药虽峻而不骤伤元气，深得峻药缓攻之法。又因《金匮要略》方中赤硝毒劣，则易之以藻、戟；鼠妇难捕，乃易之以虻虫。略为小变，不失大端。

现代研究证明有抗肝纤维化作用。

【方药】

鳖甲十二分（炙）　乌扇三分（烧）　黄芩三分　柴胡六分　鼠妇三分（熬）
干姜三分　大黄三分　芍药五分　桂枝三分　葶苈一分（熬）　石韦三分（去毛）
厚朴三分　牡丹五分（去心）　瞿麦二分　紫葳三分　半夏一分　人参一分
䗪虫五分（熬）　阿胶三分（炙）　蜂巢四分（炙）　赤硝十二分　蜣螂六分（熬）
桃仁二分

【用法】

上二十三味，为末，取煅灶下灰一斗，清酒一斛五斗，浸灰，候酒尽一半，着鳖甲于中，煮令泛烂如胶漆，绞取汁，内诸药，煎为丸，如梧子大，空心服七丸，日三服。（现代用法：黄酒适量，先煎鳖甲取汁，余药共研细末，和鳖甲汁共煎为丸，如梧桐子大，空腹服用，每次3~6g，每日3次，温开水送服）。

【原文】

病疟，以月一日发，当以十五日愈，设不差，当月尽解。如其不差，当云何？师曰：此结为癥瘕，名曰疟母，急治之，宜鳖甲煎丸（疟病脉证并治第四·二）

【临证运用】

一、张琪医案

[案例]　患者，男，62岁，1999年9月4日初诊。

患者脾大平脐，面色黧黑，体质羸瘦，肝掌，蜘蛛痣，手足心热，齿龈出血，鼻衄，腹胀纳少，无腹水，大便1日1行，小便色黄，舌红、苔白厚，脉沉弦数。血常规：白细胞1.4×10^9/L，红细胞2.43×10^{12}/L，血红蛋白71g/L，血小板45×10^9/L，白蛋白25.7g/L，谷丙转氨酶125.3IU/L，谷草转氨酶82.2IU/L。辨证为肝胆血瘀，无力运化，湿邪困脾，郁而化热，水湿与邪热交互为患。药物组成：

柴胡15g	白芍药25g	黄芪30g	红参15g
虎杖20g	郁金10g	茯苓20g	山茱萸15g
枸杞子15g	女贞子15g	炙鳖甲30g	牡丹皮15g
焦山栀子15g	白术20g	茵陈30g	黄连10g

水煎日1剂。

以此方为主加减化裁，服药90余剂，B超显示脾脏已缩至止常，脾厚3.6cm。血常规：白细胞4.1×10^9/L，红细胞3.5×10^{12}/L，血红蛋白101g/L，血小板126×10^9/L，白蛋白30.4g/L，转氨酶（-）。患者可以上老年大学，正常学习健身，无明显不适。

按语

经过大量临床实践，张老总结肝硬化的病机，概括为正虚邪实，正虚即肝虚、脾虚、肾虚；邪实即气滞、瘀血、痰浊、蓄水、湿热毒邪内蕴，正虚与邪实相互交织，错综复杂，变证百出，远非常规方药所能奏效，尤其随着西医治疗的广泛普及，求治于中医的大多为西医多方治疗无效的顽固患者。因此，张老治疗本病多用大法复方，消补兼施。对于肝炎后肝硬化，表现以脾大为主，腹胀满，胁肋胀痛，食少纳呆，张老通常以柔肝软坚与清热解毒合用，以自拟之软肝化癥煎治疗肝炎后肝硬化屡用屡验。药用：柴胡20g，白芍药20g，黄芪30g，青皮15g，虎杖20g，郁金10g，茯苓20g，人参15g，山茱萸15g，枸杞子15g，炙鳖甲30g，蒲公英30g，五味子15g，白术15g，茵陈30g，黄连10g。本方以炙鳖甲软坚散结为核心，取法《金匮要略》鳖甲煎丸之意，原方用于治疗久疟、疟母。疟母为久疟积于胁下结成癖块，张老认为实则为脾肿大，鳖甲既有软坚散结之功，又有滋阴清热之力，脾大肝硬化大多出现五心烦热、舌红、脉细数等阴虚证候，故以鳖甲为首选；辅以青皮、郁金、虎杖、柴胡疏肝理气、活血化瘀；参、芪益气；白术健脾；白芍药养阴；山茱萸、枸杞子补肾。全方配伍，消补兼施，以期达到"补而勿壅，消而勿伤"的效果。肝硬化，脾大者为难症、玄症，治疗颇为棘手，张老指经方鳖甲煎丸加减治疗此症，每多效验值得学习和推广。

[孙元莹，吴深涛，姜德友，等.张琪运用虫类药治疗疑难病经验介绍.中国中医药信息杂志，2007，14（3）：72-73]

第十二节　蜀漆散

本方主治牝疟，寒多热少者。牝疟，病名。疟疾之多寒者。因阳虚阴盛，多感阴湿所致。方中蜀漆祛痰截疟；云母、龙骨助阳扶正，镇逆安神。合用有助阳、祛痰、截疟之效。本方临床常用于治疗疟疾、流行性感冒、慢性支气管炎、慢性腹泻、神经衰弱、神经症、类风湿关节炎、风湿性关节炎、肾炎等属上述证候者。现代药理研究证实，蜀漆散有抑制疟原虫、退热、降压、抑制病毒、抗肿瘤、抗风湿等作用。

【方药】

蜀漆（洗去腥）　云母（烧二日夜）　龙骨等份（各等份）

【用法】

上三味，为杵散，未发前以浆水服半钱。温疟加蜀漆半分，临发时服一钱匕（现代用法：作散剂，于疟发前2小时服1.5g，温开水送服）。

【原文】

疟多寒者，名曰牝疟，蜀漆散主之。（疟病脉证并治第四·五）

【临证运用】

一、徐景藩医案

[案例]　王某，男，25岁，因间日寒战，发热38.5℃，于1958年6月25日入院。患者于6月25日、27日下午两度寒战，继而发热、出汗而热退。入院当天下午又发作口渴、心烦，全身酸困。以往有慢性咳嗽史，近来发作。急性病

容，舌苔薄白，胸闷甚，口渴引饮不多，两脉弦数，其他体检未见明显异常。化验：白细胞 $7.5 \times 10^9/L$（7500/mm³），中性51%，淋巴49%，血片找到间疟原虫，胸透阴性。辨证为间日疟湿热两感，法宜截疟和解。

蜀漆（炒常山）15g　　柴胡5g　　黄芪6g

姜半夏6g　　　　　　茯苓9g　　槟榔9g

服上方未吐，翌日乃作，时间短，恐与未掌握服药时间有关。第3日于上午4时、8时各服1剂，常山用量至30g，无呕吐等不适反应，疟予截止。以后仍给常山等煎剂内服，常山用量12g。2剂后，疟原虫阴性，随访未有复发。

按语

本案用本方治疗疟疾间日发作，湿热壅盛者，并合小柴胡汤加减以和解之，要在临床灵活辨证。据王渭川经验，蜀漆（常山）用量以10克为宜，同时宜伍黄芪、知母、藿香，既增强截疟效果，又无毒副作用。

（李剑颖，崔艳静，杨建宇．国医大师验案良方·肺系卷．北京：学苑出版社，2010）

第十三节　侯氏黑散

本方主治大风四肢烦重，风癫，中风瘫痪。《医方集解》：此手太阴、少阴、足厥阴药也。菊花秋生，得金水之精，能制火而平木，木平则风息，火降则热除，故以为君；防风、细辛以祛风；当归、川芎以养血；人参、白术以补气；黄芩以清肺热，桔梗以和膈气，茯苓通心气而行脾湿，姜、桂助阳分而达四肢，牡蛎、白矾酸敛涩收，又能化顽痰，加酒服者，以行药势也。《张氏医通》：方中用菊花四十分为君，以解心下之蕴热；防、桂、辛、桔以升发腠理；参、苓、白术以实脾杜风；芎、归以润燥息火；牡蛎、矾石，以固涩肠胃，使参术之性留积不散，助其久功；干姜、黄芩，一寒一热，寒为风之向导，热为火之反间。用温酒服者，令药性走表以开其痹也。郭雍曰：黑散本为涤除风热，方中反用牡蛎、矾石止涩之味，且令冷食，使药积腹中，然后热食，则风热痰垢与药渐而下之也。《医方论》：此方刘宗厚与喻嘉言俱谓其风药太多，不能养血益筋骨；汪庵谓用此方者，取效甚多。各执一见。予谓方中四物咸备，不可谓无血药也。若中风初起表邪重者，用之尚可取效，然石膏、细辛二味，必须减去。

【方药】

菊花四十分（30g）　　白术十分（7.5g）　　细辛三分（2.25g）　　茯苓三分（2.25g）

牡蛎三分（2.25g）　　桔梗八分（6g）　　防风十分（7.5g）　　防风十分（7.5g）

人参三分（2.25g）　　矾石三分（2.25g）　　黄芩五分（3.75gg）　　当归三分（2.25g）

干姜三分（2.25g） 芎劳三分（2.25g） 桂枝三分（2.25g）

【用法】

上十四味，杵为散，酒服方寸匕，日一服，初服二十日，温酒调服，禁一切鱼肉大蒜，常宜冷食，六十日止，即药积在腹中不下也。热食即下矣，冷食自能助药力（现代用法：作散剂，每服3g，每日1次，黄酒送下）。

【原文】

侯氏黑散：治大风四肢烦重，心中恶寒不足者。（中风历节病脉证并治第五·二）

【临证运用】

何任医案

［案例］ 1978年8月24日诊治赵某，男，54岁。患者平时嗜酒，患高血压已久，近半年来感手足乏重，两腿尤甚。自觉心窝部发冷。曾服中西药未能见效。诊脉弱虚数，苔白。血压21.28/15.96kPa（160/120mmhg）。乃予侯氏黑散。

方用：杭菊花120g，炒白术30g，防风30g，桔梗15g，黄芪15g，北细辛3g，乾姜9g，党参9g，茯苓9g，当归9g，川芎5g，牡蛎15g，矾石3g，桂枝9g。各药研细末和匀，每日2次，每次服3g，以温淡黄酒或温开水吞服，先服半个月。

1个月以后来复诊，谓：心窝郭冷已很少见，手脚亦有力，能步行来城，血压正常，要求再配一料续服。

按语

仲景方如能用得适当，其效用十分满意。而侯氏黑散之以菊花为君，其量数倍于他药，必按原方比例用之，方能捷效。仲景方不传之秘，极多在剂量比例上软！

（李剑颖，赵丹丹，杨建宇.国医大师验案良方·心脑卷.北京：学苑出版社，2010）

第十四节 风饮汤

本方功效清热熄风，镇惊安神。主治癫痫、风瘫。症见：突然仆卧倒地，筋脉拘急，两目上视，喉中痰鸣，神志不清，舌红苔黄腻，脉滑者。《千金方衍义》：此方引风内泄，故用大黄兼甘草、桂心、滑石、石膏以化风热；干姜以为反谍，使火无拒格之虞；紫石英、寒水石以润血燥；赤、白石脂、龙骨、牡蛎以补其空，绝风火复来之路。《成方切用》：风邪内并则火热内生，五脏亢盛，逆归于心，故以桂、甘、龙、牡通阳气，安心肾为君；然厥阴风木与少阳相火同居，火发必风生，风生必挟木势侮其脾土，故脾气不行，聚液成痰，流注四末，因成瘫痪，故用大黄以荡涤风火湿热之邪为臣；随用干姜之止而不行者以补之为反佐；又取滑石、石膏清金以伐其木，赤、白石脂厚土以除其湿，寒水石以助肾水之阴，紫石英以补心神之虚为使。《兰台轨范》：此乃脏腑之热，非草木之品所能散，故以金石重药清其里。

【方药】

大黄、干姜、龙骨各四两（各12g）　桂枝三两（9g）　甘草、牡蛎各二两（各6g）

寒水石、滑石、赤石脂、白石脂、紫石英、石膏各六两（各18g）

【用法】

上十二味，杵，粗筛，以韦囊盛之，取三指撮，井花水三升，井花水，煮三沸，温服一升（现代用法：水煎两次，温服）。

【原文】

风引汤：除热瘫痫。（中风历节病脉证并治第五三）

【临证运用】

颜德馨医案

[案例] 陈某，男，59岁。初诊：水亏木旺，头晕复发，曾经昏仆，不省人事，苏醒后头额两侧胀痛，右侧肢体萎废，大便干燥，小便黄赤，面部潮红，脉弦细而数，舌苔薄黄。血压：24/16kPa。头为诸阳之会，惟风可到，外风引动内风，急以风引汤平肝熄风：

石膏30g（先煎）　寒水石30g（先煎）　滑石15g（包）　生牡蛎30g（先煎）

石决明158（先煎）　龙骨30g（先煎）　大黄4.5g　生甘草4.5g

川牛膝9g　　川杜仲9g

7剂，每日1剂，水煎服。

二诊：药后血压下降，肢体活动灵活。原方加桂枝4.5g，7剂，每日1剂，水煎服。药已中鹄，诸症次第减退，健康在望。

（原按）脑卒中是急性脑血管疾病，与中医学"中风"大体相同。多由忧思恼怒、饮食不节、嗜酒纵欲等因，以致阴阳失调，脏腑气偏，气血错乱。颜老运用风引汤加减治疗，效果显著。方中大队石类药潜镇以制肝阳之暴逆，辅以大黄苦寒直折，釜底抽薪，俾炎上之风火不得再萌。初诊去桂枝、干姜、石英、石脂，以内风动摇当避辛温固涩，加入牛膝、石决明则增强潜阳熄风作用。二诊添桂枝疏通经络，目的利于肢体活动之复原。颜老说："中脏得回，邪滞经络，麻木不仁，昏冒流涎，肢废不能动，舌喑不能言，此等痼疾，治风养血，不堪保久，良非善策，宜祛瘀通络。方中大黄、桂枝同用，内外合辙，是治风之大手法，仲景早开其端绪矣"。足以看出颜老对经方领悟透彻，运用自如。

[杨生超. 颜德馨教授运用经方经验鳞爪. 国医论坛，1995（5）：22]

第十五节　防己地黄汤

本方主治风入心经，阴虚血热，病如狂状，妄行，独语不休，无寒热，脉浮；或血虚风胜，手足蠕动，瘈疭，舌红少苔，脉虚神倦，阴虚风湿化热，肌肤红斑疼痛，状如游火。现用于风湿性关节炎、类风湿性关节炎、癔病、癫痫等证属阴虚热伏者。方中重用生地黄滋补真阴，凉血养血为君；防己善搜经络风湿，兼可清热为臣；防风、桂枝调和营卫，解肌疏风为佐；甘草调补脾胃，和协诸药为使。配合成方，共奏滋阴凉血，祛风通络之功。具有强心利尿、降低血糖、抗炎、调节神经等作用，现代常用于运动疾病、心血管疾病。

【方药】

防己一钱　桂枝三钱　防风三钱　甘草二钱　　生地黄二斤

【用法】

上四味（前四味），以酒一杯，浸之一宿，绞取汁，生地黄二斤，哎咀，蒸之如斗米饭久，以铜器盛其汁，更绞地黄汁，和，分再服。（现代用法：水煎两次温服）。

【原文】

防己地黄汤　治病如狂状，妄行，独语不休，天寒热，其脉浮。（中风历节病脉证并治第五）

【临证运用】

一、朱良春医案

[案例]　顾某某，女，43 岁，风心已起 3 载，形体羸瘦，面浮足肿，近来周身关节疼痛，低热缠绵，胸闷不适，心悸不宁，口干口苦，舌质偏红、苔薄黄，脉细微数。心营素虚，脉涩不利，风湿逗留，郁结作痛，予养营通脉，祛风和络为治。处方如下：

生地黄、忍冬藤各60g　　虎杖、桑枝、薏苡仁各30g　　桂枝、防风各5g
木防己12g　　　　　　　知母10g　　　　　　　　　甘草6g

连进 5 剂，身痛稍缓，低热渐退，仍从原意进退，共服 20 余剂，身痛遂除，病情趋于稳定。

按语

风心之痹痛，系风寒湿之邪深伏，导致心脉痹闭，经脉不通，血行不畅之故，其身痛殊为一顽缠。对于风心痹痛之治疗，必须从心体残损，心脉不通这一病理特点出发，区别其阴阳之偏衰，病邪寒热之属性。采用养营通脉，方可奏效。凡阴虚而风湿逗留者，往往多见低热，关节屈伸不利，舌质偏红，脉细数等症，可选用《金匮要略》之防己地黄汤（防己、地黄、桂枝、防风、甘草）为主方，其中地黄宜重用至60g，取其既可养血，又能除血痹，伍以防风，可除血中之风；桂枝、甘草以通心脉；防己舒筋化湿；并加用虎杖30g以化瘀宣痹、凉血解毒；余如豨莶草、晚蚕沙、广地龙、桑枝等均可随证加入。阳虚而风湿相搏者，常可见关节疼痛，肢末不温，舌质淡，脉浮虚而涩等症，可选用黄芪桂枝五物汤加附子、淫羊藿、桃仁、红花、松节、桑寄生等。

（朱良春. 风心病证治初探. 湖南中医学院学报，1985，1：18）

二、郭子光医案

[案例]　患者，女，62岁，2007年3月12日初诊。患者30年前诊断为"风心病"，近10年以来多次因为气短，全身浮肿住院治疗，予地高辛、呋塞米等西药，开始有效，往后则逐渐效果不佳。自述心慌气短，动辄更甚，上3楼要休息3次，不能平卧，汗多；畏寒甚，但又觉热气上冲，脸上灼热，心中烧灼感。纳眠可，大便调，小便短少。查体：精神萎顿，面颊潮红，口唇红干，呼吸短促，端坐呼吸，语音低微断续。全身浮肿，双下肢高度水肿，按之凹陷久久不起，扪其四肢冰凉。舌质淡苔白，脉沉微，似有似无，呈鱼翔之象。心电图示：房颤。中医诊断：心悸，水肿。西医诊断：风心病，心力衰竭。辨证属阳虚气弱，格阳于上，寒水停聚。治宜益气温阳，利水通阳。方用防己黄芪汤、五苓散、真武汤加减：①黄芪70g，制附子20g（先煎1小时），桂枝15g，茯苓30g，白术20g，猪苓20g，泽泻15g，汉防己15g，黄精15g，延胡索15g，丹参20g，太子参30g，玉竹15g。4剂，水煎服，日1剂。②人参100g，切成片后泡水服用，每次3g，日3次。嘱患者停地高辛。4月8日复诊，患者自述上药服用上药以后效果较好，心慌气短症状稍减轻一些，又按上面的处方自己重复服了7剂。药后脚肿已消，仍心慌，肢凉，舌质淡苔白，脉沉微。守法守方，加大黄芪和附片的用量，黄芪80g，制附片30g。此后一直用上方加减调治3个多月，患者自动停用一切西药，只服用中药。7月8日复诊；自述心慌气短有很大的改善，可平卧，行走自如，心中已无烧灼感，小便正常，自觉抵抗力增强，服中药以来无感冒。嘱坚持服药。

按语

郭老认为本病的基本病机是气虚阳微。本病本虚标实，气虚阳微为本，血瘀水停为标。气不仅为血帅，气乃全身一切阴质之帅，气行则津液运行，气虚无力则津液运行停滞，而阳微则血凝，津液不化。故气虚阳微必致瘀血积滞，浊水停聚。同时瘀血和浊水可以相互影响，交阻为患。反过来瘀血和浊水又进一步耗气伤阳，如此恶性往复，导致心衰不断加重，每况愈下。其基本证候少阴格阳证。典型表现是：四肢厥逆，但欲寐，小便不利，脉微欲绝，或呈现出雀啄脉、鱼翔脉、虾游脉等怪脉。由于阳虚阴寒内盛，往往出现格阳之象。有的面颊潮红，唇舌红赤，心烦，汗出，或背胸腹灼热难当，此为格阳于上证；有的下肢热甚难受，此为格阳于下证；有的全身反不恶寒而恶热，此为格阳于外证。少数因使用大量利尿剂，过度通利损伤气阴，表现出口唇赤如涂朱，口干，手足心热等气阴亏损的证候。因此，郭老认为本病凡具有格阳证，单纯用西药强心剂治疗，收效不佳，加用利尿剂又易伤气阴，而中药单纯使用辛温通阳法，效果也不好。因此，郭老提出益气通阳的基本治法，通阳则综合辛温通阳和利小便通阳二法，自拟出一个治疗本病的基本方。由黄芪、制附子、人参、桂枝、茯苓、猪苓、白术、泽泻、汉防己、益母草、丹参、黄精、麦门冬等组成。方中以黄芪、人参益气，以附子、桂枝温通阳气，以茯苓、猪苓、泽泻、白术、汉防己利小便通阳气，佐以益母草、丹参活血化瘀，黄精、麦门冬养阴生津。此方为仲景防己黄芪汤、五苓散、真武汤加减而成，为郭老以经方融会贯通而成。全方益气通阳而不燥浮火，通利小便而不伤气阴，用以治疗多例顽固性心衰，效果颇佳。

[宋帮丽，傅春华，方芸芸，等. 郭子光治疗顽固性心力衰竭经验. 山东中医杂志，2008，27（9）：630－631]

第十六节　肾气丸

肾气丸主治肾气不足，腰酸脚软，肢体畏寒，少腹拘急，小便不利或频数，舌质淡胖，尺脉沉细；及痰饮喘咳，水肿脚气，消渴，久泄。现用于糖尿病、甲状腺功能低下、慢性肾炎、肾上腺皮质功能减退及支气管哮喘等属于肾气不足者。方中地黄、山茱萸补益肾阴而摄精气；山药、茯苓健脾渗湿，泽泻泄肾中水邪；牡丹皮清肝胆相火；桂枝、附子温补命门真火。诸药合用，共成温补肾气之效。

《医宗金鉴》引柯琴：火少则生气，火壮则食气，故火不可亢，亦不可衰，所云火生土者，即肾家之少火游行其间，以息相吹耳，若命门火衰，少火见于熄矣。欲暖脾胃之阳，必先温命门之火，此肾气丸纳桂、附于滋阴剂中十倍之一，意不在补火，而在微微生火，即生肾气也。故不曰温肾，而名肾气，斯知肾以气为主，肾得气而土自生也。且形不足者，温之以气，则脾胃因虚寒而致病者固痊，即虚火不归其原者，亦纳之而归封蛰之本矣。

【方药】

干地黄八两　薯蓣四两　山茱萸四两　泽泻三两　茯苓三两　牡丹皮三两　桂枝一两　附子（炮）一两

【用法】

右八味末之，炼蜜和丸，梧子大，酒下十五丸，加至二十五丸，日再服。（现代用法：研末，炼蜜为丸，每服6~9g，日服二次，温开水送下。或作汤剂，水煎服）。

【原文】

虚劳腰痛，少腹拘急，小便不利者，八味肾气丸主之。（血痹虚劳病脉证并治第六·十五）

夫短气有微饮，当从小便去之，苓桂术甘汤主之，肾气丸亦主之。（痰饮咳嗽病脉证并治第十二·十七）

男子消渴，小便反多，以饮一斗，小便一斗，肾气丸主之。（消渴小便不利淋病脉证并治第十三·三）

问曰：妇人病，饮食如故，烦热不得卧，而反倚息者，何也？师曰：此名转胞不得溺也。以胞系了戾，故致此病，但利小便则愈，宜肾气丸主之。（妇人杂病脉证并治第二十二·十九）

【临证运用】

一、班秀文医案

［案例］　邵某某，女，26岁，新华饭店服务员，1981年11月7日会诊。患者于1981年10月17日下午4时足月分娩一女孩，产后虽有尿急而解不出，曾经产科、外科中西医结合治疗（诱导、骶管封闭、热敷局部、中西药内服、打针、外敷、针灸等）20天，效果不满意，乃邀会诊。诊见患者躺卧床上，精神萎靡，声低气怯，口干不欲饮，虽有尿急而不能自解，每天均靠导尿管始能溲出，面色苍白，舌苔薄白、舌质淡嫩，寸口脉轻按则弦、重按无力。证属元气不足，分娩时复伤肾气，以致不能化气行水而致之。拟温肾行水，宣肺揭盖为法，药用《金匮》肾气丸加味。

制附子10g（先煎）	桂枝6g	熟地黄15g	淮山药12g
山萸肉12g	泽泻10g	牡丹皮5g	茯苓15g
北杏仁10g	桔梗6g		

每天水煎服1剂，连服3剂。

药已，尿意加剧，但仍不能自解，法本切合，药证中肯，仍守上方加大腹皮

10g。嘱连煎服 3 剂，每日 1 剂。上方服第 1 剂之后，小便即能自解，又观察 2 天。服完 3 剂，小便通畅如常，痊愈出院。

按语

按产后小便不通，一般来说是有气滞、气虚、肾虚等之分，本例产后 20 天，小便不能自出，虽经中西药治疗，效果不满意。患者精神萎靡，声低气怯，面色苍白，舌质淡嫩，脉虚弦等，显系气血不足之征，而气血之所以不足，实由于素真本虚，分娩时肾气亏损。盖肾为作强之官，是元气之根源，肾气一伤，则诸气皆虚。肾主水而司二阴之开合，肾气虚衰，不能化气蒸腾输布，上则口干不欲饮，下则尿闭不通，故仿《金匮要略》："虚劳腰痛，少腹拘急，小便不利者，八味肾气丸主之"为法，既补肾阴之虚以生气，又助肾阳之弱以化水。肺主宣降而为水之上源，故方中加辛苦甘温之杏仁和辛苦平之桔梗，取两者之辛以宣开，苦以泄降，肺气肃降，通调水道，肾阳振奋，膀胱气化正常，则小便自解。服药 3 剂后，尿意虽急而不解，本着"虚中有滞"，故次诊加入大腹皮一味，此药味辛质轻，善能下气疏滞通利，标本并治，故药到尿通。

（班秀文 . 产后小便不通 . 黑龙江中医药，1984，05：40）

二、路志正医案

[案例] 王某某，女，30 岁，工人，1995 年 9 月 8 日初诊。患者于 1994 年 9 月 20 日生产后 15 天，因小儿有疾就医，适逢大雨淋雨涉水，后渐感腰酸不适，头昏头晕，自认感冒，服用感冒药无效。1 周手发热，体温 37.8℃，倦怠乏力，纳减，腰部酸痛如折，因小儿有疾未及时治疗，腰部疼痛加重，牵至髋、胯疼痛，晨起转侧困难，曾在多家医院就诊，体温渐退，但腰髋胯疼痛加重并牵至腹部疼痛，转侧艰难，畏寒肢冷，双下肢麻木，双踝关节肿痛，时有热感，活动不利，面色㿠白，形体消瘦，头昏头晕，食少伴恶心，口吐清涎，大便不成形，近半年不能参加正常工作，舌淡苔中白腻，脉沉细。化验：血沉 62mm/h，抗 "O" 800U，类风湿因子阴性，血白细胞 12.0×10^9/L。辨证：产后腰髋痹。证属肾阳虚，风寒湿内侵，治以温阳祛内湿，方以肾气丸合附子粳米汤加减：

附子（先煎）6g	肉桂（后下）3g	淫羊藿 9g	山萸肉 9g
山药 12g	茯苓 12g	独活 9g	秦艽 9g
当归 9g	白芍药 9g	鸡血藤 9g	牡丹皮 6g
半夏 6g	生姜 2 片	大枣 2 枚	

7 剂，每日 1 剂，水煎服。

二诊：药后，恶心、口吐清涎症状解除，但食后胃脘胀满不适，腰髋胯腹疼痛略有减轻，既见效机，守原方减半夏，加砂仁（后下）6g。14 剂，每日 1 剂，水煎服。

三诊：服后胃脘胀满不适消失，食欲渐振，腰髀胯腹疼痛明显减轻，踝关节肿痛消失，活动已能自如，仍感乏力，四肢欠温，舌淡、苔中薄白细腻，脉沉细。继以原方加减：

附子（先煎）6g	肉桂（后下）3g	淫羊藿 9g	山萸肉 9g
山药 12g	茯苓 9g	独活 9g	秦艽 9g
当归 9g	牡丹皮 4g	黄芪 12g	党参 9g
大枣 2 枚			

14 剂，每日 1 剂，水煎服。

四诊：饮食正常，面有润色，腰髀胯腹疼痛进一步明显好转，转侧已能自如，复查血沉、抗"O"、白细胞计数均属正常。为巩固治疗，间断服上药 1 月余，恢复正常工作，随访未见复发。

路老宗傅青主"产后百节开张，血脉流散"的理论，产后多虚，易受外邪侵袭，致荣卫痹塞不通，以仲景《金匮》肾气丸合附子粳米汤温肾散寒，和胃止痛。因胃气不和，故去地黄之滋腻，以山药易粳米达脾肾双补，配淫羊藿温肾兼祛内除湿，当归、牡丹皮活血以止痛。路老妙用附子配半夏，取附子辛热，温阳气散阴寒，半夏辛温，开阴结降逆气，生姜，大枣以调和之，相反相成以奏奇功。

（杨丽苏 . 路志正治疗产后腰髀痹验案 . 中医杂志，1996：36）

三、颜德馨医案

[案例] 王某，男，58 岁。1985 年 5 月 18 日诊。患胃溃疡出血于 1974 年作胃切除术，1 年后因吻合口溃疡再度手术，但术后病情仍未控制，胃痛阵作，稍累则吐鲜血，复查胃镜示：胃吻合口充血水肿。近 1 月患者吐血频发，少则 1～2 口，多则 10 余口，叠进云南白药、泻心汤、黄芪建中汤等，效果不佳。证见面色萎黄，神疲乏力，胸脘懊憹作痛，恶心呕吐，吐出的食物残渣中夹有鲜红血块，大便稀而色黑，手足发冷，舌淡红苔薄黄，脉细软无力。反复出血，气随血去，阳气不守，血必自走，治宜健脾气，温肾阳。方用《金匮》肾气丸、香砂六君丸，1 日 2 次，每次各 6g，服药 2 周，吐血即止，胃痛亦平。嘱继续服用 2 月而停药，随访 2 年余，病情稳定。

血去正伤，宜益气温阳。虚证出血多见于血出如涌后，或长期反复出血者。

血去正伤，证由实转虚，辨证有阴亏、气虚之分，阴亏者易于辨认，气虚者临床则易疏忽。颜老十分注重阳气在虚证出血中的重要性，认为血不自运，必藉阳气以运之，阳气显弱，阴血失其固摄而外溢，凡出血频作，遇劳则发，神倦肢冷，面色㿠白少华，舌淡苔白，脉细软者，亟宜益气温阳固摄，临床善用理中汤治吐血，暖肝煎治尿血，归脾汤或黄土汤治便血。即使属阴虚出血者，也根据"无阳则阴无以生"的理论，在养阴剂中佐益气之品，如生脉散加黄芪治咳血、便血，知柏地黄丸合补中益气丸治尿血，若阴虚及阳，肾气不纳的咯血、吐血者，则用《金匮》肾气丸以温阳补阴，固摄止血。肾气丸本为治疗肾气虚的经典方剂，颜老辨证，以其治疗肾气不纳的血证，实为对经方治病的发展。

[颜乾麟. 颜德馨老中医治疗血证的经验. 黑龙江中医药, 1989, (1): 1-3]

第十七节　酸枣仁汤

本方主治虚劳虚烦不得眠，心悸盗汗，怔忡恍惚，夜以不安，头目眩晕，咽干口燥。用本方治疗神经衰弱、不眠症、嗜眠症、健忘症、惊悸、神经症、巴塞杜病等。临床以虚烦不眠、心悸盗汗、头目眩晕为使用依据。本证由于肝血不足，虚热内扰所致。肝藏魂，内寄相火　酸枣仁汤，肝血虚则魂不安，虚火扰心则神不宁，故出现虚烦不得眠、心悸；虚阳上扰，故头目眩晕；虚热迫津外泄，故夜间盗汗；咽干口燥，脉细弦或数，为阴虚内热之象。本方酸枣仁养血补肝，宁心安神；茯神宁心安神；知母滋阴清热；川芎调气疏肝；生甘草清热和中。

清代徐彬：虚劳虚矣，兼烦是挟火，不得眠是因火而气亦不顺也，其过当责心。然心火之盛，实由肝气郁而魂不安，则木能生火。故以酸枣仁之入肝安神最多为君；川芎以通肝气之郁为臣；知母凉肺胃之气，甘草泻心气之实，茯苓导气归下焦为佐。虽曰虚烦，实未尝补心也。（《金匮要略论注》）

【方药】

酸枣仁二升　甘草一两　知母二两　茯苓二两　川芎二两

【用法】

上五味，以水八升，煮酸枣仁，得六升，内诸药，煮取三升，分温三服。（现代用法：水煎两次温服）。

【原文】

虚劳虚烦不得眠，酸枣仁汤主之。（血痹虚劳病脉证并治第六·十七）

【临证运用】

朱良春医案

[案例]　张某某，女，43岁，干部。夜不安寐已延2月之久，心慌胆怯，

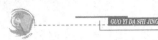
虚烦忧郁，头晕善忘，脉细软数，苔薄白。此心气不和、虚热内扰之候，拟除烦降火，舒郁安神为治：太子参、合欢皮、柏仁、酸枣仁各16g，夜交藤、秫米各20g，知母12g，川芎、甘草各6g。加减共服13剂，夜安卧、虚烦宁。

按语

朱老辨证为心气不和，虚热内扰，故用药按太子参配合欢皮，与酸枣仁汤合用，方随证立，疗效自见．

（朱良春．太子参配合欢皮功擅调畅心脉、益气和阴．上海中医药杂志，1984）

第十八节　瓜蒌薤白白酒汤

本方主治胸痹，证见胸背疼痛、痰多喘闷、气短不得卧，苔白腻而滑，脉沉弦者。薤白滑利通阳，瓜蒌润下通阴，佐以白酒熟谷之气，上行药性，助其通经活络，而痹自开。胸中阳也，而反痹，则阳不用矣。阳不用则气上下不相顺接，其津液必凝滞而为痰，故喘息咳唾，胸背痛，短气等症见矣，脉紧沉迟为阳虚之验，故主以通阳。（《王旭高医书六种·退思集类方歌注》）目前常用本方加活血化瘀药治疗冠心病之心绞痛。也用于胸膜炎、慢性支气管炎、胁间神经痛等属于上述证候者。属胸阳不振，痰浊内阻见症者，可加减用之。

【方药】

栝蒌实一枚　薤白三两　　白酒七升

【用法】

上三味，同煮，取二升，分温再服。（现代用法：水煎两次温服）。

【原文】

胸痹之病，喘息咳唾，胸背痛，短气，寸口脉沉而迟，关上小紧数，栝蒌薤白白酒汤主之（胸痹心痛短气病脉证治第九·三）

【临证运用】

颜德馨医案

［案例］　孙某，男，56岁。患者数年来经常心前区隐痛，有阵发性心动过速及心房颤动史，西医诊断为冠心病，曾用中西药治疗，效果不佳。

初诊：胸骨后刺痛，时作时休，已用过硝酸甘油，心悸、胆固醇偏高，舌质淡紫，脉细涩结代，胸阳不振，气血痹阻，不通则痛。治拟通阳宽胸，活血化瘀，瓜蒌薤白汤出入。全瓜蒌15g，薤白9g，制香附9g，广郁金9g，丹参9g，桃仁9g，延胡索9g，降香3g，炙甘草4.5g。

二诊：胸痛心悸已除，精神振作，舌胖有齿痕，脉细结代，原方加益气之品。

同上方加黄芪 15g，川桂枝 4.5g。

患者坚持服药，随访 3 年，病情稳定。

按语

本例属冠心病缓解期，初诊即抓住"通"与"化"而用通阳化瘀之法，加香附、降香畅利气机，7 剂后症势即定，后加黄芪益气，此乃抓住"心气虚"这一病本，标本同治，故能取得明显疗效。

颜老认为冠心病心绞痛缓解期的病机为本虚标实，本虚为心肾之阳虚，标实为气滞、血瘀、痰浊等，寒邪侵袭，情志失调，饮食不当，劳逸失度，年老体衰均为胸痹心痛形成之原因。因此，以"通"来防治冠心病心绞痛，强调"气血流通"，是颜老治疗胸痹心痛缓解期的重要特色。通法的具体运用主要有二：一为通阳。临床所见，胸痹每每兼痰饮，痰浊壅阻，故通阳之常用之法，但与温阳不同。通阳者，通其不足之阳于上焦；温阳者，祛其厥逆之阴于下焦，功能与部位均不通。仲景通胸中之阳，以薤白、白酒或瓜蒌、半夏、桂枝、枳实、厚朴、干姜、白术、人参、甘草、茯苓、杏仁、橘皮等。选用对症，三四味即成一方，尽屏，即清凉也不入，宜以阳通阳，阴药不得预也，颜老以此法治之，多有验者。二为化瘀。《内经》云："血凝而不流"，"脉涩则心痛"，故活血化瘀方法在冠心病、心绞痛缓解期也是常用之法，几疗效确切。但此法的运用必须与辨证论治紧密结合。颜师主张除用活血化瘀药物使症状缓解外，还需改善心肌功能，加用益气补阴之味，如自拟益心汤。他强调，心营两虚，瘀阻脉络，若纯用参、芪，可致气愈滞，血愈壅，纯用活血化瘀则气愈耗，血愈亏。针对"气虚血瘀"病机，以通为补，通补兼施，可获良效，实为经验之淡。

[魏铁力. 颜德馨教授辨治冠心病的独特经验. 实用中医内科杂志，1996，10（1）：1-3]

第十九节 瓜蒌薤白半夏汤

本方主治痰盛瘀阻胸痹证。症见胸中满痛彻背，背痛彻胸，不能安卧者，短气，或痰多黏而白，舌质紫暗或有暗点、苔白或腻，脉迟。本方现代可用于治疗冠心病心绞痛、风湿性心脏病、室性心动过速、肋间神经痛、乳腺增生、慢性阻塞性肺病、创伤性气胸、老年咳喘、慢性支气管肺炎、慢性胆囊炎等属上述证机者。有报道用本方加丹参、三七、檀香等治疗冠心病；加浙贝母、白芥子、乳香、没药治疗乳腺增生；加紫菀、款冬花等治疗老年咳喘；加杏仁、石菖蒲、射干、紫菀等治疗慢性支气管炎；加枳壳、大腹皮、葛根、丹参等治疗慢性胆囊炎等，均取得了良好的效果。

【方药】

栝蒌实一枚 薤白三两 半夏半斤 白酒一斗

【用法】

上四味，同煮，取四升，温服一升，日三服。（现代用法：水煎两次温服）。

【原文】

胸痹不得卧，心痛彻背者，栝蒌薤白半夏汤主之（胸痹心痛短气病脉证治第九·四）

【临证运用】

张镜人医案

[案例] 男，58岁，1981年9月24日初诊。1周来心前区持续疼痛，胸闷，痰多，夜寐少安，舌淡红、舌苔薄腻，脉弦细滑。EKG检查示急性心肌梗死。根据其主症当属中医真心痛范畴，乃痰湿内阻，心气失宣，营血运行不利，心络瘀滞所致。治拟养血调营，宣痹行瘀，兼化痰湿。药物：太子参9g，丹参15g，桃仁9g，全瓜蒌15g，薤白9g，制半夏5g，炙远志3g，淮小麦30g，生香附9g，赤芍药、白芍药各9g，炙甘草3g，炒陈皮5g，枳壳9g，竹茹5g，朱茯神9g，夜交藤30g，谷芽12g。水煎服，5剂。

二诊：服药5剂后心前区疼痛已减，仍感胸闷，痰出较畅，精神好转，脉细弦滑，苔薄白腻、质红。前方加减续进，以祛痰理气，宣痹行瘀。处方如下：

太子参9g，丹参15g，桃仁9g，全瓜蒌15g（打碎），薤白9g，炙远志3g，淮小麦30g，香附9g，赤芍药、白芍药各9g，炙甘草3g，枳壳9g，竹茹5g，朱茯神9g，夜交藤30g，谷芽12g。患者守方服用2周，病情稳定，胸闷心前区疼痛等诸症逐渐好转。

按语

本例属真心痛之轻者，乃痰瘀交阻，心气不得通达所致，张老宗瓜蒌薤白半夏汤合温胆汤化痰通阳，丹参、桃仁、赤芍药活血通络为主，佐以养心安神治之。《金匮要略心典》云："胸痹不得卧，是肺气上而不下也。心痛彻背，是心气寒而不和也。其痹为尤甚矣。所以然者，有痰饮以为之援也。故于胸痹药中加半夏以逐痰饮"。方中藉瓜蒌、枳壳宽胸散结；薤白温经通阳；半夏、远志祛痰除湿；香附、橘皮理气畅中，盖痰积久滞，久则必有瘀阻，痰瘀交结，着于包络，以致痹而不畅，故再增丹参、桃仁、赤芍药调营化瘀，则痰浊化而瘀壅遂开。

［张存钧，王松坡．张镜人痰瘀同治临床经验．山东中医杂志，2008，27（6）：418－419］

第二十节　乌头赤石脂丸

本方主治心痛彻背，背痛彻心，寒凝心脉，手足不温。本方可用于治疗胃脘痛、冠心病心绞痛、慢性荨麻疹、坐骨神经痛、心肌梗死、风湿性心脏病、心律不齐、心力衰竭、休克等属上述证机者。有报道用本方去乌头加黄芪、丹参、三棱、茯苓、莪术等治疗冠心病心绞痛；加人参救治胃小弯溃疡出血；去赤石脂、干姜加当归、桃仁、木香、丹参等治疗甲状腺功能减退症之肌肉疼痛；加减治疗动脉栓塞、坐骨神经痛等疾病均获得良好效果。

清·张石顽：心痛彻背，背痛彻心，乃阴邪厥逆而上干胸背经脉之间，牵连痛楚，乱其气血，紊期疆界，此而用气分之药，则转益其痛，势必危殆。仲景用蜀椒、乌头，一派辛辣，以温散其阴邪。然恐胸背既乱之气难安，即于温药队中，取干姜、赤石脂之涩，以填塞厥气攻冲之经隧，俾胸之气自行于胸，背之气自行于背，各不相犯，其患乃除。今人但知有温经、补气、行气、散气诸法，不知有填塞邪气攻冲之窦也（《千金方衍义》）。

清·尤在泾：心背彻痛，阴寒之气偏满阳位，故前后牵引作痛。沈氏云：邪感心包，气应外俞，则心痛彻背；邪袭背俞，气从内走，则背痛彻心。俞脏相通，内外之气相引，则心痛彻背，背痛彻心。即经所谓寒气之客于背俞之脉，其俞注于心，故相引而痛是也。乌、附、椒、姜、同力协济，以振阳气而逐阴邪，取赤石脂者，所以安心气也（《金匮要略心典》）。

【方药】

蜀椒一两（一法二分）（3g）　　乌头一分（炮）（1.5g）

附子半两（炮）（一法一分）（1.5g）　　干姜一两（一法一分）（3g）

赤石脂一两（一法二分）（3g）

【用法】

上五味，末之，蜜丸如梧子大，先食服一丸，日三服，不知，稍加服（现代用法：研末，炼蜜为丸，每服2g，日服3次。不知，渐加量）。

【原文】

右五味，末之，蜜丸如梧子大，先食服一丸，日三服（不知，稍加服）（胸痹心痛短气病脉证治第九·九）

【临证运用】

一、何任医案

［案例］　项某某，女，47岁。胃脘疼痛，每遇寒或冷而发，发则疼痛牵及

背部，绵绵不已，甚或吐酸泛漾，大便溏泻，曾温灸中脘而得缓解，脉迟苍白，以丸剂缓进。

制川乌9g，川花椒9g，制附子9g，干姜12g，赤石脂30g，炒白术15g，党参15g，炙甘草9g，高良姜9g，瓦楞子30g。上药各研细末，和匀蜜丸，每次2g，每日服2次，温开水冲服。

按语

何老辨证本案胃痛、遇寒而发，为寒凝，病机与乌头赤石脂丸证相合，故用之即效。此乃何老辨证精准，药证相符，异病同治也。

（徐江雁，沈娟，杨建宇 . 国医大师验案良方 · 脾胃卷 . 北京：学苑出版社，2010）

第二十一节 当归生姜羊肉汤

本方主治寒疝，虚劳，产后血虚有寒，腹痛，胁痛，喜温喜按，腹中拘急，苔白，脉沉弦而涩。当归生姜羊肉汤的适应证非常广泛，可用于主治寒性的疝气、腹痛、两胁疼痛等，也可用于产后的调理，适用于妇女气血虚弱，阳虚失温所导致的腹部凉痛、血虚乳少、恶露不止等。作为药膳，当归生姜羊肉汤特别适用于体质虚寒的人日常食用。对于怕冷的贫血病人、年老体虚的慢性支气管炎患者，以及由于慢性腹泻引起营养不良者，此汤均可作为辅助调理的药膳。

【方药】

当归三两　生姜五两　羊肉一斤

【用法】

上三味，以水八升，煮取三升，温服七合，日三服。若寒多者加生姜成一斤；痛多而呕者，加橘皮二两、白术一两。加生姜者，亦加水五升，煮取三升二合，服之（现代用法：水煎两次温服）。

【原文】

寒疝腹中痛，及胁痛里急者，当归生姜羊肉汤主之。（腹满寒疝宿食病脉证治第十 · 十八）

产后腹中疞痛，当归生姜羊肉汤主之；并治腹中寒疝，虚劳不足。（妇人产后病脉证治第二十一 · 四）

【临证运用】

一、班秀文医案

[案例]　农某，女，32岁。产后5天，小腹绵绵而痛，按之则舒，恶露量少，

色淡质稀，偶或夹小块，腰酸膝软，肢体乏力，胃纳不振，大、小便一般，脉象虚细，舌苔薄白、舌质淡。证属虚瘀，以虚为主之病变，用温养气血之法论治。药用：

当归身30g	山羊肉100g	桂元肉30g
生姜30g	黑豆60g	

加适量清水，炖服酌配油盐，可分二三次趁热吃。

按语

产后腹痛，有虚与瘀之分。凡产后腹痛绵绵、按之则痛减、头晕目眩、腰酸坠胀、形寒肢冷、恶露量少、舌苔薄白、舌质淡、脉象细弱者，此属气血亏损、筋脉失养之病变，治宜温养气血，常用仲景当归生姜羊肉汤治之。如产后少腹及小腹胀痛、按之不减、恶露量少、色黯而夹块、舌苔薄白、舌质正常或边尖有瘀点、脉象沉紧者，此为产后虚瘀夹杂、瘀血内停之病变，轻者以枳实芍药散加味治之，重则用下瘀血汤治之。

［班秀文．古方能治今病．中医函授通讯，1991，（1）：23］

第二十二节　甘草干姜茯苓白术汤

本方主治身劳汗出，衣里冷湿，致患肾着，身重，腰及腰以下冷痛，如坐水中，腹重，口不渴，小便自利，饮食如故。肾受冷湿，着而不去，而为肾着。然病不在肾之本脏，而在肾之外腑，故其治法不在温肾以散寒，而在燠土以胜水。方中干姜辛热，温里散寒，为君药；白术、茯苓健脾利水为臣；甘草补气和中，调和诸药为佐使。（《医方考》）

《金匮要略心典》：其病不在肾之中脏，而在肾之外府，故其治法不在温肾以散寒，而在燠土以胜水。甘、姜、苓、术，辛温甘淡，本非肾药，名肾着者。原其病也。

【方药】

甘草二两 白术二两 干姜四两 茯苓四两

【用法】

上四味，以水五升，煮取三升，分温三服，腰中即温（现代用法：水煎两次温服）。

【原文】

肾着之病，其人身体重，腰中冷，如坐水中，形如水状，反不渴，小便自利，饮食如故，病属下焦，身劳汗出，衣（一作表）里冷湿，久久得之，腰以下冷痛，腹重如带五千钱，甘姜苓术汤主之。（五藏风寒积聚病脉证并治第十一·十六）

【临证运用】

一、何任医案

[案例] 汤某某，男，42岁，工人。1993年9月初诊。腰痛重滞3年余，面浮足肿，两脚逆冷。自谓缘于抬重物汗出受冷后。在他处经中西医诊治日久，未显效。血、尿等多项检查无明显异殊。近来症状有增无减，不能正常工作。纳常，便溏，溲利而不多。苔白根腻，脉沉缓。析前医之治，或以肝肾不足之风湿痹论治而投独活寄生汤之类；或用麻黄连翘赤小豆汤清利水湿等，终因方不对症而罔效。何老诊之，即谓此肾着之为病。寒湿滞着肾府，阳气不得伸行。治宜《金匮要略》甘姜苓术汤，温行阳气，散寒除湿，燠土胜水。处方如下：

| 干姜9g | 茯苓皮30g | 白术20g | 生甘草6g |

陈葫芦壳15g　　　川续断、杜仲各9g

服药4剂，诸症若失。续进7剂，痊愈而上班工作。3年顽疾竟然冰释。

按语

何老认为，仲景方历千百年不衰，良为历代医家习用，关键在于其疗效确切。而究仲景制方配伍之确定，精髓在于其屡经实践检验，推敲至再而成方。组方有法，配伍有制，药精用专。一方一法，各有所主，法度严谨。后学者习用仲景之方，对临床工作受益非浅。

[金国梁. 何任研究和运用仲景方一席谈. 江苏中医，1994，15（7）：3－4]

二、路志正医案

[案例] 患者王某，男，26岁，农民，2003年4月28日初诊。诉腰脊部疼痛3年，病起于田间劳作受雨淋而致。脊柱强直，后仰及左右转动受限，双臀部疼痛，行走困难。于2003年11月在北京某医院行腰椎CT检查：轻度骶髂关节炎伴骨端软骨硬化。血清HLA－B27阳性，血沉25mm/h，C－反应蛋白阳性，类风湿因子阳性，抗"0"阴性，诊断为"强直性脊柱炎"。3年来四处求医，用中西药物无数，病情仍不断加重。刻诊：腰脊部疼痛，怕冷，冒凉气，如坐凉水中，晨僵现象明显，腰髋部活动受限，伴身重乏力、畏风、多汗、大便偏稀、口不渴，纳食、睡眠尚可，舌淡红、苔白腻滑，脉沉细。证属寒湿痹阻经络，治宜散寒除湿、温经通络。方用甘姜苓术汤加味：干姜10g，茯苓15g，白术15g，炮附子8g，黄芪15g，五爪龙20g，杜仲12g，徐长卿15g，炙甘草10g，1剂/d，水煎，分2次服，7剂。

二诊：腰部寒冷好转，舌脉同前，继用上方14剂。

三诊：诸症有所减轻，大便成形，舌偏红、苔薄白微腻，脉沉细。原方去附子，加生地黄 15g，狗脊 15g，再进 30 剂。

四诊：腰脊臀部疼痛、寒冷感明显减轻，腰髋部活动好转，怕风、汗出已止，舌淡红、苔薄白，脉弦细。宗上方稍有出入，继进 100 余剂，诸症消失。嘱其增加营养，适当锻炼，避居潮湿之地，防止感受风寒。于 2005 年春节随访，未见反复，且能参加农业劳动。

按语

《金匮要略》云："肾著之病，其人身体重，腰中冷，如坐水中，形如水状，小便自利，饮食如故，病属下焦，身劳汗出，衣里冷湿，久久得之，腰以下冷痛，腹重如带五千钱，甘姜苓术汤主之。"腰为肾之府，劳作汗出，受冷感湿，寒湿留滞肾府，着而不去，寒湿留滞腰部，肾脉受阻，阳气不行，故见体重，腰痛胀、重着，腰冷如坐水中，口不渴等。本案依其因症，实属"肾著"之病，路老故选甘姜苓术汤温经散寒、健脾除湿，俾寒散湿除，阳气复行，脾气健运，水湿自化，诸症自消。加附子助干姜温阳散寒，黄芪、五爪龙、徐长卿健脾益气、除湿通络，杜仲强腰脊、祛风湿。药合病机，故收良效。

［高社光，刘建设. 路志正教授运用经方治疗风湿类病经验. 世界中西医结合杂志，2006，1（3）：130 – 133］

第二十三节 己椒苈黄丸

本方主治水饮积聚脘腹，肠间有声，腹满便秘，小便不利，口干舌燥，脉沉弦。本方病证以水饮内停，郁而化热，积聚肠间为主要病机。水走肠间，一则阻滞气机，使脘气不通；二则使水不化津，津不上传；三则病及肺，使肺不能通调水道，往下输送到膀胱，故病人腹满便秘。本方中防己、椒目、葶苈子均可以利水。其中防己长于清湿热，椒目消除腹中水气，葶苈子能泄降肺气，消除痰水，另外大黄能泻热通便。

本方可用于治疗肺心病水肿、风湿性心脏病、支气管扩张、肺性脑病、消化性溃疡所致的幽门梗阻、肝硬化腹水、慢性肾小球肾炎、肠结核等属上述证机者。也可治疗乳糜尿、慢性前列腺炎、脂肪肝等。有报道以本方加减治疗肺心病水肿（肿甚者加茯苓、泽泻、大腹皮，喘甚加杏仁，痰涎壅盛者加陈皮、半夏，腹满甚者加厚朴，四肢厥冷者加附子、干姜）；加大腹皮、黄芪、苍术、白术治疗肝硬化腹水；治疗幽门梗阻、肠功能紊乱、闭经等疾病均获得良好效果。

明·徐彬：中脘以下曰腹，腹满自不得责上焦。口舌在上，上焦无病，何以干燥？则知腹满为大肠病，口舌干燥乃水气伤阴，大肠主津液，阴伤而津液不得上达，口舌乃干燥矣，故曰此肠间有水气。药用防己，不言木，汉防己也。肠间

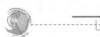
为下焦，下焦血主之，汉防己泻血中湿热，而利大肠之气。椒目椒之核也，椒性善下，而核尤能利水。葶苈泄气闭而逐水，大黄泄血闭而下热，故主之。若口中有津液，是大肠之阴不为饮伤，故阴津不亡，而胃家之津反为壅热所耗，故渴乃热在胃，为实邪，故加芒硝急下之以救胃耳。先服一小丸起，尤巧，所谓峻药缓用也（《金匮要略论注》）。

清·吴谦等：心下有痰饮，喉间有漉漉声，肠间有水气，肠中有沥沥声者，用苓桂术甘汤，即温药和之之法也。若更腹满，则水结实矣；口干舌燥，则水不化矣。故以防己、椒目、葶苈、大黄前后分攻水结，水结开豁，则腹满可除；水化津生，则口燥可滋。小服而频，示缓治之意。稍增者，稍稍增服之。口中有津液渴者，乃饮渴也。加芒硝者，以峻药力耳（《医宗金鉴·订正金匮要略注》）。

【方药】

防己 椒目 葶苈（熬）大黄各一两

【用法】

上四味，末之，蜜丸如梧子大，先食饮服一丸，日三服，稍增，口中有津液。（现代用法：共研细末，炼蜜为丸，于饭前服1~3g，一日3次。或作汤剂，水煎服）。

【原文】

腹满，口舌干燥，此肠间有水气，已椒苈黄丸主之。（痰饮咳嗽病脉证并治第十二·二十九）

【临证运用】

周仲瑛医案

［案例］ 刘某，男，患食管癌。7月前饮食不顺，逐渐加重查胃镜示为食管中段癌，后行手术治疗，病理不详。诊见：纳差，胃胀，胸闷，气急，咳嗽，咳痰不多，口干，饮食吞咽时咽喉不顺，曾见吐酸，大便偏软，舌红、苔中部块状腐腻，脉濡滑。胸部CT及B超检查显示：左侧胸腔大量积液。证属痰瘀阻胃，肝胃不和，饮停胸胁，脾运不健，气阴两伤。已椒苈黄丸合葶苈大枣泻肺汤出入，处方如下：

黄芪、白术、泽兰、泽泻、炙刺猬皮、葶苈子、泽漆各15g 煅瓦楞子、肿节风、炙桑白皮各20g 法半夏、汉防己各12g 白芥子、紫苏子、莱菔子、藿香、紫苏叶、南沙参、北沙参、陈皮、神曲各10g 花椒、黄连、吴茱萸各3g 商陆根6g

每天1剂，水煎服。

二诊：咳嗽，无痰，胸闷减轻。B超复查显示胸水减少，吞咽仍不畅，大便每天1次。仍守前法进退。

己椒苈黄丸原治水饮停聚，水走肠间之证，《金匮要略》曰："腹满，口舌干燥，此肠间有水气，己椒苈黄丸主之。"方中汉防己泻血中湿热，而利大肠之气；花椒，椒之核也，椒性善下，而核尤能利水；葶苈子泻气闭而逐水；大黄泄血闭而下热。周老认为，恶性肿瘤晚期，痰、瘀、水、热诸邪互结，水道不利，留而成饮，但晚期肿瘤多邪实伤正而见虚实杂夹之候，大黄一物，泻热祛瘀通便，有虚虚之虞，故将其易为黄芪，一药之差，治法则异。周老常以此方出入治疗恶性胸腹水，每多良效。此乃经方今用也。

　　（徐江雁，沈娟，杨建宇. 国医大师验案良方·脾胃卷. 北京：学苑出版社，2010）

第二十四节　瓜蒌瞿麦丸

　　本方主治肾不化气，水气内停，小便不利，其人口渴。本方所治小便不利，是因肾阳不足为患。方中附子温肾壮阳，以助膀胱之气化，肾阳充足，膀胱气化有权，小便自然通利；配伍茯苓淡渗利水，山药润燥止渴，使水湿下行，津液上承，则小便利，口渴止，又用栝蒌根生津润燥，瞿麦以增强通利水道之功，二味性寒，又可监制附子之燥热，以期助阳而不伤阴。五药相配，具有补肾阳，利小便，生津液，止口渴的效果。

　　《金匮要略心典》：此下焦阳弱气冷，而水气不行之证，故以附子益阳气，茯苓、瞿表行水气。观方后云"腹中温为知"可以推矣。其人苦渴，则是水寒偏结于下，而燥火独聚于上，故更以薯蓣、天栝蒌根除热生津液也。夫上浮之焰，非滋不息；下积之阴，非暖不消；而寒润辛温，并行不悖，此方为良法矣。欲求变通者，须于此三复焉。《医宗金鉴》：小便不利，水蓄于膀胱也。其人苦渴，水不化生津液也。以薯蓣、天花粉之润燥生津，而苦渴自止；以茯苓、瞿麦之渗泄利水，而小便自利；更加炮附宣通阳气。上蒸津液，下行水气，亦肾气丸之变制也。然其人必脉沉无热，始合法也。

【方药】

　　栝蒌根二两　茯苓三两　薯蓣三两　附子一枚（炮）　瞿麦一两

【用法】

　　上五味，末之，炼蜜丸梧子大，饮服三丸，日三服，不知，增至七八丸，以小便利，腹中温为知。（现代用法：共研细末，炼蜜为丸，每服 3～6g，每日服 3 次，温开水送服。或作汤剂，水煎 2 次，温服）。

【原文】

小便不利者，有水气，其人若渴，栝蒌瞿麦丸主之。（消渴小便不利淋病脉证并治第十三·十）

【临证运用】

张琪医案

［案例］　王某，男，30岁，1989年5月29日初诊。患慢性肾小球肾炎2年余，尿蛋白（＋＋＋＋），曾用中西药治疗效果不明显，近日病情加重，浮肿，尿少，尿量约400ml/24h，腰酸乏力，下肢冷，口干，时有咽痛，舌红苔白，脉细而无力，尿蛋白（＋＋＋＋）。曾服氢化可的松及利尿剂未见缓解。脉症合参，乃属肺中燥热、肾阳虚而上热下寒、气化不利所致。治以清肺温肾利湿法。以瓜蒌瞿麦丸化裁：天花粉20g、瞿麦20g、附子15g、山药20g、茯苓15g、泽泻20g、熟地黄20g、黄芪30g、蒲公英30g、甘草15g，每日1剂，水煎服。

6月14日复诊：共服上方12剂，尿量增加至2000ml/24h，浮肿全消，余症明显好转，尿蛋白（＋＋），略有乏力、纳差，舌淡红，脉滑，遂改用健脾益气、清利湿热剂调治而愈。

按语

观本例病人所服方药皆益气解毒利湿之品，近百剂而无效，且对肾上腺皮质激素不甚敏感，虽屡用利尿剂，但浮肿不消或稍减而复作。综合脉症，张老认为属上热下寒、寒热错杂，遂以仲景瓜蒌瞿麦丸改为汤剂施治。用天花粉、蒲公英清上热以使肺气宣降、水道通调，附子温肾阳而助气化，熟地黄益肾温补而不燥，黄芪、山药、甘草补脾气助健运，茯苓、泽泻利水湿。诸药合用，寒温并施，熔清上温下补中于一炉，使肺脾肾功能协调，故能在错综复杂的病机中而取效。

［曹洪欣.张琪教授运用经方治疗肾病的经验.黑龙江中医药，1991（3）：1-2］

第二十五节　枳术汤

本方主治气滞水停。症见心下坚，大如盘，边如旋盘，或胃脘疼痛，小便不利，舌淡红、苔腻，脉沉。本方现代可用于治疗胃下垂、慢性胃炎、心源性水肿、术后便秘腹胀、消化不良、胃肠功能紊乱、慢性肝炎、子宫下垂、胃癌等属上述证机者。有报道用本方加柴胡、佛手、郁金等治疗胃下垂；加香附、扁豆、佛手等治疗慢性胃炎；加麻黄、细辛、大腹皮、干姜等治疗心源性水肿，加槟榔、厚朴、牵牛子、桃仁等治疗术后便秘腹胀等，均取得了良好的效果。

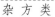
《金匮玉函经二注》：心下。胃土脏也，胃气弱，则所饮之水，入而不消，痞结而坚，必强其胃，乃可消痞。白术健脾强胃，枳实善消心下痞，逐停水，散滞血。《医宗金鉴》：上脘结硬如盘，边旋如杯，谓时大时小，水气所作，非有形食滞也。用枳实以破结气，白术以除水湿，温服三服，则腹软结开而硬消矣。此方君枳实，是以泻为主也。然一缓一急，一补一泻，其用不同，只此多寡转换之间耳。

【方药】

枳实七枚（15g）　　白术二两（6g）

【用法】

上二味，以水五升，煮取三升，分温三服，腹中软，即当散也（现代用法：水煎两次温服）。

【原文】

心下坚，大如盘，边如旋盘，水饮所作，枳术汤主之。（水气病脉证并治第十四·三十二）

【临证运用】

一、何任医案

[案例]　谢某，男，48岁，农民。1990年10月初诊。近年来脘腹胀满，食后为甚，自觉心窝下按之有坚实感，时有肠鸣，大便或艰或稀。苔白，脉细涩。当地医院X线钡餐检查诊为慢性浅表性胃炎，胃下垂。诊毕，何老认为：脾胃虚弱，水饮痞结。盖心下胃也，胃气虚弱，升降乏力，运化失司，遂致水饮痞结于心下所致。病与《金匮要略·水气病脉证并治》"心下坚，大如盘，边如旋盘，水饮所作，枳术汤主之"方证相合。治宜行气消痞，健脾化饮。枳术汤主之：

枳实15g　　　　土炒白术20g

服药7剂，症状减轻。28剂后，病已十去其九。再予原方加补中益气丸30g（包煎），继服半月而收全功。

按语

（引整理者语）何老认为，用经方欲得效者，大致不出三方面：一是按仲景原旨，辨证准确，方证相合；二是方证即对而药味、用量不随便增损，以免离开原方原旨；三是对仲景用药之药性的真正领悟。有此三项，用仲景方自多捷效。故每于临诊疗疾，一经辨证确切，凡方证相符者，何老多予仲景原方取效。

（徐江雁，沈娟，杨建宇．国医大师验案良方·脾胃卷．北京：学苑出版社，2010）

第二十六节 半夏麻黄丸

本方主治水饮内停，心阳被遏，心下悸动者。方中麻黄通太阳以泄水气；半夏蠲饮消水。二味相配，共奏通阳化饮之功，阳通饮化，则心悸自已。本方可用于治疗室性心动过速、心律不齐、心肌炎、风湿性心脏病、贲门痉挛、幽门水肿、急慢性胃炎、支气管炎、支气管哮喘等属上述证机者。

《伤寒补正》：《伤寒论》心下悸用桂枝以宣心阳、用茯苓以利水邪，此用半夏、麻黄非故歧而二之也。盖水气凌心则心下悸，用桂枝者，助心中之火以敌水也；用麻黄者，通太阳之气以泄水也。彼用茯苓，是从脾利水以渗入膀胱，此用半夏，是从胃降水以抑其冲气，冲降则水随而降，方意各别。《伤寒论注》：徐彬曰，阴邪者，痰饮也，故以半夏主之，而合麻黄，老痰非麻黄不去也。

【方药】

半夏 麻黄等份（各等份）

【用法】

上二味，末之，炼蜜和丸小豆大，饮服三丸，日三服。（现代用法：研末，炼蜜为丸，每服1g，日服3次，温开水送下。或研末装入胶囊吞服）。

【原文】

心下悸者，半夏麻黄丸主之。（惊悸吐血下血胸满瘀血病脉证治第十六·十三）

【临证运用】

何任医案

［案例］ 顾某某，男，58岁。住杭州建国中路。患者夙有慢性支气管炎，入冬以来，自感心窝部悸动不宁，久不减轻，心电图检查尚属正常。脉滑苔白，宜蠲饮治之。

姜半夏、生麻黄各30g。上两味各研末和匀，装入胶囊中。每次服2丸，蜜糖冲水吞服，1日3次。

胶丸服完后，心下悸动已瘥。又续配一方，以巩固之。

按语

本案辨证眼目：脉滑、苔白，为水饮内停之证。又心悸入冬而发，阳郁之宣，故半夏麻黄丸属方证相对，2剂而愈。此案充分说明经方的奇效。

（李剑颖，崔艳静，杨建宇．国医大师验案良方·肺系卷．北京：学苑出版社，2010）

第二十七节　黄土汤

本方主治阳虚便血。大便下血，先便后血，或吐血、衄血，及妇人崩漏，血色暗淡，四肢不温，面色萎黄，舌淡苔白，脉沉细无力者。方中灶心黄土温中止血为君；白术、附子温脾阳而补中气，助君药以复统摄之权为臣；出血量多，阴血亏耗，而辛温之术、附又易耗血动血，故用生地黄，阿胶滋阴养血，黄芩清热止血为佐；甘草调药和中为使。诸药配合，寒热并用，标本兼治，刚柔相济，温阳而不伤阴，滋阴而不碍阳。

【方药】

甘草　干地黄　白术　附子（炮）　阿胶　黄芩各三两

【用法】

灶中黄土半斤右七味，以水八升，煮取三升，分温二服。（现代用法：水煎两次温服）。

【原文】

下血，先便后血，此远血也，黄土汤主之。（惊悸吐血下血胸满瘀血病脉证治第十六·十五）

【临证运用】

一、朱良春医案

［案例］叶妇，45 岁，肝病伴上消化道出血史 2 年余，曾两次外感发烧，农村卫生院给服安乃近等发汗退热药，复发上消化道出血，经邻县一老中医治愈（患者邻县人，乃笔者至亲）。此次又因劳累后外感发热，服安乃近等西药，复发严重上消化道出血，因大便下柏油样黑溏便较多，当即晕厥厕间，家人立即送医院治疗，叠用进口抗炎止血昂贵西药 3 天，血仍不止，反时有吐血一两口，急邀笔者前往邻县诊治，见患者面色苍白，唇甲惨淡，四末逆冷，少气懒言，声音低微，诉头昏目眩，全身酸软，心慌怔忡，舌淡苔白薄，脉沉涩，诊为气虚血脱之候，温则生，寒则死，识者要大胆从死神手中夺回生命，嘱坚决停用抗炎止血药，自掌生死大权。急投温阳摄血之剂，方用"附子理中汤"合"黄土汤"化裁，药用：

制附子 9g，红人参 10g，生白术 18g，炮姜炭 10g，炙甘草 8g，灶心黄土（包煎）60g，三七粉（分吞）5g，乌梅 20g，真阿胶 15g，嘱水煎 2 次，取汁约 300ml，熔入阿胶，待药液微温少少服之，2 剂后血止阳回，精神较前好转，原方去灶心黄土，减乌梅、附子量又 2 剂，诸证向愈，纳增神爽，即嘱出院回家用张锡纯之"化血丹"化裁（散剂）调理数月，追访 10 年无复发。

按语

朱老融各家之长喜合用温清补涩多法于一炉，推崇仲景"黄土汤"合"附子理中丸（汤）"化裁治便血（上消化道出血急症），推崇仲景"柏叶汤"合刘鸿恩"独梅汤"化裁治支扩咯血急症。其用药特点为"温不伤阴"，即温阳摄血为主，权衡护阴为辅。朱老认为"便血之治，寒者温之，热者清之，肝虚者柔润之，脾虚者温运之，惟仲景"黄土汤"一方兼具刚柔温清之长。黄土汤平调以实中，温煦以启下，兼补兼涩，亦清亦温，为调脾肾以摄血之总方"。远血（上消化道出血）为脾不摄血，"黄土汤"方中妙用附子一味，温下以鼓中，暖水以摄火，合白术温阳健脾，合灶中黄土温阳摄血，合地黄阿胶护阴止血，甘草以调中，黄芩取坚阴，诸药共奏刚柔相济，温清并用。温阳摄血必用姜炭，且姜炭已不燥热，善能止血，姜炒炭之后，固涩止血是炭药之共性，但所留之固有特性即温阳醒脾摄血之性不可忽视。姜炭一体同俱两性，乃标本兼顾之品也。此方组方严谨，标本虚实兼顾，实为久传之经方也。

[邱志济，等.朱良春用温阳护阴等法治疗出血急症经验选析——著名老中医学家朱良春教授临床经验.辽宁中医杂志，2003，30（3）：245-246]

二、颜德馨医案

[案例] 李某某，男，71岁。1995年3月16日初诊。患者年逾古稀，便血半载，近日加剧，下血紫黯，脘腹饱胀，伴形寒神疲，舌质淡、苔薄，脉细软。辨证属脾虚中寒，阳失斡旋，统摄无权，血不安于内守。治拟温阳健脾，养血止血。予以《金匮要略》黄土汤化裁。处方如下：

伏龙肝30g	淡附子片9g	黄芩炭9g	阿胶9g
白术9g	生地黄12g	甘草3g	

3剂。

用法：水煎服，每日1剂。

二诊：服药后便血止，仍感神疲乏力，头晕形寒，大便溏薄，日行5~6次。脉细缓，舌淡苔薄。考虑患者年高气血已衰，脾阳失统，溢血虽止，运化未复，续以健运善后。处方如下：

淡附子片9g	炙甘草2.4g	熟地黄12g	白术15g
檀香2.4g	桂枝9g	煨肉果9g	补骨脂9g

3剂，用法同上。

三诊：服药后所患皆减而停药。

【按 语】

便血因脾虚不能统摄，或瘀热下注大肠，损伤络脉所致。本案患者年高气虚，脾虚失其统摄功能，故血妄行。黄土温燥入脾，合白术、附子以复健运之气；阿胶、黄芩炭、生地黄既能养血止血，复可制辛温之气。本方源出《金匮要略》，刚柔相济，温脾不伤阴，滋阴不损阳。颜老辨证确当，运用经方得心应手。

[韩天雄，孔令越，邢斌. 颜德馨运用温阳法治疗消化系统疾病的经验. 江苏中医药，2008，40（5）：24－25]

第二十八节　大黄牡丹汤

本方主治肠痈初起。证见少腹肿痞，按之痛如淋，小便自调，发热恶寒，自汗出，或右足屈而不伸，苔黄腻，脉滑数。该方治证属于热毒蕴结于肠，气血瘀滞不通而成。该方是以活血祛瘀兼以清热为法，从而取得散结消肿之功。方中大黄清热解毒，祛瘀通便；牡丹皮凉血散瘀为君，芒硝助大黄清热解毒，泻下通便为臣；桃仁、牡丹皮活血化瘀为佐，冬瓜仁排脓散结为使。五味合用，共奏泻热逐瘀，散结消痈之功。

《成方便读》：夫肠痈之病，皆由湿热瘀聚郁结而成。故用大黄之苦寒行血，芒硝之咸寒软坚，荡涤一切湿热瘀结之毒，推之而下。桃仁入肝破血，冬瓜仁润肺行痰，牡丹皮清散血分之郁热，以除不尽之余气耳。

【方药】

大黄四两（12g）　牡丹一两（3g）　桃仁五十个（9g）　瓜子半升（12g）　芒硝三合（6g）

【用法】

上五味，以水六升，煮取一升，去滓，内芒硝，再煎沸，顿服之，有脓当下；如无脓，当下血。（现代用法：水煎取汁，加入芒硝溶化，温服）。

【原文】

肠痈者，少腹肿痞，按之即痛，如淋，小便自调，时时发热，自汗出，复恶寒。其脉迟紧者，脓未成，可下之，当有血。脉洪数者，脓已成，不可下也。大黄牡丹汤主之。（疮痈肠痈浸淫病脉证并治第十八·四）

【临证运用】

邓铁涛医案

[案例1]　张某，男，30岁。病者腹痛2天，乃就诊于博济医院，欲得注射止痛针。但经诊断后，断为盲肠炎，要立刻住院开刀，下午便不担保，病人无款

交手术费，亦怕开刀，邀为诊治。查右下腹发热，细按内有球形物，右足动则痛剧，乃出大黄牡丹汤予之。

生大黄12g（后下），粉牡丹皮12g，桃仁6g，冬瓜仁24g，芒硝9g（冲服）。服汤后，是晚痛仍剧，且觉球状物微隆起。

翌日再诊时，大黄改为15g，芒硝12g，其他各味略增，服后3h乃下黑黄稀粪不少，是晚痛略减。三诊药量略减，大黄12g，芒硝9g。服后又下黑秽之粪，痛再减。四诊至七诊均依方加减，其痛渐减，球状物亦渐细，然身体疲倦无力。

第8日乃将各药减至：大黄9g，芒硝6g，牡丹皮9g，桃仁3g，冬瓜仁15g，另加以厚朴3g。

9日晨10时不见消息，心中不安，岂知彼昨夜痛大减，能安睡，是日晨起，腹饥思食，食粥后再来。是日九诊乃将大黄减为6g，芒硝6g，各药亦减其量。是日大便乃成条状。

十诊乃不用大黄、芒硝。十一诊停药，进高丽参9g，细按右腹角仍有条状如笔杆者。12日再服轻量大黄牡丹汤1剂，13、14日再服高丽参9g，15日愈。

按语

阑尾，中医谓之阑门，为"七冲门"之一，在大、小肠交界处，故阑尾发炎，中医称为"肠痈"，肠属腑，以通为顺，尤在大小肠交接之处，更应刻刻顾护通降。故肠痈之治，宜早用通下，失治误治，祸不旋踵。仲景大黄、牡丹汤为治肠痈经典方剂，至今沿用，效亦皮佳。

（徐江雁，沈娟，杨建宇. 国医大师验案良方·脾胃卷. 北京：学苑出版社，2010）

[案例2] 邓某，男，19岁，1967年3月30日初诊。3月29日下午4时周身不适，畏寒发热，上腹隐痛，晚上10时许转为右下腹持续性疼痛（不放射），并呕吐胃内容物2次，即服藿香正气丸1粒，第2天因腹痛加剧而入院。

诊查：入院时体温39.3℃，腹肌紧张如板，抵抗明显，全腹均有明显的压痛及反跳痛，麦氏点尤甚，腰大肌征阳性。舌红、苔黄，脉弦滑数。血常规：白细胞14.85×10^9/L（杆状11%），大便潜血（+）。尿常规：红细胞（++），白细胞（++）。诊断：急性阑尾炎合并弥漫性腹膜炎。

处方一：生大黄（后下）12g，玄明粉（冲）6g，桃仁6g，牡丹皮6g，赤芍药18g，冬瓜仁45g，金银花24g，蒲公英24g，皂角刺30g。1剂。复渣再煎，取汁200ml作保留灌肠。此方药上午服尽。

处方二：冬瓜仁45g，蒲公英24g，连翘18g，皂角刺30g。1剂。此方下午服尽。

另针刺阑尾穴（双），留针 1 小时。外敷双柏散（组成：黄柏、江南柏、薄荷等）。

二诊：入院第 2 天。服药后大便 2 次，色暗黄溏。体温 38.7℃，腹痛减轻。仍按上法，但泻下之药如芒硝、大黄有所减量，清热解毒之品如川黄连、黄芩、连翘、蒲公英有所加量，未予灌肠及针灸。

三诊：入院第 3 天。脉症渐见好转，知药见效，仍守上法，以牡丹皮、桃仁、冬瓜仁、薏苡仁、连翘、蒲公英、败酱草等为主随症加减，并继续外敷双柏散。

四诊：入院第 6 天。体温曾一度回升（最高达 38.3℃），但无其他不适。腹软，未见压痛及反跳痛，未扪及包块。仍以上方加减。是日下午停用双柏散，加用四环素及链霉素。

五诊：入院第 8 天。体温正常，腹痛大减，只在转动身体时有些微痛，胃纳好。舌红苔白，脉弦。改服四逆散加桃仁、冬瓜仁、薏苡仁、白头翁、秦皮等。

六诊：入院第 11 天。停用四环素及链霉素，继用四逆散合四君子汤调理。

第 14 天痊愈出院。随访 10 年未见复发。

按语

急性阑尾炎属于中医学所称的"肠痈"范围，本例为急性阑尾炎合并弥漫性腹膜炎，邓老以经方大黄牡丹汤为主方加减，内服配合保留灌肠及针灸治疗，疗效颇著。

（邱仕君. 邓铁涛医案与研究. 北京：人民卫生出版社，2009）

第二十九节 胶艾汤

本方主治妇人漏下，或半产后下血不绝。或妊娠下血，腹痛为胞阻。亦治损伤冲任，月水过多，淋沥不断。妇人冲任虚寒不固之崩中漏下，月经过多，淋漓不止，或产后下血不绝，或妊娠下血，胎动不安等。用于治疗功能性子宫出血，原发性血小板减少性紫癜、流产、宫外孕、月经过多等。冲为血海，任主胞胎。冲任虚损，阴血不能内守，故崩中漏下，月经过多；或半产后下血不止，或妊娠下血，胎动不安，腹中疼痛。治宜补血止血，调经安胎。方中用四物汤补血和血；阿胶补血止血；艾叶温经止血；甘草益气和中，调和诸药。甘草配阿胶，则止血功效更显，配白芍药则能缓急止痛。加入清酒助药力运行，亦可防止出血日久留瘀之弊。诸药合用、以补血止血为主，兼以调经安胎，故为治疗冲任虚损，血虚崩漏以及安胎的常用方剂。

【方药】

川芎二两　阿胶二两　甘草二两　艾叶三两　当归三两　芍药四两　干地黄六两

【用法】

上七味，以水五升，清酒三升，合煮取三升，去滓，内胶，令消尽，温服一升，日三服。不差，更作（现代用法：水煎取汁，加入阿胶烊化，温服）。

【原文】

师曰：妇人有漏下者，有半产后因续下血都不绝者，有妊娠下血者，假令妊娠腹中痛，为胞阻，胶艾汤主之。（妇人妊娠病脉证并治第二十·四）

【临证运用】

一、张灿玾医案

［案例］　陈某，女，中年。

妊娠胎漏下血，微感胎动不安，时断时续，色正红，原因不明，亦别无他证，体力尚可，舌红苔薄白，脉沉数。本证既无外伤或内伤，必因血热所致，当以养血为主，虽无腹痛之证，胎气未损也，然当加用安胎之药，方保无虞。处方如下：

当归三钱　　　　川芎二钱　　　　生地黄三钱　　　杜仲三钱

砂仁二钱　　　　阿胶（烊化）三钱　甘草一钱

水煎，温服

复诊：服上方2剂，即不复见红，嘱再服2剂以固之。

按语

本案以别无他证，且腹亦不痛，故以胎漏而治。《医宗金鉴·妇科心法要诀》云："若胎漏下血，多属血热，宜阿胶汤清之。"本案张老以《金匮要略·妇人妊娠病》胶艾四物汤方加减为法。胶艾汤，后世又名胶艾四物汤，今去艾叶者，以血热也。加杜仲、砂仁者，为保胎也。详砂仁虽为辛热之药，然其和胃、行气、化滞、温肾之功，甚有益胎气之生长，故多取以为保胎之药，然性偏于温燥，若阴虚热盛者，则非其所宜也。

（张灿玾．张灿玾医论医案纂要．北京：科学出版社，2009）

二、班秀文医案

［案例］　杨某某，女，15岁，中学生，南宁市人。

月经初潮已将近1个月，开始3~5天，出血量多，色红，无腹痛，近1个月来仍漏下不止，色红，量比开始时少。脉沉细，苔薄白而微黄。余无特殊感觉。患者虽是二七之年，但由于肾气的发育未全，冲任主血主阴之力不足，故经潮虽行而不能自止。拟补肾益气、固脱止漏之法，用《金匮要略》胶艾汤加减：

当归身 6g	川芎 3g	白芍药 6g	熟地黄 12g
艾叶 2g	生党参 12g	菟丝子 9g	何首乌 18g
阿胶 9g（烊化）	甘草 3 克	旱莲草 18g	

上药嘱连服 3 剂，第二次诊时，据云服第 1 剂后，月经即止。转用补气固肾之法，以圣愈汤加菟丝子 12g、何首乌 15g、覆盆子 9g，嘱连服二剂。

10 天后复诊，诉阴道又有少量血液排出，无腹痛，诊之脉沉细，苔薄白，余无特殊。考虑到症本由肾气不足而引起，仍以补肾之法为治，用药如下：

何首乌 30g	茜草根 9g	女贞子 9g	桑葚子 9g
旱莲草 18g	生党参 9g	杭白芍药 9g	甘草 5g

上药连服 5 剂，并嘱自取鲜嫩益母草、黑豆各适量（加油盐）煲作菜吃。观察 4 个多月，病未再发。

按语

总之，崩漏一症，有虚有实，有寒有热，有冲任损伤不能摄血者，有因热在下焦，迫血妄行者，有因元气大亏，不能收摄其血者，有因血瘀内阻，新血不得归经而下者。所以其治疗之法，除遵循"塞流、澄源、复旧"之大法为准绳外，应该结合病情的具体情况，或消逐瘀血，或寒凉降火，或收敛固涩，或健脾扶胃，或补气摄血，不可拘泥而一成不变。同时，在巩固疗效，恢复健康方面，更要注意温补肾气，调养冲任，加强肾的固藏能力。在用药方面，亦宜慎用辛温行血之品，虽芎、归之类，也以少用为宜，以其性味辛温，为血中之阳药，往往走窜而易动血故也。此外，药物的炮制，亦应加注意，例如升麻、荆芥用醋炒，不但能入肝升提，而且有收敛固脱之功，又如诸类炭药，取其固涩的能力，有塞流止血的作用，但亦不宜早用或过用，以免留瘀贻患。

（班秀文．班秀文妇科医论医案选．北京：人民卫生出版社，1987）

第三十节　当归芍药散

本方主治妇人妊娠，肝郁气滞，脾虚湿胜，腹中疼痛。现用于妇女功能性水肿、慢性盆腔炎、功能性子宫出血、痛经、妊娠阑尾炎，以及慢性肾炎、肝硬化腹水、脾功能亢进等属脾虚肝郁者。本方主治妇人肝虚气郁，脾虚血少，肝脾不和之证，重用芍药以敛肝止痛，白术、茯苓健脾益气，合泽泻淡渗利湿，佐当归、川芎调肝养血。诸药合用，共奏肝脾两调，补虚渗湿之功。

【方药】

当归三两　芍药一斤　茯苓四两　白术四两　泽泻半斤　川芎半斤（一作三两）

【用法】

右六味，杵为散，取方寸匕，酒和，日三服。（现代用法：作散剂，每服6～9g，日服3g，温开水送下。或作汤剂：水煎两次温服）。

【原文】

妇人怀娠，腹中㽲痛，当归芍药散主之。（妇人妊娠病脉证并治第二十·五）

妇人腹中诸疾痛，当归芍药散主之。（妇人杂病脉证并治第二十二·十七）

【临证运用】

一、张灿玾医案

[案例] 孔某，女，中年。

患者月经来时，每有腹痛之症，初不曾治疗，近几月经至时，不仅小腹疼痛难忍，且连及小腹侧部亦痛，小便频数，肛肠亦有重坠感，恰如胎儿临产状。痛时腹部拒按，脉沉缓无力。此乃寒邪凝于子宫，气血滞于下焦，使冲任不通，月水郁滞，且又累及临近脏器，致膀胱、大肠亦由气血不畅，使州都与传导之官，均为所累，然其本乃系寒凝胞宫，气滞血瘀所致，故取活血化瘀，佐以暖宫之法。处方如下：

当归三钱	川芎二钱	炒白芍药三钱	牡丹皮二钱
炒桃仁二钱	五灵脂二钱	肉桂二钱	茯苓二钱
炙甘草一钱半			

水煎，温服。

复诊：服上方1剂后，疼痛有所缓解，而大便干结难下，此气血有所通畅，然大便结滞不通，继用前方加大黄三钱。

复诊：服上方2剂后，大、小便均通畅，惟小腹部尚有轻微疼痛，继以通经活血为主。佐以润肠为法。处方如下：

当归五钱	川芎二钱	炒白芍药二钱	炒桃仁二钱
蒲黄二钱	火麻仁三钱	肉桂二钱	茯苓二钱
牡丹皮二钱			

水煎，温服。

复诊：服上方2剂后，腹痛已痊愈，大小便亦恢复正常，遂嘱再服2剂，此后亦不曾再发。

按语

（引原按）此证本系寒凝胞宫，气血郁滞，且连及他脏为病，先以仲景当归芍药散化裁为法。该方原出仲景《金匮要略·妇人妊娠病篇》，本治妇人瘕病。详女人瘕病，亦必气血凝结于胞中所致，此病与致瘕之病亦似，故特以本方为主，另加当归、川芎活血行血，加五灵脂、肉桂温经止痛，服后痛虽小愈而大便不通，复加大黄，既可通便下血，得两收其功，后以此方，作调整，去大黄之泻，用火麻仁之润。暖宫活血，复有润肠之力，则既有活血之力，又有养血之用，亦王道之法也。

（张灿玾.张灿玾医论医案纂要.北京：科学出版社，2009）

二、班秀文医案

[案例1] 李某，女，30 岁。受孕 5 月余，2 周来胃纳不振，肢体困倦，眼及下肢浮肿，以手按压良久始起，大便稀薄，脉象虚缓，舌苔薄白、舌质淡嫩。证属脾气虚弱、健运失常所致病变，方用当归芍药散加味。药用：

当归身 12g	白芍药 15g	茯苓 20g	川芎 5g
白术 10g	泽泻 10g	川木瓜 10g	补骨脂 10g
北黄芪 20g			

每日清水煎服 1 剂。守本方出入，连服 15 剂而见效。

按语

水肿的证型，一般有阴水与阳水之分。妊娠水肿，多属于阴水证型，与脾肾阳虚、水湿不化、输布失常，或七情郁结、气机不畅、水湿壅滞有关。凡在妊娠期间眼及下肢浮肿、精神不振、纳食不香、大便溏薄、小便短少、脉象虚细、舌苔薄白、舌质淡者，常用当归芍药散加味，以调理肝脾、温运水湿论治。

[班秀文.古方能治今病.中医函授通讯，1991，（1）：23]

[案例2] 覃某，女，37 岁，1993 年 2 月 23 日初诊。发现子宫肌瘤 2 个月。月经量多，带下时清时黄，量或多或少，偶夹血丝。月经 23～25 日一行，经量中等、色暗红、夹血块经行腰胀痛，或有乳房胀痛。末次月经 2 月 12 日。头晕，胸闷，食纳、睡眠尚可，二便调，舌淡红、苔薄白，脉细缓。1992 年 12 月 23 日某医院 B 超检查报告：宫颈下唇见 13～25cm 肌瘤。超声提示：宫颈小肌瘤。辨证属湿滞瘀结，以化瘀消癥，健脾祛湿法治之，予当归芍药散合消瘰丸加味治之。处方如下：

当归 10g	白术 10g	泽泻 10g	贝母 10g
海藻 10g	香附 10g	赤芍药 10g	土茯苓 20g
生牡蛎 30g（先煎）	玄参 15g	川芎 6g	

每日 1 剂，水煎内服。

上方加减连服 3 个月，白带正常。1993 年 5 月 22 日 B 超复查，子宫颈肌瘤消失。

按语

　　子宫肌瘤多是寒凝血瘀为患的病变，故治疗之时应以温性的药物为主。温性能开、能散、能行，有利于癥块的消散，正如《素问·调经论》言："血气者，喜温而恶寒，寒则泣不能流，温则消而去之"。班老还指出，子宫肌瘤瘀积日久，容易化热，致下焦伏火内生，故需配以凉药，既可牵制温药之性，使之无过，又能清下焦之伏火，概之为"温凉并用，以温为主"。常用方以当归芍药散出入加减，其中当归甘辛温，川芎辛温，白术苦甘温，茯苓甘淡平，白芍药苦酸微寒，泽泻甘淡寒。全方以温药、阳药为主，符合温凉并用，以温为主的原则。子宫肌瘤既有瘀留成症的实证，又有久病耗血伤正的虚候，形成本虚标实的疾病。因经血量多损耗气血，带下淋漓损及阴津皆可致虚。立法宜权衡虚实轻重，既要化瘀消结，又要益血扶正。班老认为，要补化并用，以化为主，做到既能活血化瘀散结消癥，又不伤损正气。化法宜徐图缓攻，不可过用峻猛攻伐之品。用方常选桃红四物汤。以四物养血活血，用赤芍药加强祛瘀行滞之力，加桃仁、红花并入血分而逐瘀行血，为补化并用，以化为主的方剂。

　　[卢慧玲. 班秀文治疗子宫肌瘤的经验. 湖北中医杂志，1994，16（2）：4-5]

　　[案例3]　姚某，女，28岁，1991年3月22日诊。阴部奇痒半年余，经检查诊为"霉菌性阴道炎"，外用"制霉菌素"、阴道冲洗诸法阴痒如故。诊时外阴、阴道灼热瘙痒，带下量多，黄浊臭秽，小腹隐痛，舌淡红、苔薄黄，脉濡细。证属肝郁化热，克伐脾土，湿热下注，蕴毒化浊生虫。治宜养血调肝，清热利湿，解毒杀虫，方选《金匮要略》当归芍药散加味。处方如下：

土茯苓20g	当归10g	白芍药10g	白术10g
泽泻10g	川芎6g	九里明20g	槟榔10g
苍术6g	黄柏6g		

每日1剂，水煎服。

　　药7剂后带下、阴痒大减、秽臭已除，守方去二妙之苦寒，加白蒺藜10g，蛇床子5g，以翼助其化湿杀虫之功。继服药10余剂后诸症皆瘥，复查阴道霉菌消失。半年后患者因它疾来诊，询知阴痒已愈。

按语

　　阴器居于下焦阴湿之地，性最娇嫩，其所以瘙痒不适，与风、火、湿、毒诸邪相关。肝藏血而为风木之脏，其脉循少腹而络阴器。妇人经、孕、产、乳以血为用，肝血易亏，肝阳易亢，阳亢则化火生风，脾土受伐，湿浊下注，蕴热化毒生虫，故阴痒多责之于肝。此为少妇，证属肝郁脾虚，湿瘀蕴久化浊生虫，虫蚀而痒，治宜苦辛利湿，解毒化瘀杀虫。方中当归芍药散柔肝健脾以固本，其中土茯苓易茯苓解毒利湿功专力宏；佐以二妙、槟榔、九里明清热解毒，燥湿杀虫以治标，诸药合用，则肝气条达，脾升而健，湿热虫毒驱除，何痒之有？同为阴痒，虚实迥然。班老师经方之法，悟经方之意，加减变通，药证相符，而收效斐然。

[卢慧玲. 班秀文治疗子宫肌瘤的经验. 湖北中医杂志，1994，16（2）：4-5]

第三十一节　枳实芍药散

本方主治产后腹痛，烦满不得卧；痈脓。方中枳实破气散结，烧黑存性。既能入血分以行血中之气，又可减轻其攻破作用，配伍芍药和血止痛，两味等分为散，用大麦粥调服，大麦性味甘、咸、凉，入脾胃二经，能除热，益气调中。三味合用，使气血宣通，则满痛心烦诸证自解。

《金匮要略本义》：产妇血流不快，积于腹中作痛，心烦胁满不得卧，此为实邪。法应开散而行其瘀滞，则诸病可已。枳实烧黑者，入血中行积也；加以芍药走血分，而血瘕可散矣；以麦粥下之者，即大麦粥取其滑润宜血，且有益胃气也。

【方药】

枳实（烧令黑，勿太过）　芍药等份

【用法】

上二味，杵为散，服方寸匕，日三服，并主痈脓，以麦粥下之。（现代用法：作散剂，每服 6~9g，日服 3 次，大麦粥送下。或作汤剂水煎两次，温服）。

【原文】

产后腹痛，烦满不得卧，枳实芍药散主之。（妇人产后病脉证治第二十一·五）

【临证运用】

一、班秀文医案

[案例]　李某，女，28 岁。产后 15 天，小腹胀痛剧烈，痛过于胀，按则痛剧，恶露量少，色黯夹小块，纳差，大便已 3 日不解，小便正常，脉象沉紧，舌苔薄白、舌质一般。证属离经之血停滞、经脉不利之病变，宜活血化瘀、导滞通行之法为治。

药用：枳实 10g，赤芍药 10g，当归 10g，川芎 10g，桃仁 5g，熟大黄（后下）5g。

每日清水煎服 1 剂。连服 3 日，胀痛消失。

按语

产后腹痛，有虚与瘀之分。如产后少腹及小腹胀痛，按之不减，恶露量少、色黯而夹块，舌苔薄白、舌质正常或边尖有瘀点，脉象沉紧者，此为产后虚实夹杂、瘀血内停之病变，轻者以枳实芍药散加味治之，重则用下瘀血汤治之。

[班秀文．古方能治今病．中医函授通讯，1991，(1)：22 – 23]

第三十二节　竹皮大丸

本方清热止呕，安中益气。治妇人产后虚热，心烦不安，恶心呕吐。方中竹茹、石膏清胃热，止呕逆；白薇清虚热；桂枝平冲逆；甘草、大枣安中益气，调和诸药。共奏清热止呕，安中益气之功。

【方药】

生竹茹二分（1.5g）　　石膏二分（1.5g）　　桂枝一分（0.75g）　　甘草七分（5.25g）　　白薇一分（0.75g）

【用法】

上五味，末之，枣肉和丸弹子大，以饮服一丸，日三夜二服。（现代用法：共研细末，枣肉和丸，每服9g，日服3次，温开水送下。或作汤剂：水煎两次，温服。用量按原方比例酌增）。

【原文】

妇人乳中虚，烦乱呕逆，安中益气，竹皮大丸主之。（妇人杂病脉证并治第二十一·十）

【临证运用】

何任医案

[案例]　华某，女，31岁。1979年7月10日。产后3个月，哺乳，身热（38.5℃）7~8天，偶有寒栗状，头昏乏力，心烦喜躁，呕逆不已，但吐不出。脉虚数，舌质红苔薄，以益气安胃为主。

淡竹茹9g，生石膏9g，桂枝5g，白薇6g，生甘草12g，制半夏9g，大枣5枚。2剂，每日1剂，水煎服。

药后热除，寒栗解，烦乱平，呕逆止，惟略头昏，复于调治痊愈。

按语

本案产后气血亏虚，见烦躁、呕逆、脉虚数，为虚热内生也，正合仲景竹皮大丸证机。因呕逆较甚，方中加半夏以增降逆止呕之功。

［刘平，张婉瑜，杨建宇．国医大师验案良方·妇儿卷．北京：学苑出版社，2010］

第三十三节　甘麦大枣汤

本方主治妇人脏阴不足，致患脏燥，精神恍惚，悲伤欲哭，不能自主，呵欠频作，甚则言行失常。现用于癔病、更年期综合征、神经衰弱，属心阴不足者。

清·徐彬：小麦能和肝阴之客热，而养心液，且有消烦利溲止汗之功，故以为君；甘草泻心火而和胃，故以为臣；大枣调胃，而利其上壅之燥，故以为佐。盖病本于血，必为血主，肝之子也，心火泻而土气和，则胃气下达。肺脏润，肝气调，燥止而病自除也。补脾气者，火为土之母，心得所养，则火能生土也。（《金匮要略论注》）

清·陈念祖：此为妇人脏躁而出其方治也。麦者，肝之谷也，其色赤，得火色而入心；其气寒，秉水气而入肾；其味甘，具土味而归脾胃。又合之甘草、大枣之甘，妙能联上下水火之气而交会于中土也。（《金匮要略浅注》）

清·莫枚士：此为诸清心方之祖，不独脏躁宜之，凡盗汗、自汗皆可用。《素问》麦为心谷，《千金》曰麦养心气。（《经方例释》）

【方药】

甘草三两　小麦一斤　大枣十枚

【用法】

上三味，以水六升，煮取三升，温分三服（现代用法：水煎两次温服）。

【原文】

妇人藏躁，喜悲伤欲哭，象如神灵所作，数欠伸，甘麦大枣汤主之。（妇人杂病脉证并治第二十二·六）

【临证运用】

一、邓铁涛医案

［案例1］　某女，工人，38岁。2年前觉头晕眼花，睡眠欠佳，下肢酸软无力，胃纳尚可，二便正常。得病后屡用补气血、养肝潜阳、祛痰熄风及温补等法治疗未效。来诊时症状加剧，眩晕持续，不敢外出，若步行六、七十米至百米左右则头晕加剧，需坐下休息片刻，方能继续行走。眩晕非旋转性，无恶心、呕吐、耳鸣，头部时有麻痹感。此外，背部汗出，汗出后背部觉凉，失眠多梦。胃纳一般，二便正常，月经准期而量少，经前后腰腹痛。诊其面色如常，唇色正常，舌尖红、苔白稍干，脉弦稍浮。检查：体温正常，血压正常，听力正常，血象及大小便常规无异常发现，X线胸透心肺正常。

从辨证看，头晕、失眠、多梦、脉弦，即所谓"诸风掉眩，皆属于肝"，似属肝风内动之眩晕，但历经养肝潜阳、熄风等方药均无效，可见本病虽与肝有关，但不是矛盾的主要方面。根据其每步行稍远即晕甚，休息后又能起行来看，则与神志有密切关系，故予甘麦大枣汤稍加疏肝健脾之药。处方如下：

甘草 9g	麦芽 24g	大枣 3 枚	钩藤 15g
素馨花 6g	扁豆花 9g	云茯苓 12g	

2 剂，每日 1 剂，水煎服。

二诊：症状大致同前，胸胁痛已除而见腹痛，舌质红活、苔白润，脉弦。处方如下：

甘草 9g，大枣 6 枚，白芍药 12g，麦芽 12g，面粉（冲服）1 匙。

服 3 剂后头晕大为减轻，后以甘麦大枣汤加龙骨、牡蛎，或加糯稻根、白芍、何首乌之属以养肝肾，或加参、术之属以健脾，治之 4 个月而愈。追踪 4 年未再复发。

按语

本例患者头晕、失眠、多梦、脉弦，即所谓"诸风掉眩，皆属于肝"，似属肝风内动之眩晕，但历经养肝潜阳、熄风等方药均无效，可见本病虽与肝有关，但不是矛盾的主要方面。根据其每步行稍远即晕甚，休息后又能起行来看，则与神志有密切关系，故予甘麦大枣汤稍加疏肝健脾之药。加钩藤、素馨花舒肝以治胁痛，麦芽亦有舒肝作用，故用麦芽不用小麦。后加用健脾养肝肾之品而收工。

（邱仕君．邓铁涛医案与研究．北京：人民卫生出版社，2009）

[案例 2] 文某某，男性，42 岁，汉族，山东人，已婚，部队干部。症见每遇风吹则大汗不止，伴心悸不安 5 个月。于 1973 年 6 月，因胃脘剧痛到某医院急诊入院。经体检及胃肠钡餐透视检查，未发现器质性病变，住院 20 天左右出现白天或夜间稍一吹风则大汗不止，伴心悸，恶寒，乏力，头痛，失眠，五心烦热，腰膝酸软，大便结，小便少，腹胀，胃痛等症状。大汗出后，各种症状相继缓解，但仍觉周身酸软无力。在该院诊断为"神经症"，治疗未效出院。后又曾到某院会诊，诊为"自主神经功能紊乱"。另于同年 5 月发现尿蛋白（＋），自感骶骨部及膀胱两侧有时隐痛不适，尿次数较少，12～14 小时一次，量不多，曾在某院诊为"慢性前列腺炎"。既往史余无特殊记载。

1973 年 11 月住某医院。体检：体温 37.4℃，脉搏 92 次/分，血压 13.3/8.51kPa（100/64mmHg），一般情况好，发育正常，营养中等，体质较消瘦，面色较红，脉细数而紧，舌质淡红、舌尖红、苔薄黄，皮肤及巩膜无黄染，全身浅表淋巴结不大，头颅无异常，眼睑无下垂，双眼球活动自如，瞳孔等圆等大，对光反射正常，颈软，甲状腺不大，气管居中，胸廓对称，双肺呼吸音正常，未闻及啰音，心界不大，律整，心率92次/分，未闻杂音，腹软，肝脾未触及，左侧脐旁轻度压痛，肠鸣音正常，脊柱无畸形，四肢活动无障碍，膝反射正常，无病理神经反射。

西医诊断：自主神经功能紊乱。中医初诊为"表虚自汗"。予玉屏风散合牡蛎散加减及补肾法治疗多月，曾一度好转，后又反复，仍然风吹汗出，心悸不安。

患者于1974年6月17日来诊，证如上述，诊其舌质稍红、苔白，脉弦、两寸弱，治之以甘麦大枣汤加味。处方如下：

浮小麦一两半	甘草三钱	太子参五钱	大枣四枚
糯稻根一两	黄芪四钱	云茯苓五钱	白芍五钱

共服20剂（1剂服2天，共40天）

再诊：证见好转，恶风，出汗已少，精神体力见佳。舌红、边有齿印、苔白稍厚，脉两寸弱、关尺稍弦。处方：照上方加白术二钱。共服7剂（14天）。

三诊：见风出汗的症状明显好转，心已不慌，胸闷改善，小便较前增多，膀胱区及腹部不痛，胃纳改善，大便正常，两下腹及腰背部肌肉酸痛消失。但迎风仍有小量汗出，睡眠差。诊其舌质淡嫩、苔白、上有薄黄苔，脉右稍滑、左稍弦、两寸弱。照前方继服30天，诸证悉愈。

追踪一年半未见复发。

按语

本例西医诊为自主神经功能紊乱，在患者所具有之出汗、心悸、乏力、头痛、失眠等症状中，以遇风则渐然汗出不止为主症，故属中医汗证范围，其原因总属阴阳偏胜及气血不和。一般认为自汗是由于阳虚，盗汗是由于阴虚，这是一般规律。但五脏之虚衰皆能发生汗证，其中尤以心肾虚者为然。本例汗出而兼有心悸，两手寸脉细弱，其自汗之因于心虚者可见。《证治汇补》亦谓"心虚自汗怔忡恍惚"。前服玉屏风散合牡蛎散加减未能取效，皆因未有注意特殊规律，进一步辨别汗出之液是属何经何脏之故。今改用仲景甘麦大枣汤合参、芪、糯稻根、白芍药等有效，是取甘麦大枣补虚养心，参芪益气固表，糯稻根、白芍药敛阴止汗。其治则用药，与单纯阳虚表不固者之自汗用玉屏风散有别。甘麦大枣汤本治脏阴不足之脏躁，今邓老以之治疗汗证，实乃辨证精准熟解《伤寒》内经方之发展也。

（邱仕君. 邓铁涛医案与研究. 北京：人民卫生出版社，2009）

[案例3] 患者，女，45岁，干部。1973年7月患左腕关节疼痛，怕风，风吹则全身疼痛，特别是肩关节为甚。进一步发展至大小关节疼痛，走路困难。

至 1975 年，除关节疼痛外，全身皮肤像蚂蚁爬行，又疼又麻，坐立不安，整天难受，心慌。检查抗链球菌溶血素"O"及血沉均正常。1975 年 9 月来诊，症如前述，舌质黯淡、苔白薄，脉细。治以甘麦大枣汤合玉屏风散。处方如下：

甘草 9g   大枣 6 枚   面粉（冲熟服）1 匙   黄芪 12g

防风 4.5g   白术 15g

1975 年 12 月 5 日再诊，蚂蚁爬行样感觉已消失，尚余游走样皮肤局部疼痛，关节时有轻度疼痛，仍怕风畏寒，舌黯淡、苔薄白，脉细稍涩。照前方加鸡血藤 30g 以养血熄风。共服 50 多剂，服药后有时自觉骶部皮肤如有风出，病已基本治愈。继续服前药 10 剂善后，追踪 1 年多未见复发。

按语

本例患者怕风且全身有蚁行感以虚象明显，属于气虚血亏证，邓老故以甘麦大枣汤缓急止痛、养心脾，合玉屏风散固表，二诊时加鸡血藤养血活络。

（邱仕君. 邓铁涛医案与研究. 北京：人民卫生出版社，2009）

[案例 4]　患者，男，42 岁。因精神刺激，持续 5 昼夜不能入睡，遂见头晕、头痛，以后继失眠不已（每晚服安眠药后只能睡 3h 左右），病已 3 个月，经住院未效。诊其舌质如常、苔白润，脉弦滑，血压 21.4/5.4kPa（161/116mmHg）。处方如下：

浮小麦 15g   甘草 3g   熟酸枣仁 24g   云茯苓 12.5g

法半夏 9g   橘红 4.5g   竹茹 9g   代赭石（先煎）30g

服药 6 剂（1 剂药煎 2 次，服 2 天），血压降至 21/15.4kPa（158/79mmHg），睡眠正常。

按语

此证由肝郁不舒以致肝阳上亢，血压升高而头晕头痛。但起病之由是精神受刺激，主要症状是失眠，邓老故主用甘麦大枣汤加熟酸枣仁以养心脾而治失眠。苔白润而脉弦滑是兼有痰，故次用云茯苓、半夏、橘红、竹茹以除痰；代赭石、石决明以平肝。高血压重用甘草不宜，故只用 3g；另加熟酸枣仁以为辅助。

（邱仕君. 邓铁涛医案与研究. 北京：人民卫生出版社，2009）

二、朱良春医案

[案例]　邵某某，女，35 岁，教师。无悲自哭，涕泪交流，举发无常，胸闷太息，每于情绪激动而加重。证乃脏躁，治当和缓心气，解郁柔肝：太子参、茯苓各 15g，合欢皮 12g，夜交藤、淮小麦各 12g，石菖蒲、淫羊藿各 12g，甘草

3g，大枣 12 枚。服 12 剂后，因他病就诊时云已 2 月未发。

按语

脏躁证用甘麦大枣汤为常法，本案与甘麦大枣汤脉证相符，加太子参、合欢皮益气调肝，更为合辙。

（朱良春．太子参配合欢皮功擅调畅心脉、益气和阴．上海中医药杂志，1984，08：34）

三、何任医案

［案例］ 许某，女，26 岁，1989 年 11 月 12 日初诊。失眠已 2 载，夜卧梦魇，时易惊醒，恍惚惊怖，情绪紧张，终日惕惕，口干烦恚，月事量多，略延迟，舌淡苔净，脉弦细，治宜镇惊安神定志。处方如下：

焦酸枣仁 12g	夜交藤 15g	百合 15g	丹参 9g
淮小麦 30g	当归 9g	干地黄 18g	炙甘草 9g
红枣 18g	琥珀粉 3g		

7 剂，每日 1 剂，水煎服。

11 月 21 日二诊：药后夜寐渐安，梦魇惊怖渐除，但心中烦恚，善太息。治宜疏利肝胆，清心安神。处方如下：

柴胡 9g	枳实 9g	白芍药 15g	生甘草 9g
淮小麦 30g	淡豆豉 15g	黑山栀 9g	石菖蒲 12g
远志 6g	甘菊 9g	百合 15g	干地黄 18g
天麦门冬各 12g	红枣 12g		

7 剂，每日 1 剂，水煎服。

11 月 29 日三诊：夜寐已安，精神舒畅，烦恚解，月事正。效不更方，原方再进 5 剂。

按语

金·戴人曰："胆者，敢也，惊怕则胆伤矣，盖肝胆实则怒而勇敢，肝胆虚则善恐而不敢也。"何老以甘麦大枣汤安养心神，柔肝缓急，此谓"肝苦急，急食甘以缓之。"（《素问·藏气法时论》），此三味纯甘之品，加入琥珀，以物之灵行人之灵，诚为善治之法。彼四逆散之舒肝解郁，柔肝藏魄；百合、丹参、麦门冬等补心安神；栀子豉汤之清心解烦；更加合欢皮、石菖蒲、远志等舒郁安神，化痰定惊，交通心肾。俾五脏安和而致收捷效。

［郑虹，赵雄龙．何任诊治不寐的经验．浙江中医学院学报，1995，19（1）：31～32]

四、路志正医案

[案例] 梁某，女，57岁，2007年12月7日初诊。患者平素体质虚弱，经常感冒，自汗，恶风畏寒，常自服银翘散等，时能缓解症状。近1年来出现失眠，每于感冒后加重。自入冬以来，已外感10余次，夜寐难安。诊时症见夜难入睡，睡中时醒，汗出，伴胸闷气短，平素精神抑郁，常悲伤欲哭，大便稀溏，日行3~4次，舌质暗红、苔白，脉沉弦小滑。由于本例患者平素精神抑郁，木郁克土，脾胃虚弱，卫气不固，故易外感，时值冬季，风寒当令，感受外邪，营卫失和，卫气运行失常，夜不能由阳入阴，故不寐。路老以益气和营，疏肝健脾为法治疗，以玉屏风散合甘麦大枣汤加减佐柔肝之品，药用：生黄芪15g，炒白术12g，赤芍药、白芍药各12g，炒防风10g，厚朴花12g，法半夏9g，郁金10g，桃仁、杏仁各10g，生谷芽、生麦芽各20g，桔梗10g，醋香附10g，炒枳壳15g，甘草8g，浮小麦20g，生姜1片，大枣2枚为引。药后不寐症状明显好转，大便稍有改善，仍感面部烘热，性情抑郁，心烦胸闷，双腿发凉，乏力，脉沉弦小数。此乃药后营卫调和，肝气得疏，脾气得健，卫入于营，气机以畅，气血得充，则神自安。二诊以上方去桔梗、炒枳壳，加素馨花12g，琥珀粉（冲）3g，女贞子15g。素馨花疏肝解郁，调情志以解抑郁，女贞子养肝血，琥珀质重平肝宁心。药后睡眠进一步改善，连续服药月余，则睡眠恢复正常，其他症状也随之消除。

本案卫外不固，客邪扰心，宜益气固表，调和营卫。素体虚弱，卫外不固，腠理疏松，稍遇气候变化，则易感风寒之邪，营卫失和，卫气不能由阳入阴，引发不寐。治以益气固表，调和营卫。由于"营出中焦，卫出上焦"，元·罗元益认为，营卫之虚，根在脾胃，"卫为阳，不足者益之必以辛；荣为阴，不足者补之必以甘"。故治疗当以甘辛之品。甘味补脾胃以养营，辛味发散以助卫阳。素脾胃虚弱，营卫不合者，肝易乘之，出现肝旺脾虚，营卫失调之症，治疗应疏肝健脾、调和营卫；如脾病及肾呈现脾肾两虚者，又当以调和营卫，补益脾肾为法。

[苏凤哲，路洁，刘喜明.路志正教授治疗外感不寐临床经验.世界中西医结合杂，2009，4（5）：312－314]

第三十四节　温经汤

本方主治冲任虚寒，瘀血阻滞证。漏下不止，月经不调，或前或后，或1月再行，或经停不至，而见入暮发热，手心烦热，唇口干燥。亦治妇人久不受孕。

方中吴茱萸、桂枝温经散寒，通利血脉为君；当归、川芎，芍药、牡丹皮养血祛瘀为臣；阿胶、麦门冬养阴润燥，人参、甘草益气健脾，半夏、生姜降逆温中为佐；甘草调和诸药为使。诸药相配，共奏温经散寒，养血祛瘀之功。

《金匮要略心典》：妇人年五十所，天癸已断而病下利，似非因经所致矣。不知少腹旧有积血，欲行而末得遽行，欲止而不能竟止，于是下利窘急，至数十日不止。暮即发热者，血结在阳，阳气至暮，不得入于阴，而反浮于外也。少腹里急腹满者，血积不行，亦阴寒在下也。手掌烦热病在阴，掌亦阴也。唇口干燥，血内瘀者，不外荣也。此为瘀血作利，不必治利，但去其瘀而利自止。吴茱萸、桂枝、牡丹皮入血散寒而行其瘀，芎、归、芍药、麦门冬、阿胶以生新血，人参、甘草、姜夏，以正脾气。盖瘀久者荣必衰，下多者脾必伤也。

《金匮要略释义》：温经汤中以吴茱萸、生姜、桂枝温经暖宫，阿胶、当归、川芎、芍药、牡丹皮和营祛瘀，麦门冬、半夏润燥降逆，甘草、人参补益中气。此为养正祛邪方剂，适用于老年妇女因瘀下利，日久不愈；及妇人腹寒不孕，月经不调等症。

【方药】

吴茱萸三两（9g）　当归二两（6g）　芎䓖二两（6g）　芍药二两（6g）　人参二两（6g）　桂枝二两（6g）　阿胶二两（6g）　生姜二两（6g）　牡丹皮（去心）二两（6g）　甘草二两（6g）　半夏半升（9g）　麦门冬一升（去心）（18g）

【用法】

上十二味，以水一斗，煮取三升，分温三服（现代用法：水煎两次温服）。

【原文】

问曰：妇人年五十所，病下利数十日不止，暮则发热，少腹里急，腹满。手掌烦热，唇口干燥，何也？师曰：此病属带下。何以故？曾经半产，瘀血在少腹不去。何以知之？其证唇口干燥，故知之。当以温经场主之。

（亦主妇人少腹寒，久不受胎；兼取崩中去血，或月水来过多，及至期不来。）

（妇人杂病脉证并治第二十二，九）

【临证运用】

一、路志正医案

［案例1］　郝某，女性，31 岁。于 1977 年 1 月 5 日初诊。述 1973 年开始停经，至今未至，伴有经常性少腹冷痛，四肢不温，食欲不振，肢体倦怠，畏寒怕冷，白带多、质清稀、无臭味。经黄体酮治疗则月经来潮，停药后又经闭。已婚 5 年，未曾孕育。舌质紫黯、苔薄白，切脉细滑尺弱。经详细询问，方知过去下乡期间，常于经前、后涉水劳动，居住环境潮湿，加之情绪一直抑郁不遂，而引

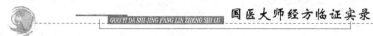

起闭经。证属寒湿阻络，气滞血瘀之候。治以温经散寒、祛湿行血为治，仿温经汤意化裁。药用：

当归 12g	川芎 9g	赤、白芍药各 12g	党参 9g	牡丹皮 9g
炮姜 6g	吴茱萸 6g	肉桂 3g	法半夏 9g	
炙甘草 3g	醋香附 9g	生姜 6g		

后在此方基础上，寒甚时，加熟附子片、艾叶、干姜；湿重时，加苍术、薏苡仁、茯苓；瘀血明显时，加桃仁、红花、泽兰、鸡血藤、丹参。在服药 30 余剂时，月经开始来潮，量中等、黯红色、有瘀块，行经前少腹胀痛，白带量明显减少，四肢转温。后每于经前 1 周开始服温经散寒、行气活血之剂，月经基本按时而至。半年后月经恢复正常，并于第 10 个月怀孕，后顺产一男孩。

按语

本例闭经为实证，寒湿阻络兼挟气郁血滞，故治以温经、散寒、祛湿、调气、行血。选用仲景温经汤加减，四年顽症得以治愈，并顺产一子，堪为奇效。

（路志正. 路志正医林集腋. 北京：人民卫生出版社，2009）

[案例 2] 赵某，女，22 岁，未婚。患者 13 岁月经初潮，量、色、质均基本正常，无痛经。近 5 年来，每次月经量少，暗红色、夹有瘀块，行经时小腹疼痛，有寒冷感，按之痛不减，痛剧时四肢汗出，于 1978 年 10 月 19 日初诊。除上述症状外，伴有手足不温，精神萎靡，形体偏瘦，舌质暗红边紫、苔白，脉弦涩，按之有力。辨证为寒湿伤于下焦，客于胞宫，寒凝血脉，气血运行不畅所致。治以温经散寒，活血化瘀。方选温经汤与少腹逐瘀汤化裁：

当归 12g	桂枝 9g	白芍药 12g	牡丹皮 9g	吴茱萸 6g
炮姜 6g	半夏 9g	小茴香 9g	香附 12g	

11 月 5 日二诊：上方连服 14 剂后即行经，仍有小腹疼痛，但经量较前增多，已无瘀块，血色暗红。以上方加失笑散，继服 10 剂。

三诊：月经来时疼痛大减，已无血块，手足转温，精神好转。再宗前法调治月余。

近两次经来腹痛已杳，月经量、色、质均正常，舌质见红活，脉弦缓。嘱其服加味逍遥丸以善其后。

按语

痛经宜首辨寒热虚实，虚证多因气血虚弱，经行后以血海空虚、胞脉失养而感疼痛，即所谓"不荣则痛"。实证多因气滞血瘀，如肝气不舒，郁久化火，经血滞于胞中，或久居阴冷潮湿之地，经期冒雨涉水受寒，血为寒凝，滞于胞宫，血行不畅而发为痛经。辨证时，要注意疼痛发生的时间、部位、性质。除上述外，还应结合临床表现，这是很重要的一环。本案寒凝血瘀，路老选温经流与小腹逐瘀汤化裁，温经散寒，活血化瘀，而奏奇效。

（路志正．路志正医林集腋．北京：人民卫生出版社，2009）

二、颜德馨医案

［案例］ 查某，女，30岁。宿有痛经史，结婚3年，未有大小生育，痛经逐年加剧，经前乳房胀痛，经量较少，色暗紫而不畅，伴腹痛恶心，痛剧面色苍白，四肢逆冷，大便溏薄，眼眶发黑，苔薄腻、舌紫，脉沉迟。证属寒凝血瘀，用温经汤化裁：

赤白芍药各9g，生姜3片，川芎6g，阿胶7g（烊冲），吴茱萸9g，当归9g，紫石英30g，桂枝6g，小茴香3g，延胡索9g，党参9g，失笑散9g（包）。7剂，每日1剂，水煎服。

药后诸症减轻。以前方调治4月，乃孕育一子，痛经宿患亦随消失。

按语

女性不孕症常见有肝郁、血虚、痰湿、肾亏、胞寒、血瘀等引起冲任失调，难以摄精受孕，其中尤以胞宫虚寒兼挟瘀血最为常见。病由素体阳气虚弱或外界之客寒饮冷，寒邪乘虚内侵，血得寒则凝。病人常伴有月经周期不准，或当至不至，或先期而至，经血量少，挟有紫腻瘀块，畏寒肢冷，小腹隐痛，喜暖喜按。本病属中医学之"不孕"、"断绪"、"绝产"。《金匮要略》载有温经汤，其方温而不燥，攻而不峻，补而不腻，对冲任虚寒而有瘀滞者最为适宜。颜老临床经验，治不孕必先调经，候经准以后，改为每次月经前启服5~7帖，3个月为1疗程，冲任自调，麟征可期。方中五灵脂恶人参，颜老说："二味合用，有破阴凝布阳和之妙，奏绩独胜。太冲瘀寒，月事不能时下，故当无子。太冲脉盛，月事以时下，乃求嗣子钤键"。

（颜乾珍，屠执中．颜德馨教授用经方治疗急难重症举案．国医论坛，1992，3：23）

❀ **中医非物质文化遗产临床经典读本**（100册）

❀ **中医非物质文化遗产临床经典名著**（46册）

● 建国以来最好的一套中医古籍
● 越千年，集大成，扬华夏璀璨文明
● 承正统，聚经典，展中医智慧之光

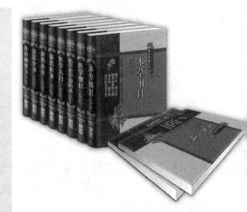

❀ **国医大师临床经验实录丛书**（17本）

● 顶级国医的临床传世绝学
● 国宝级大师临证思辨真传

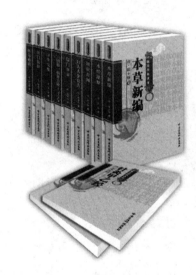

❀ **李克绍医学全集**（7本）

曾经重印多次、一再脱销的伤寒大家李克绍的经典名著再度震撼上市！

● 虽博参诸家而不肯轻信
● 观点鲜明　超强思辨
● 伤寒解惑　名不虚传

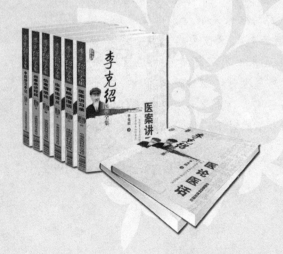

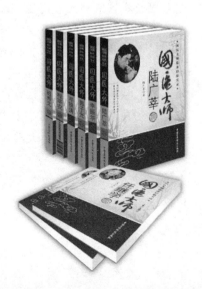

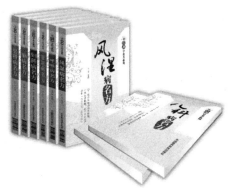

✵《读经典学名方系列丛书》（12本）

工欲善其事必先利其器，中医坐诊临证，心中有名方效方，必将"攻无不克、战无不胜"

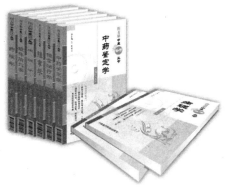

✵《图表解中医备考丛书》（29本）

【备考学习笔记】

教材大瘦身，重点考点凸显，一目了然
——教师备课的好帮手
图表化内容，执简奴繁，清晰易记
——考生过关的杀手锏

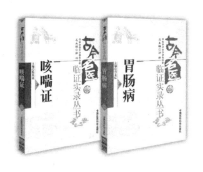

✵《古今名医临证实录丛书》（22本）

清末医家余听鸿先生云："医书虽众，不出二义；经文、本草、经方，为学术规矩之宗；经验、方案、笔记，为灵悟变通之用，二者并传不朽。"本丛书即为古今名家医学实践的忠实记录和再现。

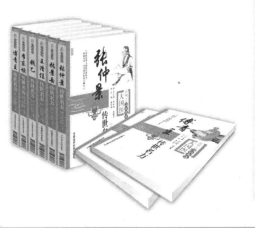

✵ 国医传世名方系列（10本）

全面公开大国医首创妙方，
带给读者一场方剂学的豪门盛宴。

🏵 国医大师亲笔真传系列（15本）

首届国医大师经典著作　名不虚传
原汁原味再度震撼上市　值得珍藏

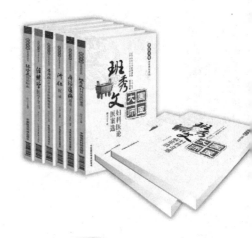

🏵 疑难杂症效验秘方系列（15本）

对症选方　药到病除

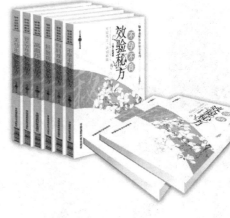

🏵 名老中医临床用药心得丛书（7本）

古医家不传之秘在于用药
本丛书首次披露当代中医名家的用药真传

🏵 养生大讲坛丛书（28种）

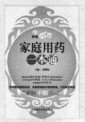
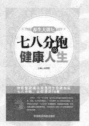
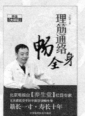

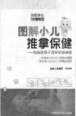
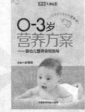
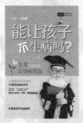
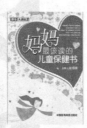

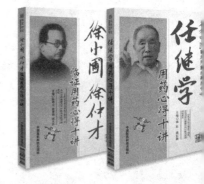

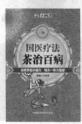
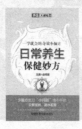
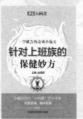
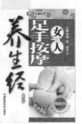
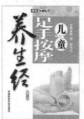
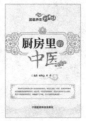